赤ふん坊やと学ぶ！

地域医療がもっと楽しくなるエッセンス 111

福井大学医学部地域プライマリケア講座
井階友貴

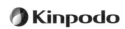

Kinpodo

はじめに

地域医療の現場に出て、早十四年半が過ぎようとしています。

子どもの頃、インフルエンザや胃腸カゼでかかった地元の個人診療所。医療機関なのに落ち着いた雰囲気で、挨拶や会話を交わす周りの患者さんの表情も穏やか、居心地のよさすら感じるあたたかい医療の現場を、朧げに想像しながら医師になった自分。研修医として総合病院で研鑽する中で感じたのは、生来健康で現役専業農家の七十歳男性の肺炎と、寝たきり・施設入所中の九十歳男性の肺炎が、ほぼ同じ土俵―起炎菌は？　抗生剤の選択は？　入院適応は？　呼吸状態の管理は？―で議論されていることへの違和感でした。肺炎が治っても、本質的な問題解決にならないのではないか？　あの診療所ならどう対応するのだろう？　という思いが膨らみ、悩み抜いた結果、生活現場に近い医療を学ぼうと、卒後四年目で高浜町の町立無床診療所に赴任しました。確固たる研修制度もなかった当時、卒後四年目で地域医療の現場に飛び込むというのは、無謀で珍しいことだったんだと思います、ある都道府県のへき地医療担当者にすら止められたぐらいですから（笑）！　実際に地域医療の現場に立ってみると、おそらくこれはその担当者が心配していたこととは別のことだと思いますが、すぐにその難しさを体感しました。それまで病気を診て病気を治していればよかったものが、患者さんを本質的に理解し、時には家族や地域に視線を向け、全体的に最適な医療を提供する必要があったためです。疾患、患者さん、家族、地域と、視野の倍率を下げて広角にみていくと、目指すべきゴールや理想までがぼやけてしまうのを感じましたし、それに対して絶対的な正解が用意されていないことも確認できました。それでも、理想の医療、理想の地域を追い求めて試行錯誤を繰り返し、現在に至ります。

本書は、そんな十四年間の学びと実践の試行錯誤から得た知識と知恵をまとめ、私と同じように目前のキュア・ケアが腑に落ちない地域医療従事者の皆さんが、多少のヒントと思考の後押しを得ていただくために執筆した、「きっかけの書」です。気軽に読んでいただけるように、やわらかい文章でマンガと共にお届けしています。流して全部読んでいただいても、気になる項目だけ読んでいただいても、マンガだけ読んでいただいてもかまいません。私が長年お世話になっている福井県高浜町のマスコットキャラクター「赤ふん坊や」と一緒に、楽しく医療と地域を読み解くことで、読み終えた後に、もっと地域に根差したい、もっと人・地域と向き合いたいと思っていただくことを目指しています。人を想い、地域が大好きな方すべてに本書が届き、共に地域医療を楽しめることを祈っています。

●登場人物紹介

赤ふん坊や（研修医）

福井県高浜町のマスコットキャラクター。昭和生まれの元祖ご当地キャラにして永遠の六歳！　町に貢献するため、今作ではかけだしのお医者さんとして（六歳ですが！）、地域医療の極意を学びます。

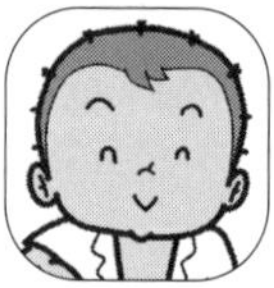

いか☆やん（指導医）

地域医療に従事して十四年のお医者さん。赤ふん先生を赤ひげ先生に育てるべく、いつも優しく、時に厳しく!?指導します。

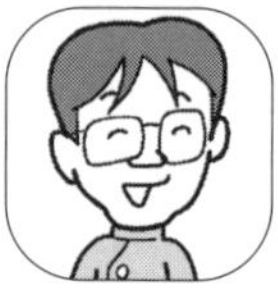

目次

二章 家族ケア編

三章 多職種連携編

四章 行政編 153

五章 住民編 181

六章 ヘルスプロモーション編

七章 まち・地域づくり編

コラム

一章 全人的医療編

我々地域医療従事者は、日々目の前の患者さんに全力で医療やケアを提供します。なんとかよくなってほしい、最善の医療・ケアを提供したいと思っていても、なかなかうまくいかないことも……。本章では、「患者さん」をどのように捉え、何を目指していけばよいのか、そのヒントを考えてみたいと思います。

欲しいのは心と心の「近さ」なり

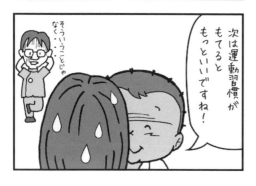

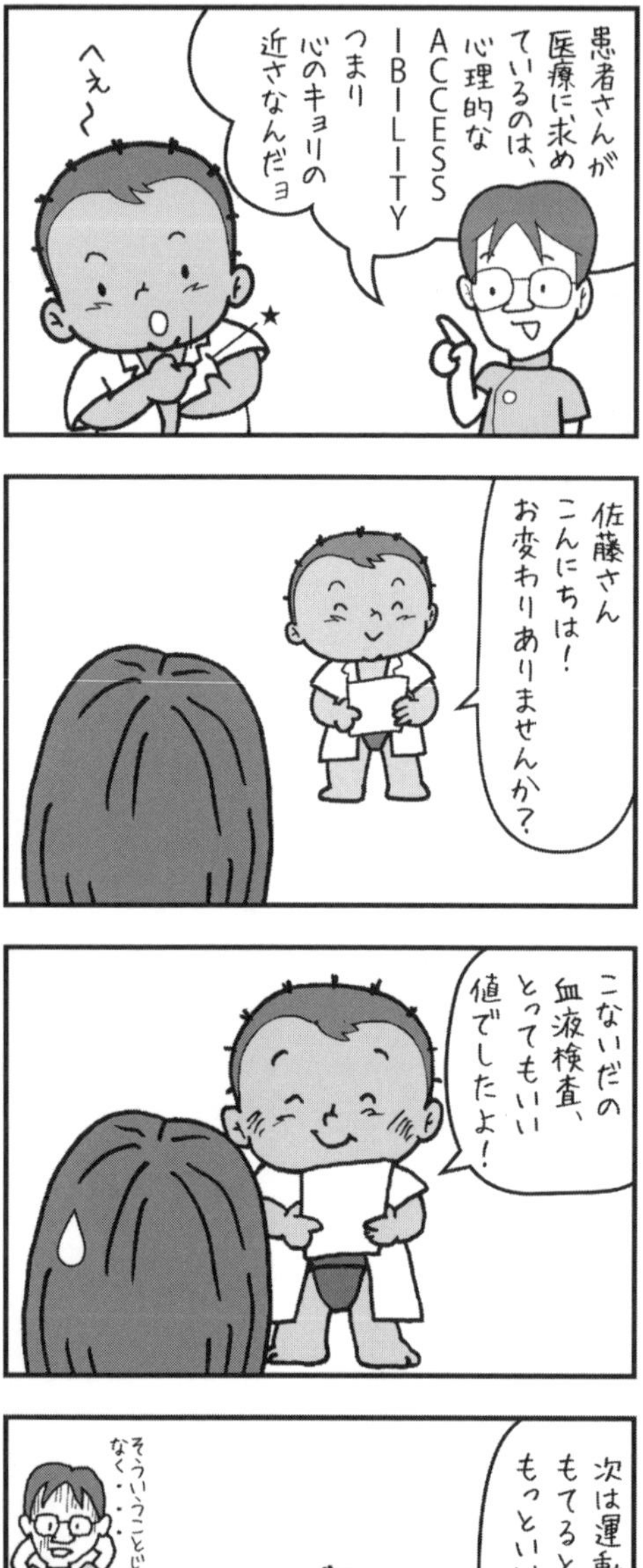
患者さんが医療に求めているのは、心理的なACCESSIBILITYつまり心のキョリの近さなんだヨ
へぇ〜

佐藤さんこんにちは！お変わりありませんか？

こないだの血液検査、とってもいい値でしたよ！

次は運動習慣がもてるともっといいですね！

そういうことじゃなく・・・

患者さんが最も求めているのは、精神的近接性。医療機関が近くにあっても、「心の距離」が近くなければ理想の医療は実現しない。

身近にあって、何でも相談に乗ってくれる総合的な医療、「プライマリ・ケア」。プライマリ・ケアには五つの特徴的概念ＡＣＣＣＡがあるとされ、それらは、Accessibility（近接性）、Comprehensiveness（包括性）、Continuity（継続性）、Coordination（協調性）、Accountability（責任性）であるとされます[1]。このうちAccessibility（近接性）については、ケアを必要時に利用できる状態を指し、地理的、経済的、時間的、精神的に近いこととされています。

この中でも、私は特に「精神的近接性」を重んじています。というのも、私が以前に行った、住民の考える理想の医療像を探索する研究[2]では、都心、地方都市、山村漁村、離島まで、どこに住んでいる方でも、その医療機関・医療従事者との精神的近接性、つまり「心の距離」が遠いと、いくら充実した医療機関のすぐ近くに住んでいても、理想的な医療とは考えていませんでした。都心の、大学病院が乱立している地域に住んでいても、多くの開業医がひしめいている地域に住んでいても、それらの**医療機関と心が通っていなければ、理想の医療とはいえない**ようです。逆に、山村漁村や離島に住んでいて、高度医療機関がない状況でも、地域にある診療所に診てもらえる、診てもらっているという意識を感じることで、理想的な医療に重要な要素の一つは満たしているようでした。

この研究を通じて、私はこのように考えています。医療は専門的で難解。できれば関わりたくない。でも、みんないつかは関わらざるを得ない。それがいつなのか、どのように関わることになるのかわからない。だから不安。その**不安に寄り添う「近さ」が、地域医療には必要**なのでしょう。

「変わりない」その一言で不安飛ぶ

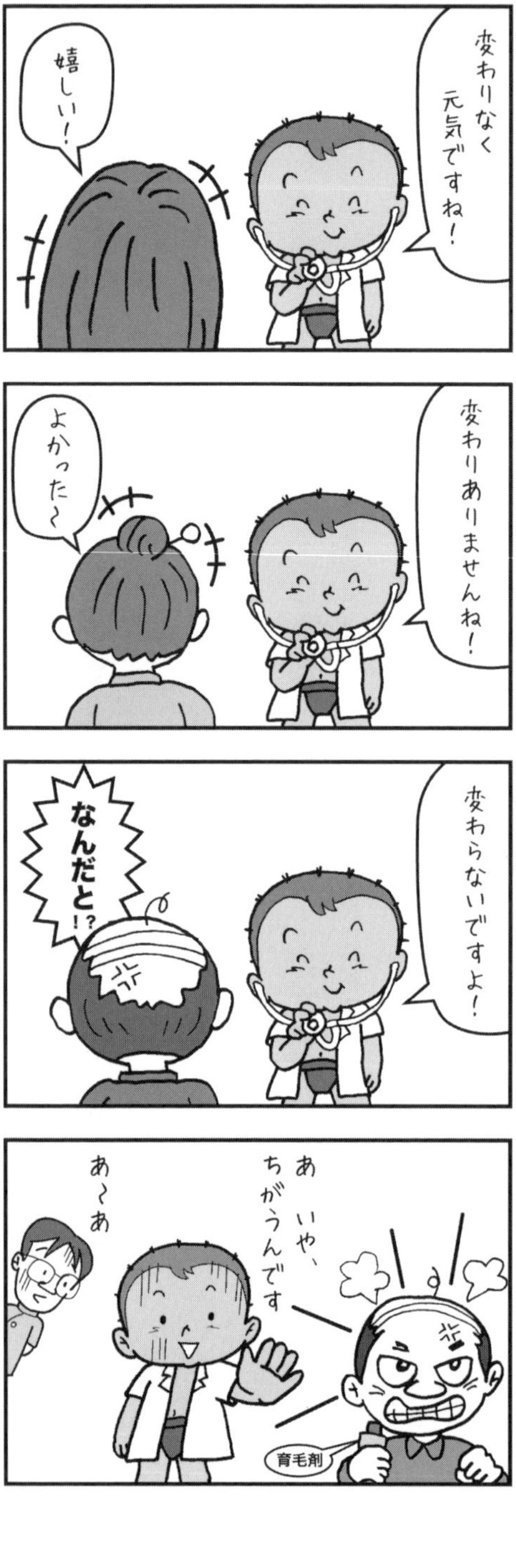
変わりなく元気ですね！
嬉しい！
変わりありませんね！
よかった〜
変わらないですよ！
なんだと！？
あ　いや、ちがうんです
あ〜あ
育毛剤

「変わりがないこと」こそ、全力で伝えよう。患者さんの日々の安心のために。

地域医療の現場において、患者さんは何のために病院・診療所を受診するのでしょうか。

もちろん、診療の現場ですから、処方や注射などの治療を受けるために受診されていることには疑いの余地はありません。我々医療従事者は治療を提供する者として、血圧が高い、熱があるなど、患者さんの状態の「悪さ」に注目し、それを適正な状態にすることに注目しがちです。これは医療の本分でもあるため、非常に重要なことではあります。一方で我々は、状態が悪くないこと、「変わりがないこと」に対して、十分な意義を見出せているでしょうか。

高血圧などの自覚症状のない生活習慣病の定期通院患者さんに、どこまでの身体診察をすべきかということについて、一定の見解・根拠は得られていないように感じます。そのため、自覚症状のない定期通院患者さんには身体診察を行わないというところもあります。それが間違いだとは思いませんが、私は時間の許す範囲で診察し、**「変わりがないこと」をしっかりと伝える**ようにしています。それは、無症状の定期通院患者さんが、「元気だけれど、もしも自分では感じない病気の徴候があったら……」という**おぼろげな不安を抱えていることが多い**から。定期通院患者さん、時には風邪などの急性期患者さんにおいても、病気を見つけてもらいたいというより、(重大な)病気でないという安心を得たいという方に出合うのは、経験上少なくありません。適切な検査や健康診断・がん検診などの力を得る必要はありますが、患者さんに不必要に不安な生活を送らせるのは、よいこととは思えません。

患者さんへの身体診察の意義に一つ、「不安の払拭」をぜひ、加えてみてください。

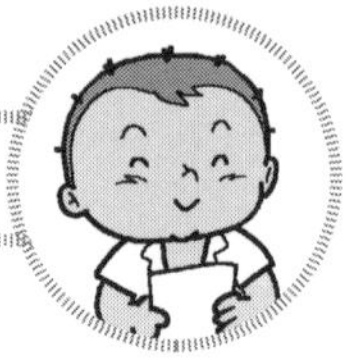

言葉遊び

九十代女性、高血圧で定期通院中の方。高齢ですが物忘れも目立たず、言葉遊びが巧みで、いつも絶妙な句を詠んで楽しませてくださいます。

「先生、私、『秋日和 音もなく散る 落ち葉（婆）かな』を目指してるんです」

「ピンピンころりってことですか？ 相変わらずうまいですねえ……。そんな句が詠めているうちは大丈夫ですよ（笑）」

お体を診させていただき、

「若々しい音でしたよ」

と伝えます。

「ああ嬉しい！ これでまた二か月、前を向いて元気に過ごせます。『診察で 体も心も 五月晴れ』」

「それは良かったです（笑）」

身体診察に伴うコミュニケーションは、患者さんだけでなく医療従事者も元気にしてくれます。

「先生、それではまた、次回もよろしくお願いいたします。『卒寿とて まだまだ遠き あの世かな』」

一章　全人的医療編　3

求むるはニーズに合った幅広さ

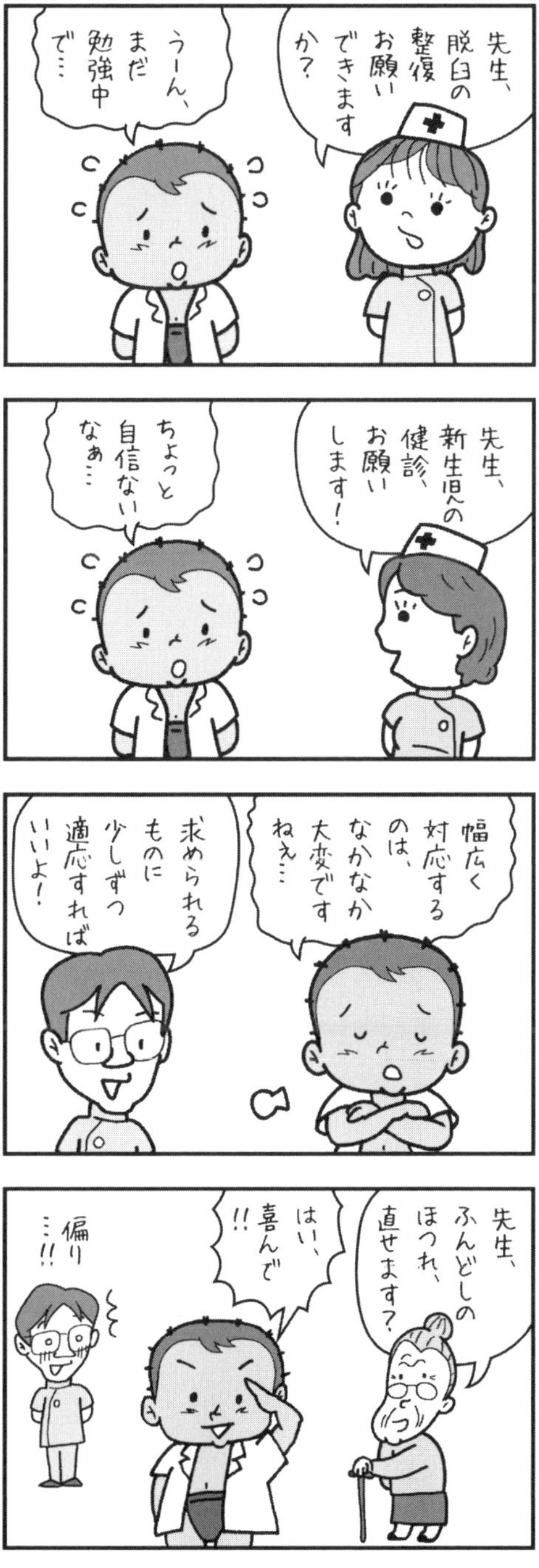
先生、脱臼の整復お願いできますか？
うーん、まだ勉強中で…
先生、新生児の健診、お願いします！
ちょっと自信ないなぁ…
幅広く対応するのは、なかなか大変ですねえ…
求められるものに少しずつ適応すればいいよ！
先生、ふんどしのほつれ、直せます？
はい、喜んで!!
偏り…!!

包括性の範囲は自分で決めるものではなく地域が決めるもの。地域のニーズに自分を添わせ、置かれた場所で花開こう。

地域医療といえば「オールマイティ」というイメージをお持ちではないでしょうか。目の前の患者さんがどのような問題を抱えていようと、それに的確に完璧に対応できる……。もちろん、そのような専門職であればよいのでしょうが、なかなか一筋縄ではいきません。医学の分野は日々進歩していて、求められるスキルは日に日に増していますし、そもそも能力があっても、それを発揮できる施設やスタッフが揃わないと提供できないということもあります。そうなると、能力の〝幅広さ〟はあるに越したことはないでしょうが、どの程度を目指していけばよいか、迷いが生じても当然ですね。

これは、プライマリ・ケアのＡＣＣＣＡの中ではComprehensiveness（包括性）として表されています。地域医療の現場に重ねた際には、「よく起こるあらゆる（健康）問題に対応する能力」とされます[3]。「男性も女性も」、「ゆりかごから墓場まで」、「予防からリハビリまで」など、様々な包括性があります。このような包括的医療・ケアが提供できているかを評価するツールが開発されています。世界的に翻訳されているプライマリ・ケアの評価ツールの日本語版・ＪＰＣＡＴ（Japanese version of Primary Care Assessment Tool）[4]では、精神、加齢、認知症、虐待、終活に関する相談が可能かどうかと、運動、排便、市販薬とサプリメント、ヘルスリテラシー（健康にまつわる情報を選択し有益に用いる能力）、就労についてのアドバイスを受けているかどうかによって、包括性を評価しています。かなり幅広く、習得には相応の努力が必要そうですね。重要なのは、**その地域にどのようなニーズがあって、それにいかに自分を添わせていけるか**です。「自分には〇〇の能力があるので、地域のために発揮しよう！」というのは、地域医療ではありません。**地域ごとに異なる医療ニーズを察知して、それに見合った能力を身に付ける努力を続けることが、包括性の実現**であり、地域医療のあるべき姿なのでしょう。

私の人生の師の一人である寺澤秀一先生が教えてくださった渡辺和子さんの言葉に、「置かれた場所で咲きなさい」というものがあります。私たちが咲く場所を選ぶのではなく、置かれた場所に私たちが適応して求められる花を咲かせるという、まさに本項のことをおっしゃっています。医療分野は専門性が高い分、ついつい一つの花に固執してしまいがちですが、**どのような花でも場所に合わせて咲き分けられる包括性**を忘れずに、目の前の患者さんと向き合い続けたいものです。

鍼を打つ理由

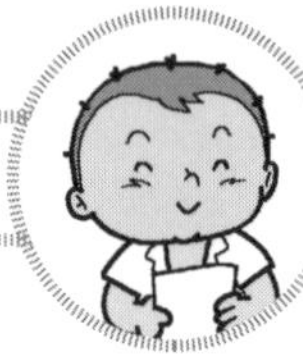

私が福井県高浜町に赴任して、最初に「この人こそ地域医療の実践者だ！」と思った医師は、三浦正博先生です。当時、町内唯一の病院の院長先生でいらっしゃいました。

三浦先生はもともと外科を専攻されていた大先輩で、鹿児島県のご出身ですが、縁あって高浜町に赴任され、長年地域医療に従事されています。外来診療、入院診療、手術、往診、当直など、院長先生とは思えないほど忙しく臨床業務をこなされていました。

私が最初に驚かされたのは、三浦先生が（東洋医学の）鍼を打っていらっしゃると聞いたときです。どうしても気になったので、ある機会に先生に直接、鍼を打つ理由を聞いてみました。すると、こんな答えが返ってきました。

「井階先生、地元の方が大勢通うこの病院には、たくさんの高齢の患者さんがいらっしゃるでしょ。そうすると、自ずと腰が痛い患者さんが増えるよね。腰痛に悩む方に鎮痛剤や湿布を処方したり、リハビリや体操を指示したり、いろいろやってみるけど、それでもやっぱり腰痛に悩んでいらっしゃる。他にまだ自分にできることがないか、いろいろと考えてみた結果、鍼だ！　と思って、独学で勉強して、打ってるんだよ」

この言葉で、地域医療とは地域のニーズの把握とそれに貢献するための進化であることを悟ったのです。

三浦先生は今でも名誉院長先生として地域医療を淡々と実践されています。地域にニーズがある限り。

一章　全人的医療編　4

ずっとみる いろんなものが みえてくる

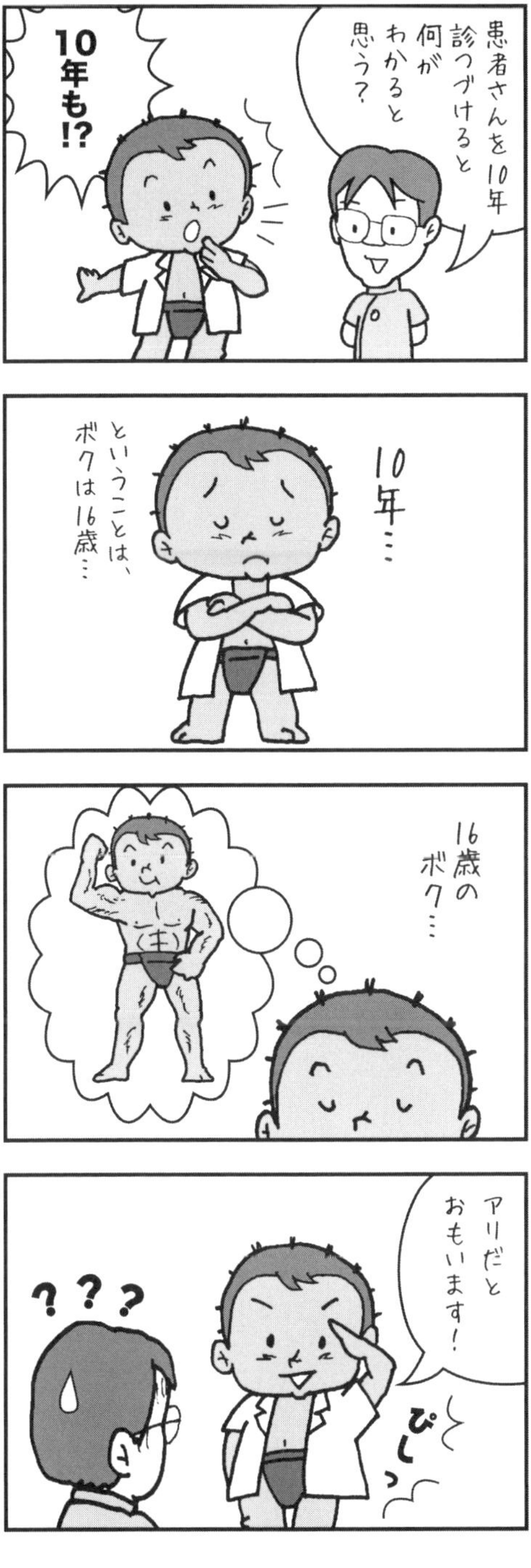
患者さんを10年診つづけると何がわかると思う？
10年も!?
10年……
ということは、ボクは16歳……
16歳のボク……
アリだとおもいます！
ぴしっ
？？？

診／看／視つづける力。継続性はプライマリ・ケアの礎。

地域医療の現場では、同じ患者さんに長年継続的に会うことが多いですよね。継続性（Continuity）は、プライマリ・ケアのＡＣＣＣＡの一つです。地域にじっくり腰を据えて、患者さんを診つづける、ケアが必要な方を看つづける、地域を視つづけるほど、何となくよいような感じはしますが、具体的に患者さんには恩恵があるのでしょうか。それに、どのようにみれば、継続性が担保されたといえるのでしょう。

実は継続性は、「期間」、「密度」、「分散度」、「連続度」など、様々な指標で定義されています[5]。例えば、一人の医療従事者／一つの医療機関で「十年間連続でみた」という継続性は、「期間」の継続性、一人の医療従事者／一つの医療機関が、「十回中、十回みた」という継続性は、「密度」の継続性。それぞれの**継続性が、患者満足度や入院率などの健康関連アウトカムに有効に働く**ことが、複数報告されているのです。

なぜ、継続性に効果が生まれるのでしょうか。それはおそらく、継続的にみることで、心の距離が近くなるでしょうし、予防からリハビリテーションまでのケアができるでしょう。また、本人から家族・地域までを配慮し協調できるでしょうし、それらのことに責任を持って取り組めることでしょう。つまり、**継続性がＡＣＣＣＡのすべてに関与している、ＡＣＣＣＡの礎になっている**からなのではないでしょうか。様々な継続性を駆使して、効果がどんどん生まれるよう努力を続けましょう！

87で死ぬ

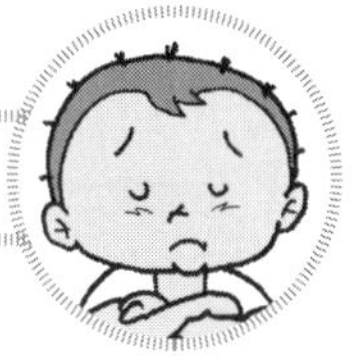

九十代女性、便秘があり、無医地区への出張診療に十年間通っていらっしゃる方。八十代後半で直腸がんを患い、人工肛門を持ちながらも、元気に過ごされています。

「先生、私、兄弟がみんな八十七で亡くのうとりますもんで、私もてっきり八十七で死ぬ思とりましたら、もう九十半ばになりましたわ」

「ここでお会いするようになって、もう十年になりますものね……。ご兄弟の分も生きなあかんね（笑）」

この地区に私が出張診療に来だしたときには、同年代の患者さんが十人ほどおられ、診察が終わるとみんなで近くのコミュニティセンターでカラオケを楽しむというのが定番でした。それが、十年経ち、だんだん病気をされて亡くなり、今ではこの方お一人に。

「昔はみんなでカラオケしてましたなあ……。もう、みんな死にましたわ。私だけこんなん（人工肛門）になってまで生き延びて。誰も仲間がおらんで悲しいです」

「そうですねえ……」

ご自宅までお送りする途中、近所の方から声かけが。

「こちらの方は？」

「ああ、この方は、一緒に海に散歩に行く仲間ですわ」

「（仲間、いるじゃないですか……）」

十年間の付き合いの中で薄々感じていたこの患者さんのバイタリティは、やはり健在でした。

わからない　そんなときこそ「また来てね」

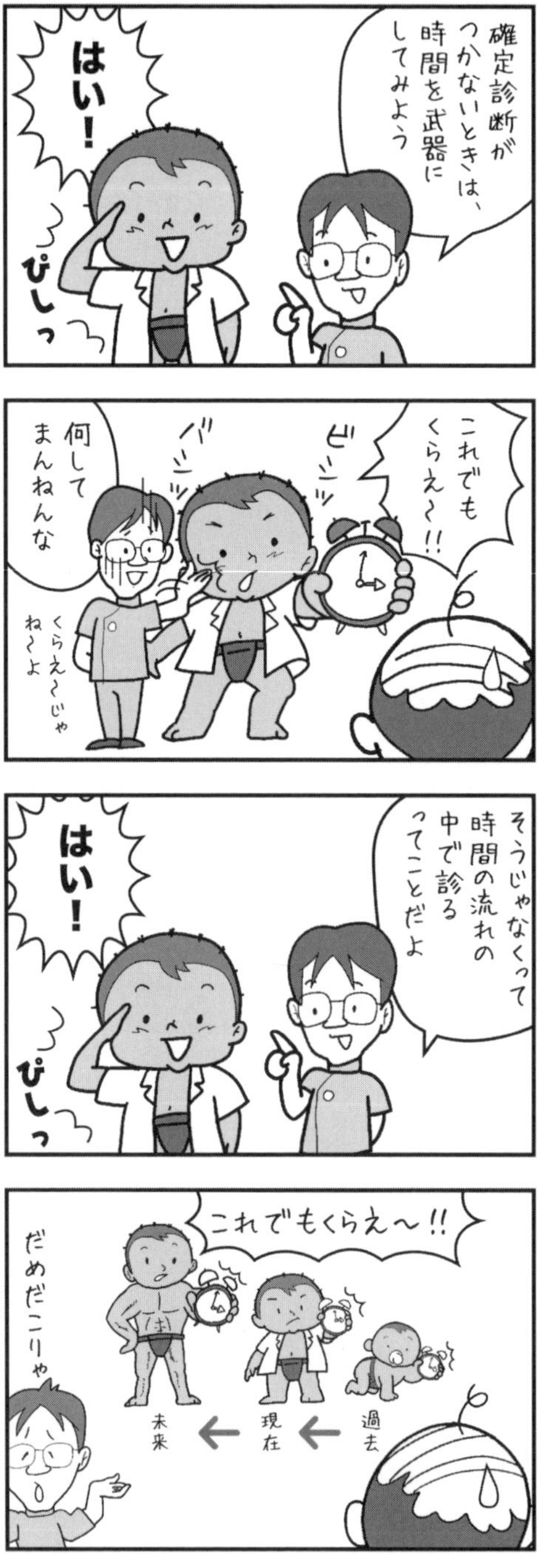
確定診断がつかないときは、時間を武器にしてみよう
はい！
ぴしっ
これでもくらえ〜!!
ビシッ
バシッ
何してまんねんな
くらえ〜じゃね〜よ
そうじゃなくって時間の流れの中で診るってことだよ
はい！
ぴしっ
これでもくらえ〜!!
だめだこりゃ
過去
現在
未来

「また来てください」こそ、地域医療最強の武器。継続的に診るからわかることもある。

地域医療の現場には、時に検査機器が充実していないことがあります。無床診療所によくある設備というと、心電計、レントゲン装置、尿の定性検査機器、顕微鏡、超音波検査装置、ところにより採血検査（限られた項目）や内視鏡検査機器、といったところでしょうか。詳細な病歴聴取と様々な身体所見、持ち合わせの検査機器で、明らかに診断がつけばもちろん問題ないですし、緊急性のある疾患を除外できないときには、専門医療機関に紹介します。しかし往々にして、「緊急ではなさそうだが確定診断は難しい」ことがあります。こんなとき、どう対応すべきか迷うことは少なくありません。

ここは一つ、**継続的な時間軸で対応**してみましょう。今はない皮疹が、明日には出ているかもしれません。今は出ていない尿潜血が、一か月後にはそうでないかもしれません。初診時、起こり得ない事象の考察から「問題ない期間」を、起こり得る事象の考察から「問題が発生するかもしれない期間」を予測し、対応するのです。「○日後、また来てください」、これは、プライマリ・ケアのContinuityとも関係し、また、Accountability（責任性）の発揮にもつながるものではないかと感じています。**「いつ、どうなり得て、どうなったらどうすべきか」をきちんと伝える**ことで、時に一期一会の救急医療の現場よりも的確な判断がなされ得ます。時間軸を味方につけ、地域医療に強みを持たせましょう。

別れ際「いつでも来てね」伝えよう

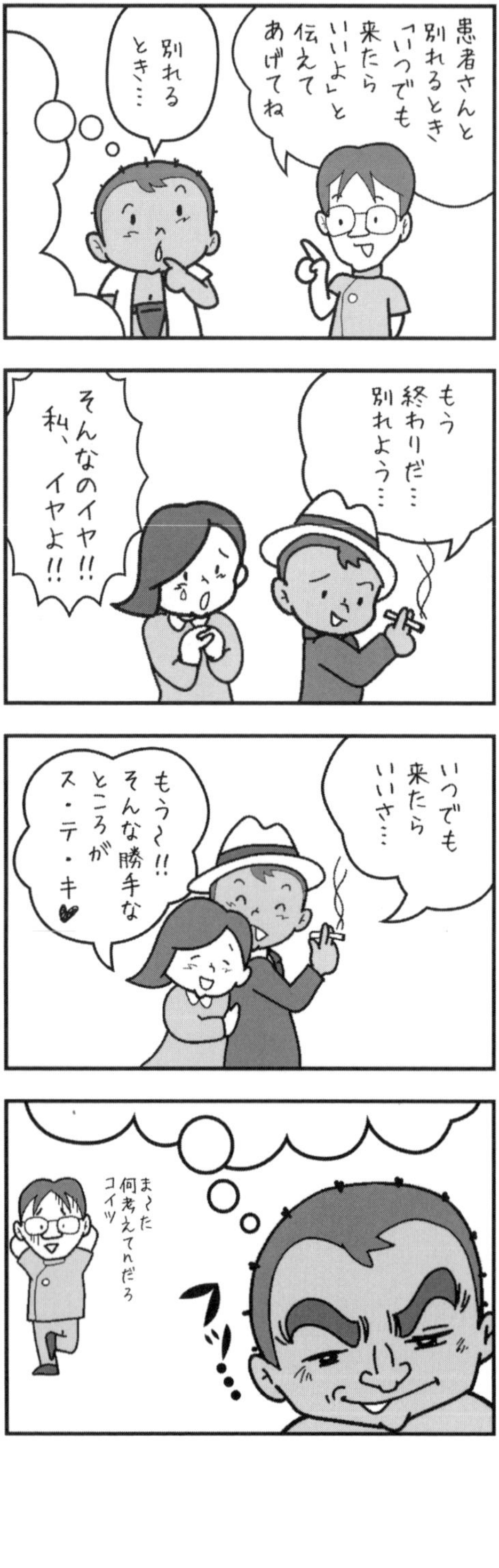
患者さんと別れるとき「いつでも来たらいいよ」と伝えてあげてね
別れるとき…
もう終わりだ…別れよう…
そんなのイヤ!! 私、イヤよ!!
いつでも来たらいいさ…
もう〜!! そんな勝手なところがス・テ・キ
ま〜た何考えてれだろコイツ

「いつでも来てよい」で発揮する責任性と、そこに感じる信頼。

日々忙しい臨床業務、元気な風邪の患者さんがいらっしゃると、「じゃあ、お薬出しておきますので」で終わってしまいがちですよね。風邪は基本的には投薬不要の自然に治癒する病気ですが、逆にいうと特効薬もないので、場合により症状が長引くことも。「薬を出す」としか説明を受けていない患者さんは、「薬を飲めば治る」と考えることでしょう。ですから、薬で治らないと判断すれば、薬を飲めば治るといわれたのに治らなかったその病院に再診せず、他院を受診されることでしょう。そうこうしているうちに風邪は自然経過で治るため、いわゆる「後医は名医」状態を生んでしまいます。我々地域医療従事者は、患者さんとの継続的な関係を築きながら、ケアの質、患者満足、医療資源の有効活用、倫理的振る舞いに責任を持つべきとされており[6]、プライマリ・ケアのAccountability（責任性）に関わる部分かと感じます。

風邪に限らず、医療においてケアが一〇〇％正しいと保証することはなかなか難しいですし、診断が間違っていなかったとしても、症状が予想より長引いたり二次性に別の病態に変わったりすることも少なくありません。診察の最後に「何かあればいつでも来てください」、「よくならなければ何でも相談してください」と伝えることで、患者さんは「この人はちゃんと責任を持って診てくれようとしている」と感じることでしょう。**今後も診ていく意思を示すことは、責任性を示すことと同義**です。その一言で、不要なセカンドオピニオン受診を防ぎ、信頼を損なわずにも済みそうです。

このAccountabilityは、ＡＣＣＣＡの最上位の概念ともいわれます。責任性の担保は、地域にとっても非常に大きな価値になることでしょう。

地域では病気が軸じゃないんです

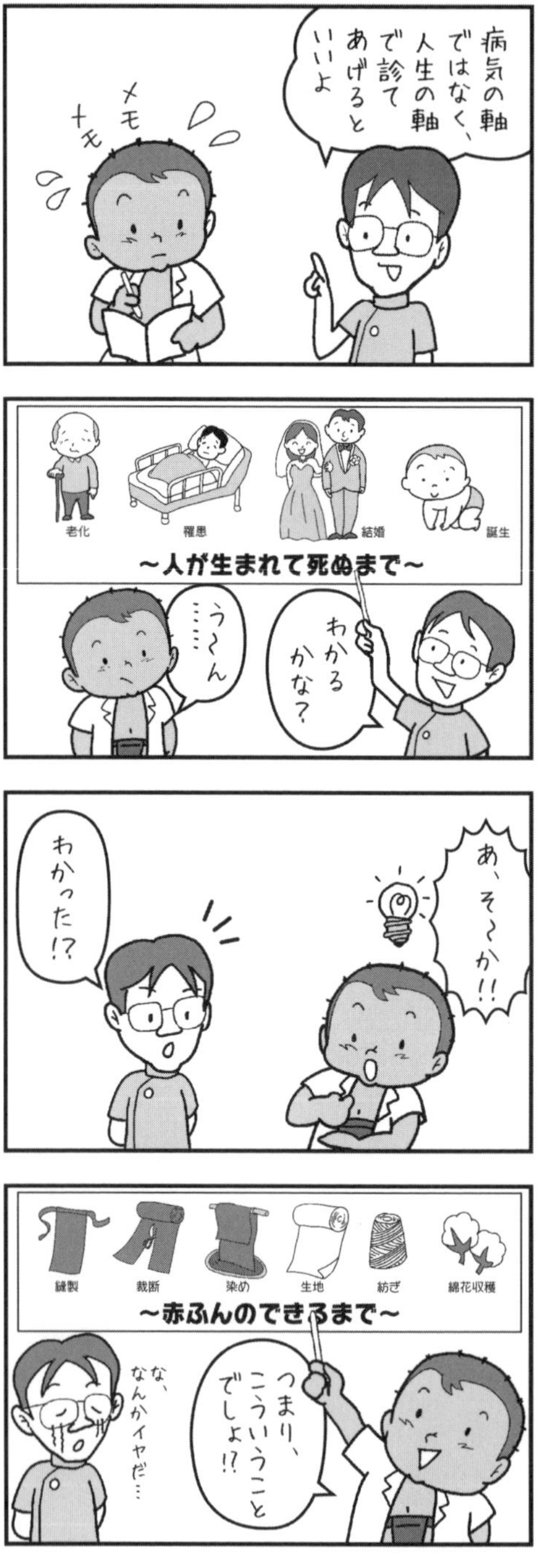
病気の軸ではなく、人生の軸で診てあげるといいよ
メモメモ
老化
罹患
結婚
誕生
～人が生まれて死ぬまで～
わかるかな?
う～ん……
あ、そ～か!!
わかった!?
縫製
裁断
染め
生地
紡ぎ
綿花収穫
～赤ふんのできるまで～
つまり、こういうことでしょ!?
な、なんかイヤだ…

病気の軸ではなく、生活や人生の軸で診る。

地域医療を地域医療たらしめるコンピテンシーは、プライマリ・ケアのACCCA以外にもあります。

地域医療を「地域の生活に近しい医療」とすると、その対極にあるのは、大学病院に代表される大きな総合病院での専門医療でしょう。今やそのような病院では、診療科（内科、外科、……）どころか、分野（消化器内科、循環器内科、……）どころか、臓器（胃、大腸、……）どころか、病気（胃がん、機能性ディスペプシア、……）ごとに専門家がいて、最先端の治療が提供されています。このような現場では、病気が主軸で、患者さんがイベント、という関係性が成り立ちます。つまり、Aさんが胃がんになったので治療を受けていきました、Bさんが……という具合に。

一方で**地域医療の現場では、病気ではなく、患者さんや家族が主軸**です。Aさんが、生まれ、成長し、風邪をひき、結婚し、歳をとり、病気をして、亡くなっていくという、**生活・人生の軸に寄り添いながら医療を提供**しているのです。前者とは主軸の向きが全然違うことがわかります。日本医療福祉生協連合会家庭医療学開発センターの藤沼康樹先生は、specific person, family, community and continuity（特定の個人、家族、地域のすべてに継続的に関わる）を提言されています[7]。患者さんや家族の生活や人生の軸で診ることを的確に表しています。

主軸の違う二つの医療、どちらも非常に重要な医療で、役割が違います。ケアの提供者側も受け手側も、これらの違いを熟知し、適切な医療が実現することを祈ります。

治らない？今こそ診よう心理・社会

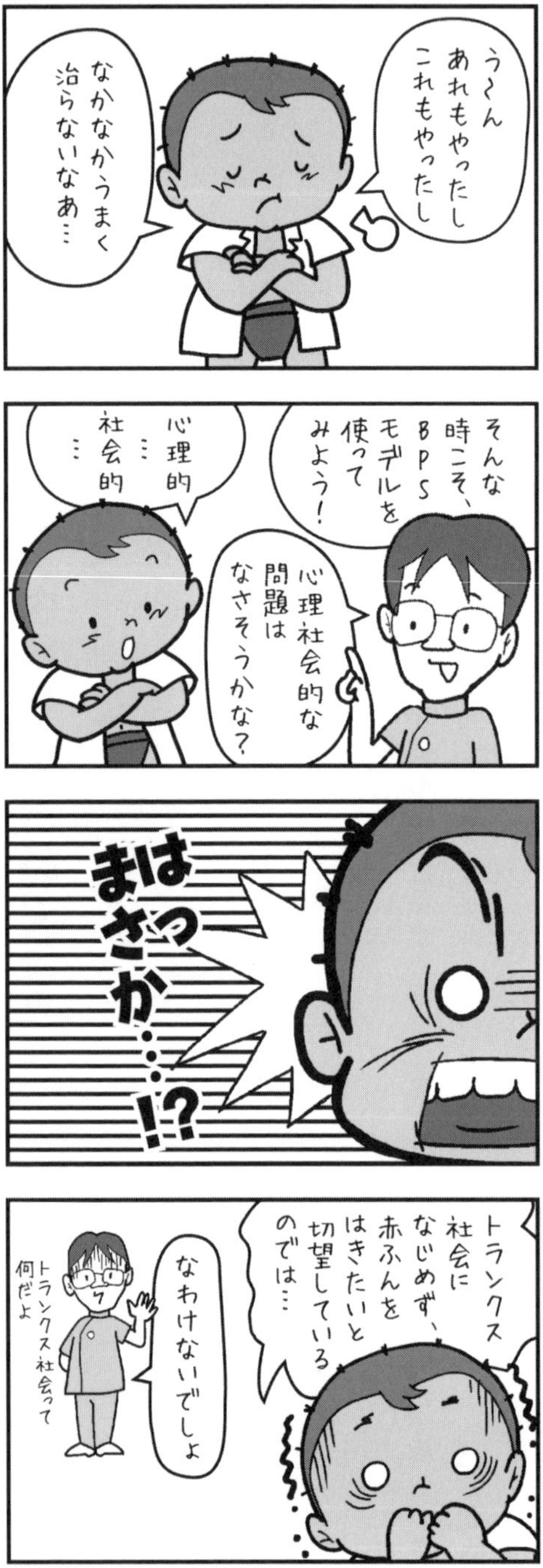
う〜ん
あれもやったし
これもやったし
なかなかうまく
治らないなあ…
そんな時こそ、
BPSモデルを
使ってみよう！
心理社会的な
問題は
なさそうかな？
心理的…
社会的…
はっ
まさか…!?
トランクス社会になじめず、赤ふんをはきたいと切望しているのでは…
なわけないでしょ
トランクス社会って何だよ

Biologicalに攻めてうまくいかないときは、Psycho/Socialに攻めるべし。

医師は、疾患を診断し、様々な治療の手段を処方できる唯一の職業ですから、生物としての個体に発生している問題については、生物学的に対応できることが本分です。肺炎や胃がんを病歴聴取・診察・必要な検査で見抜き、その疾患に最も適切であるとわかっている、根拠ある治療を提案します。しかしそれでも、患者さんが受け入れてくれない、治療が予定通り進まない、患者さんが元気にならない、そんなことってありませんか？　なぜ患者さんは根拠ある治療を受け入れ、協力してくれないのでしょう。

そんなときは、Biological（生物学的）な視点だけでなく、Psychological や Social な視点、つまり**心理・社会的な視点で、症例を見つめ直して**みましょう。あなたの目の前にいる、Biologicalにはただの風邪の患者さんは、ひょっとしたら、薬は欲しくないけれど、肺がんで夫を亡くしたので、自分も肺がんでないかを診てほしくて受診したかもしれません。目の前の慢性腰痛症の患者さんは、誰にも相談せず寝たきりの義母を一人で介護しているかもしれません。目の前の進行胃がんの患者さんは、疼痛よりも家族の負担よりも、金銭的な問題を一番心配しているかもしれません。このように、Biologicalな問題だけでなく、Psycho/Socialな問題も含めて疾患モデルを検討することを、頭文字をとってBPSモデル[8]と呼びます。我々の現場ではカンファレンスなどで図のような検討がしょっちゅう登場するくらい、重要な考え方です。患者さんの全人的な理解につながるBPSモデル、ぜひ使ってそのパワーを体感してみてください。

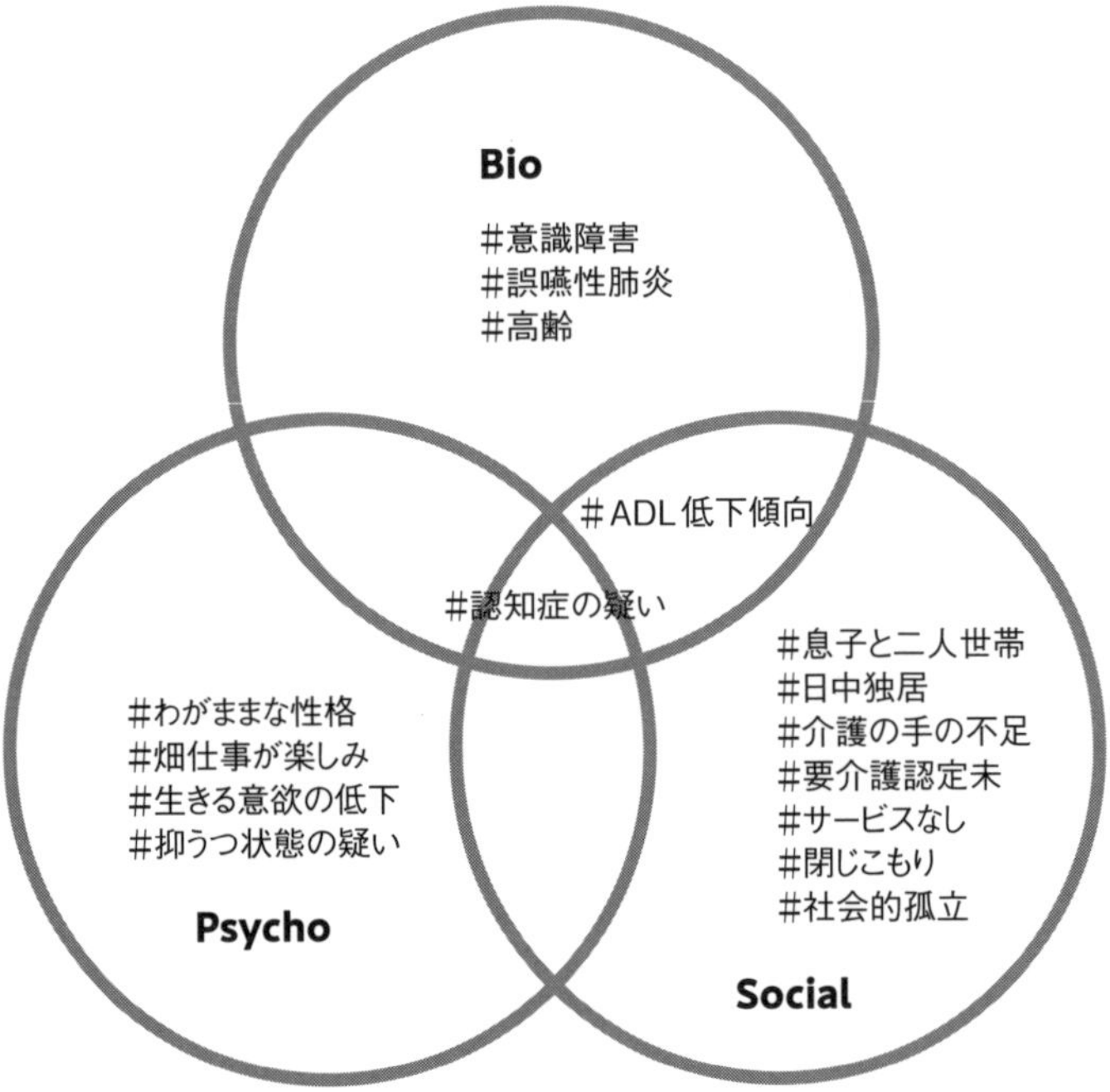

図　BPSモデルによる症例アセスメント例

これからが青春

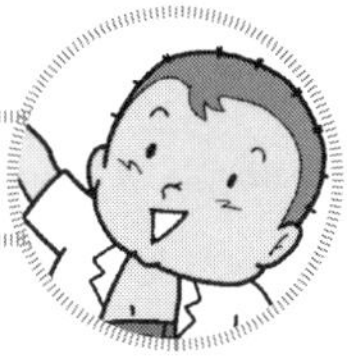

八十代女性、隣町のクリニックに行っては、倦怠感や胃腸の不調を訴えているうちに、薬は十六種類に！　しかも、週に複数回、点滴のためにそのクリニックにタクシーで往復一万円かけて通っていらっしゃった方。精神疾患を疑われて、抗精神病薬も処方されていました。対応に困られた家族から診察依頼。身体診察、採血検査他、何をしても異常は見当たりません。

「点滴は意味がなさそうですのでできませんねぇ……」

「そんな！　こんなにえらいのに、点滴もしてくれんと、死んでしまうわ！」

こんなときこそ、ＢＰＳカンファレンス。

Biologicalには？　#高血圧、#倦怠感、#胃腸の不調。

Psychologicalには？　#さみしさ・不安、#嫁との関係性、#体調不良への恐怖、#投薬・点滴への依存、#わがままな性格。

Socialには？　#母屋に独居、#息子夫婦共働き、#介護保険申請なし、#閉じこもり状態。

なるほど、これは生物学的な問題よりはるかに心理・社会的な問題が根深そう……。

息子さんに関わりを増やしていただき、使える介護サービスで人との関わりや会話の機会を増やそうということになり、結果、点滴なし、投薬も三分の一で元気に過ごされるようになりました。

患者さん曰く、「これからが私の青春！」とのこと。

医師じゃないだから気づけることもある

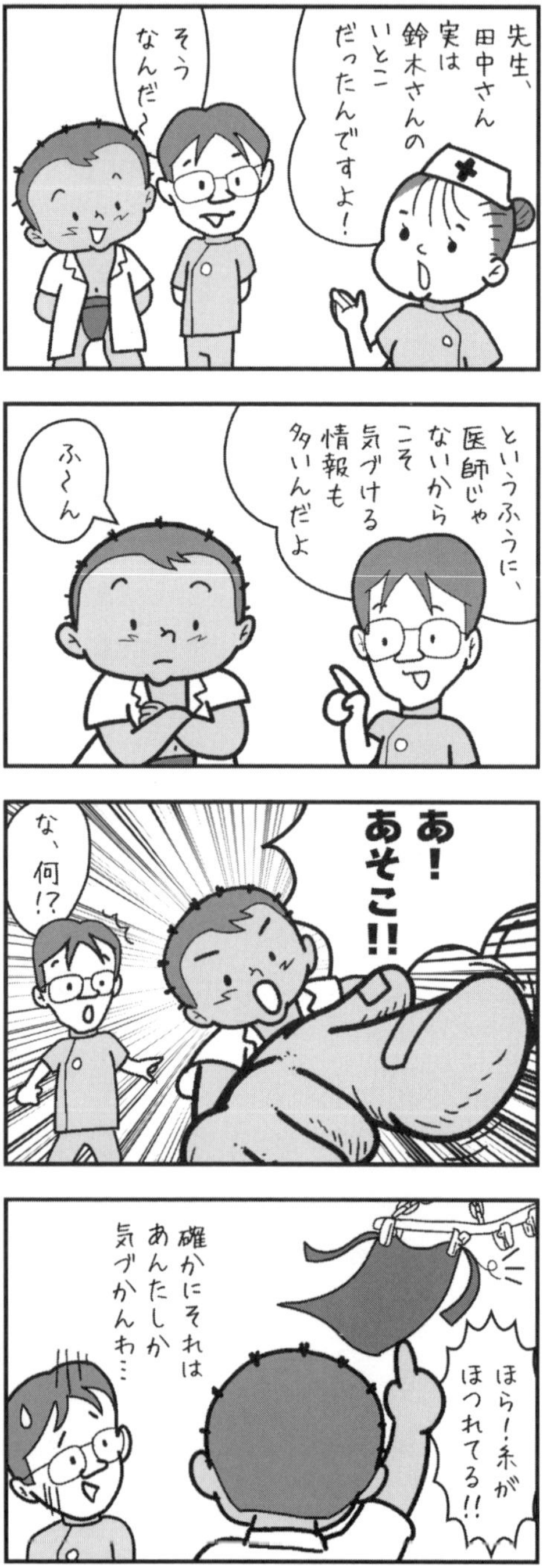
先生、田中さん実は鈴木さんのいとこだったんですよ！
そうなんだ〜
というふうに、医師じゃないからこそ気づける情報も多いんだよ
ふ〜ん
あ！あそこ!!
な、何!?
ほら！糸がほつれてる!!
確かにそれはあんたしか気づかんわ…

医師じゃないからこそ、気づけることもある。気づきを持ち寄り、最高の医療を。

医師は、医学的知識を他のどの職種よりも多く持つことを求められます。そして、それを駆使して医療を提供し、患者さんを救うことに長けています。ここに疑問を持たれる方はそう多くないでしょう。

しかし、地域の情報についてはどうでしょう？　忙しく臨床業務にあたっている医師が、地域の知識を一番多く持っているでしょうか？　時に医師はその地域の住民ではないこともあります。そうであればなおさら、地域の情報は看護師や受付をしてくれる事務職員など、他の立場の方がよく知っていそうです。

前項の通り、ＢＰＳの視点で全人的なケアを提供するにあたっては、Biologicalな情報だけでは患者さんは救えません。**他職種が持っている様々な情報を、効率よく取り入れる必要**がありそうです。

当方、伝統的に、看護師さんも医療面接の一メンバーとして、外来診療に参加してもらっています。掛け合いの発生する、通称「漫才外来」です。「この方の地区は、近くにお店があったかな？」、「この方の家族って、近くにいらっしゃった？」、「どんな職業の多い地区だった？」など、社会的に考慮すべき情報の話題になると、出るわ出るわ、地元の看護師さんはだいたいのことを知っています。一部で、看護師が面接に口を挟むなんて！　と考える方もいるかもしれませんが、医学的知識に意識を集中する必要がある医師ではなく、患者さんの行動や生活にも目の届きやすい看護師だからこそ、気づけること、知っていることも多いはず。

また、受付で事務職員が気づけることも多いです。「いつもは〇〇なのに、今日はなぜか□□」、「子どもの患者さんに付き添いの親がいるけれど、子どもに無関心っぽい」、「誰かと深刻そうに電話をしている」など、受付で気づける違和感や変化も、診療に非常に役立ちます。

医師は神さまではありません。全知全能ではないのです。医療は医師がすべてと勘違いせず、みんなで最高の医療を提供していきましょう。

一章　全人的医療編　10

病気には「疾患」、「病」二面ある

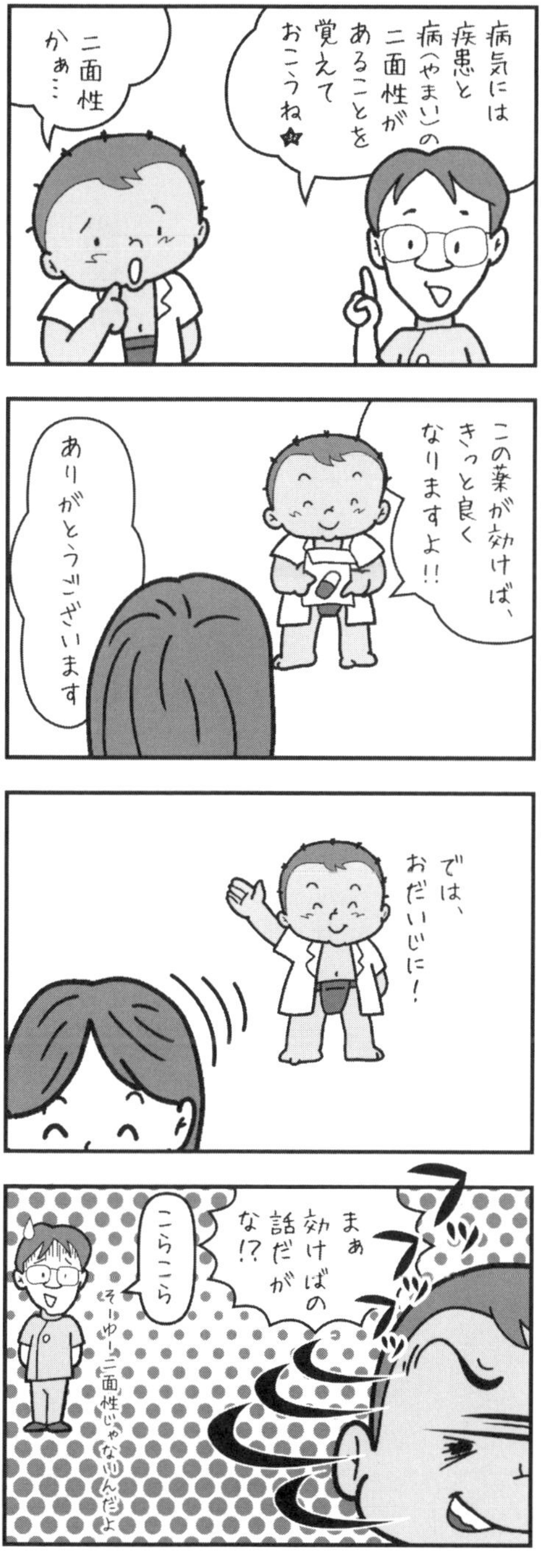
病気には疾患と病（やまい）の二面性があることを覚えておこうね☆
二面性かぁ…
この薬が効けば、きっと良くなりますよ!!
ありがとうございます
では、おだいじに!
まぁ効けばの話だがな!?
こらこら
そーゆー二面性じゃないんだよ

病気には、「疾患」と「病」の両面で向き合う。患者さんの腑に落ちる医療を。

患者さんを診るとき、主訴や病歴があり、それに対して想起される鑑別診断があり、鑑別のために必要な身体診察や検査を行い、確定診断に至り、それに対して根拠ある治療を施す。これが、一般的な疾患に対しての医師の取るべき対応でしょう。

しかし、次のような二人の患者さん、どちらも主訴は「咳」、診断は「風邪」ですが、対応は同じでよいのでしょうか？ Aさんは、会社で重要な会議を控えており、どうしても咳を止めてほしいと思って受診された方。Bさんは、ご主人を肺がんで亡くされ、自分の咳も肺がんが原因ではないかと心配されている方。どちらも「風邪」の診断だと、風邪薬を処方するという対応に差は出にくいかもしれません。

そこで重視すべきなのが、「疾患」と「病（やまい）」の二つの概念です。「疾患」をdisease、「病」をillnessと訳し、区別します。「疾患」はいわゆる前述のbiologicalな対応のことで、「主訴・病歴」、「診察・検査」、「鑑別診断」、「治療」の流れのことです。「病」は、「解釈」、「期待」、「感情」、「影響」、つまり、「どういう病気だと考えているか」、「医療従事者側に何を期待しているか」、「どのような感情でいるか」、「生活にどのような影響が出ているか」といったことで、「病体験」とも呼ばれます。**「疾患」と「病」の二つの間を縫うように考えを進めていくと、患者さん本位の医療が提供できる**とされています[9]。

例えば、先ほどのAさんとBさん、どちらも「疾患」は風邪でしたが、「病」は「咳を止めてほしいという期待」／「肺がんの心配」と異なります。もちろん、「抗生剤を処方してほしいという期待」があるからといって、風邪に抗生剤を処方するのは間違っています。ただし、医学的に許容される範囲で、Aさんには少し強めの咳止めを出しても間違いではありませんし、Bさんには少し早めのタイミングで胸部レントゲンを撮っても間違いではないでしょう。このような差が生まれてくることで、**医療が患者さんの〝腑に落ちる〟**のです。

病気の二面性、常に意識したいですね。

風邪ではない

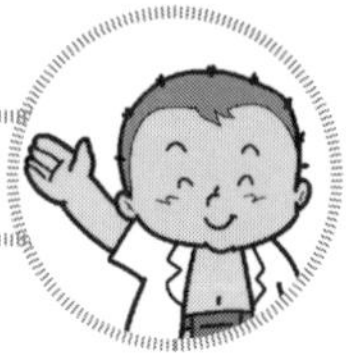

七十代女性、脂質異常症で定期通院の一人暮らしの方。〝風邪〟をひくと、すぐに診療所を受診されます。

「先生、また風邪をひいてしもたんです。昨日、風呂上がりに寒気がして。勝手なことをいうたらあかんとわかっとるんですけど、いつもの風邪薬が欲しいわあ……」

「どれどれ……うーん、熱はなさそうですし、風邪かどうか、何ともいえないですね。症状も軽そうですし、そもそも風邪は薬で治す病気では……」

「はい、わかってますわかってます。自分で治さなあかんのや。しっかり養生しますさかい、お薬少しだけ出しといてえな……」

別の日、今日は定期受診でいらっしゃいました。

「調子はいかがですか……って、あれ、ちょっと顔色が悪くないですか？　どれ……胸の音が少し悪いですし、血液検査は……白血球が多いですよ。風邪の症状などなかったですか？」

病歴や身体所見からは、細菌性気管支炎の可能性も。

「風邪ではないんですけど、ちょっと動くと熱と咳が出てえらい（しんどい）なあとは思っていました。でも、疲れてるだけやと思いますし、薬はいりませんわ。」

「いやいや、今日こそぜひ飲んでほしいんですけれど……」

「いいえ、今日は薬は結構です。いらない薬は飲みとうないですわ」

「いやいや、そうじゃなくて……」

なかなか、「病」とは難しいものだと痛感します……。

一章　全人的医療編 11

一旦は患者の考え受け止めて

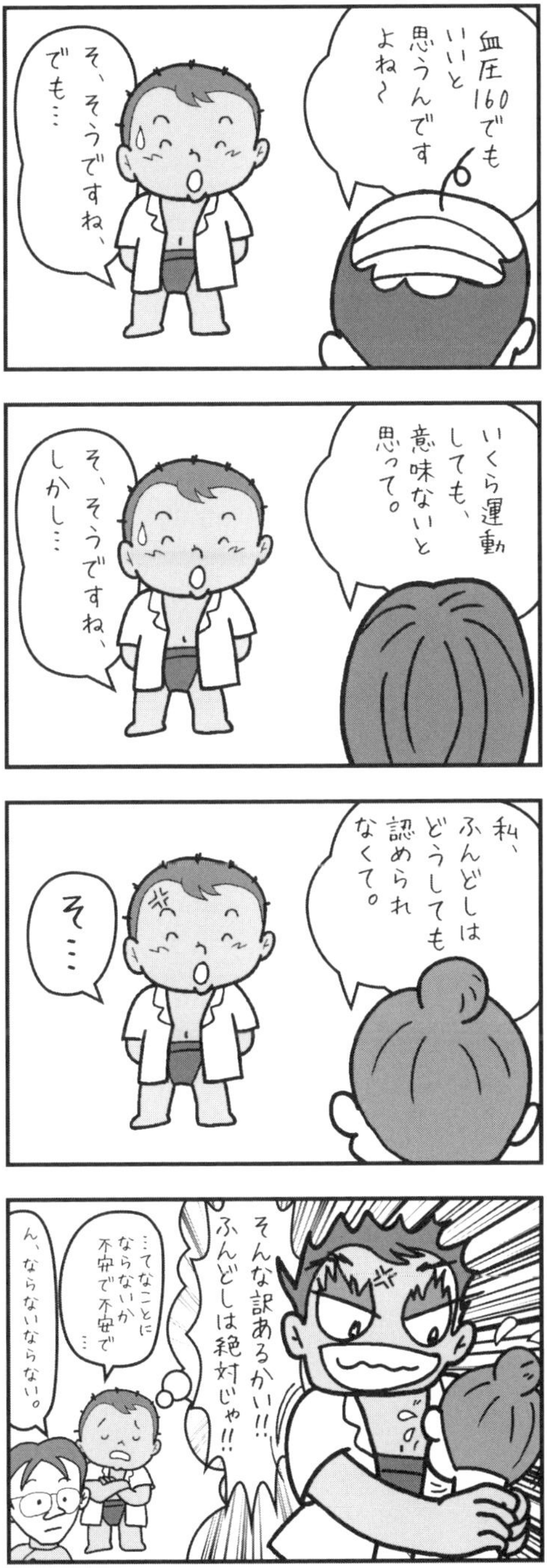
血圧160でもいいと思うんですよね～
そ、そうですね、でも…
いくら運動しても、意味ないと思って。
そ、そうですね、しかし…
私、ふんどしはどうしても認められなくて。
そ…
そんな訳あるかい!!
ふんどしは絶対じゃ!!
…てなことにならないか不安で不安で…
ん、ならないならない。

まず患者さんの解釈を尋ね、それをすべて一旦受け止める。

患者さんの解釈モデルは、本当に多様です。血圧が一五〇／九〇mmHgの方、医療従事者側が少し高いなあと思っていても、患者さんによっては、ちょうどよいと考えていらっしゃったり、場合によっては低いとすら考えていらっしゃったりする場合もあります。このことは、例えば採血検査結果や、健診結果、体重などでも同様のことがいえます。

忙しい日常診療の中では、我々はつい、この手の結果を伝える際、実際の値と、それが高いのか低いのかちょうどなのかをセットで伝えがちですよね。例えば、「血圧は一五〇mmHgで少し高いですね……」など。

しかし、患者さんの心理を考えてみますと、もしこの患者さんが血圧一五〇mmHgでちょうどよいと考えていたとして、どう思うでしょう。「先生は高いというけれど、私はちょうどよいと思っていた……。でも、高いと指摘されてしまったし、反論もしづらいし……」といったところでしょうか。このような状態で、「じゃあ薬を出しますので飲んでください」といわれ、患者さんはちゃんと薬を飲んでくれるでしょうか?

我々医療従事者が想像するよりももっと、患者さんが医療従事者に遠慮する場面は多いものです。こちらから先に結果の意義を述べてしまうと、反論したくてもできません。そんなときは、**まず先に患者さんの解釈モデルを聞いてみましょう**。「血圧は一五〇mmHgですね、どう思われますか?」というふうに。こちらの想像通りの答えが返ってくればそれでよいですが、思いもよらぬ答えが返ってくることも……。それでも、「何をいってるんですか!」、「いやいや、以前も説明しましたように……」

と、頭ごなしに否定してはいけません。「なるほど、○○さんはそうお考えなんですね。実はですね……」と、**一旦必ず受け止めることが重要**です。個人的には、〝世界一丁寧なノリツッコミ〟と呼んでいます（笑）。でないと、二度と患者さんは心の内を話してくれなくなるでしょう。そのようなすれ違いが、年間五百億円分ともいわれる「残薬」を生む原因の一部となっていると、確信しています。

患者さんの解釈をまず聞いて、それを受け止めてから。この癖を、ぜひ体に染みこませていただきたいと思います。

患者はね「背景」の上に立っている

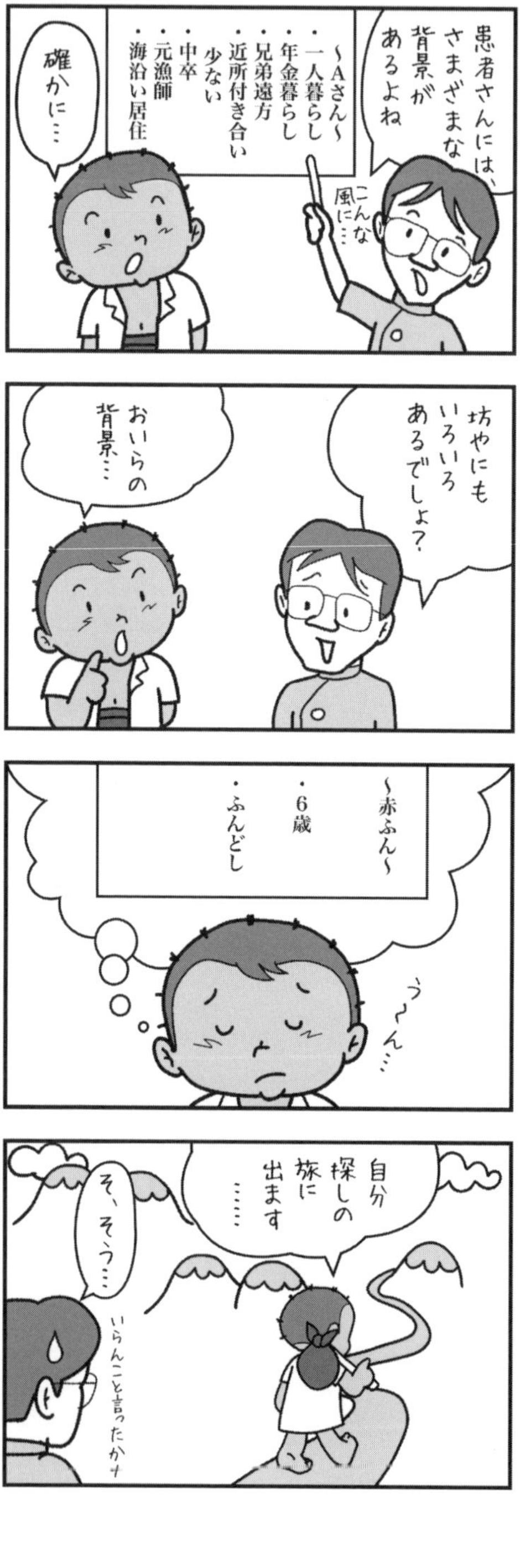
患者さんには、さまざまな背景があるよね
こんな風に…
～Aさん～
・一人暮らし
・年金暮らし
・兄弟遠方
・近所付き合い少ない
・中卒
・元漁師
・海沿い居住
確かに…
坊やにもいろいろあるでしょ?
おいらの背景…
～赤ふん～
・6歳
・ふんどし
う～ん…
自分探しの旅に出ます……
そ、そう…
いらんこと言ったかナ

背景を含めた患者さんの世界そのものを理解する。

「なぜ、これだけ説明しているのに、生活を改めてくれないのだろう?」「なぜ、健康に悪いとわかっていながら、食べてしまうのだろう?」皆さんもこんな患者さんを経験したことがあるのではないでしょうか。

よっぽど理解力がない? よっぽど卑しい? 確かにそういうこともあるかもしれませんが、そればかりとは限りません。北米型の総合診療である「家庭医療学」では、**Context（背景・文脈）を含めて全人的に理解することが、患者さん本位の医療を提供する重要な要素**であるといわれます[9]。このContextには近位のContextと遠位のContextがあるとされ、前者には、家族、友人、家計、教育、職業、娯楽、社会的支援などが含まれ、後者には、コミュニティ、文化、経済、ヘルスケアシステム、社会、歴史、宗教、地理、メディア、環境などが含まれます。まさに、**患者さんが過ごしている世界そのものを理解する**、といったところでしょうか。

例えば、目の前の患者さんが薬を飲んでくれないのは、ひょっとすると経済的な負担が大きいからかもしれません。また別の方が健康に悪いものを食べてしまうのは、近所付き合いが断れないからかもしれません。

患者さんが自分の思う通りの行動をしてくれないと感じるとき、それは、患者さんの世界を完全には理解できていないということなのかもしれませんね。

お互いに同じ理解か確かめて

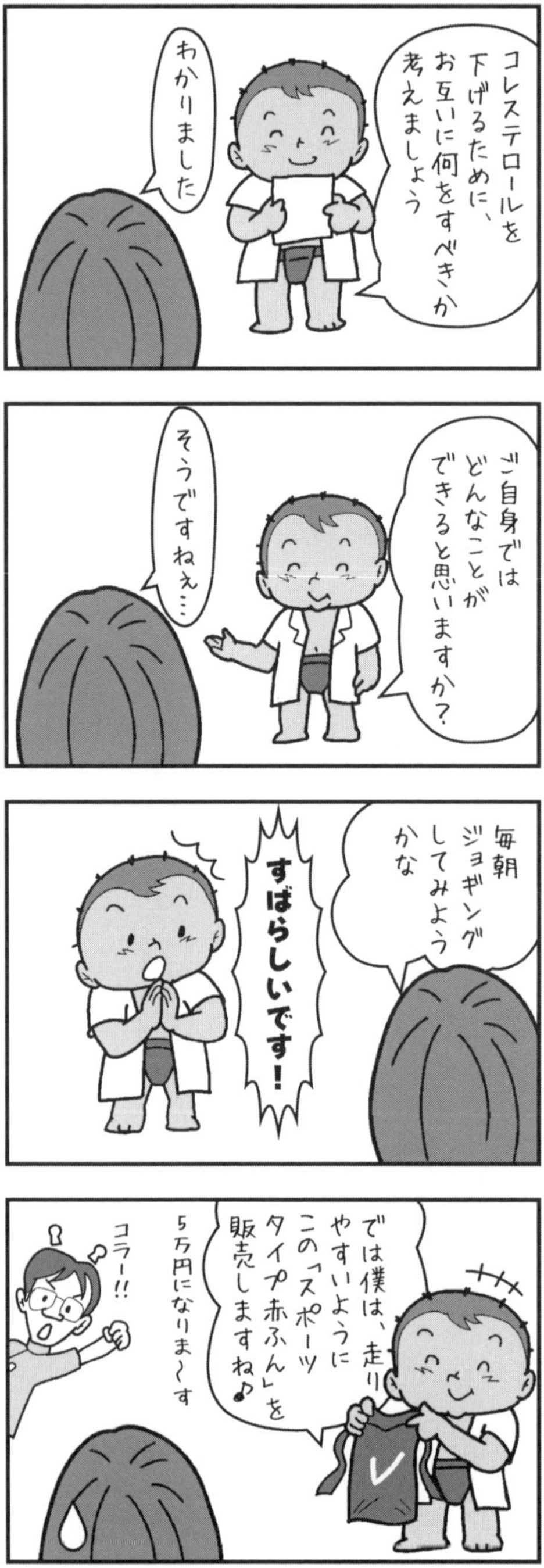
コレステロールを下げるために、お互いに何をすべきか考えましょう
わかりました
ご自身ではどんなことができると思いますか？
そうですねぇ…
毎朝ジョギングしてみようかな
すばらしいです！
では僕は、走りやすいようにこの「スポーツタイプ赤ふん」を販売しますね♪
5万円になりま～す
コラー!!

医療従事者と患者さんが、問題点、目標、役割分担を共通の理解に。患者さんから問題を切り離して考える。

治療に前向きでない患者さん、要望の多い患者さん……。患者さんのことを、生活や人生、心理・社会面、病体験、背景、すべて全人的に理解してもなお残る、何ともいえぬすれ違い……。なぜこのようなすれ違いが生まれるのでしょう。

全人的な理解はもちろん前提として重要なのですが、それだけでは患者さん本位の医療は完成しません。「何が問題なのか」、「どこが目標なのか」、「互いに何をするか」といった、問題点、目標、役割分担が共通の理解に至っていないと、どちらかがどちらかに乗りかかってしまったり、敵対関係に陥ってしまったりします（「お薬を処方する」医師に対して、「すべてお任せします」、「薬は飲みたくありません」という患者さんのように）。そう、双方に見ているもの・目的が違う、まさにすれ違いなのです。

この、**問題点、目標、役割分担に関して、双方に同じものを見ていく**作業を、**「共通の理解基盤を築く」**といいます。血圧が一五〇ｍｍＨｇの患者さんに対して、双方に同じ問題意識を持てているか、どれくらいの血圧を目標にするかが互いに一致しているか、医師は薬を処方し患者さんは家庭血圧を測定するなど、それぞれの役割が互いに同じ認識か。これらをすり合わせなければ、医療は真価を発揮できないでしょう。

気をつけたいことは、問題を抱える患者さんを責めないこと。患者さんの抱える問題を患者さんと医療従事者の二人が攻めるという構図に持ち込むことです。**患者さんから問題を切り離して、一緒に歩んでいく姿勢が重要**なのです。

情報は武器や防具じゃありません

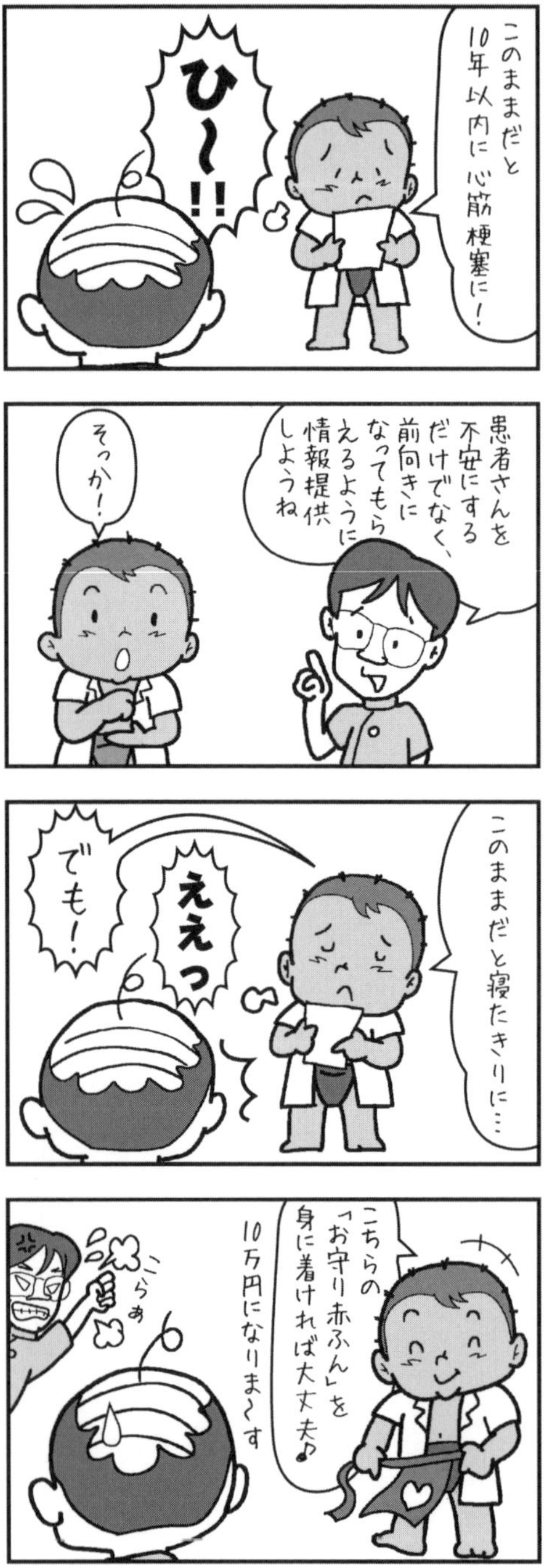
このままだと10年以内に心筋梗塞に！
ひ〜!!
患者さんを不安にするだけでなく、前向きになってもらえるように情報提供しようね
そっか！
このままだと寝たきりに…
ええっ
でも！
こちらの「お守り赤ふん」を身に着ければ大丈夫♪
10万円になりま〜す
こらぁ

情報は、相手を倒す／身を守るための〝武装〟ではない。情報・知見を愛の言葉に変えて臨もう。

患者さんの治療に少しでもプラスになるように、最新の情報や知見を仕入れて診療に組み込むことは、医療従事者としてプロフェッショナリズムに関わる当然のことともいえますよね。この流れはもちろん医療の基本にあるべきとは思うのですが、最近少し不本意な使われ方をしている例を散見するようになった気がします。

一つは、患者さんにとって過剰な、不安・危機感を煽る情報提供です。人を選ばず、場面を読まずに、「悪玉コレステロールを下げないと十年以内に心筋梗塞になる可能性が○％」といった、必要以上の恐ろしい情報を一方的に与えている医療従事者を目にすることがあります。確かに時には患者さんに危機感を持ってもらうことが有用に働く場合はありますが、前述の通り、一般的に人々は、いつ必要になるかもしれない医療や、いつ失うかもしれない健康に、漠然とした不安を感じているものです。その揚げ足をとり、患者さんを切りつけるような過剰な不安は、患者さんに寄り添えているとはいえないのではないでしょうか。「コレステロールをこれだけ下げられたら、心筋梗塞になる可能性が○％下げられますよ」という、**安心材料としての情報提供**が望まれます。

もう一つは、患者さんに責められないための自己防衛に偏った情報収集です。こちらも確かに、医療訴訟が増加している現代においては、ある意味重要なことともいえますが、「○○の治療をしても効果がないことが証明されている」、「今回の胃潰瘍はこの薬をこの量で使っていたのであれば、副作用でないと断言できる」という情報が与えられるだけでは、実際に病気を持つ患者さんにとっては失望でしかありません。「残念ながら効果はありませんが、本人にとって一番大事にすべきことを一緒に考えましょう」、「副作用ではありませんが、このような治療があります」といった**前向きな提案・相談の姿勢で患者さんに寄り添う**ことなくしては、情報は医療従事者と患者さんの間の鉄の鎧でしかありません。

私のあまり好きでない言葉に、「理論武装」という言葉があります。今回の話に落とし込むと、前者は武器、後者は防具を身にまとっているようなものでしょう。医療従事者が患者さんに〝武装〟して接していてよいのでしょうか？　医療現場は、医療従事者の知識を誇示するための場所ではありません。情報や知見で武装する医療従事者ではなく、**情報や知見を巧みに愛の言葉に変えられる医療従事者を目指したい**と考え、私は日々精進しています。

一章　全人的医療編 15

健康はあらゆる機会に増進可

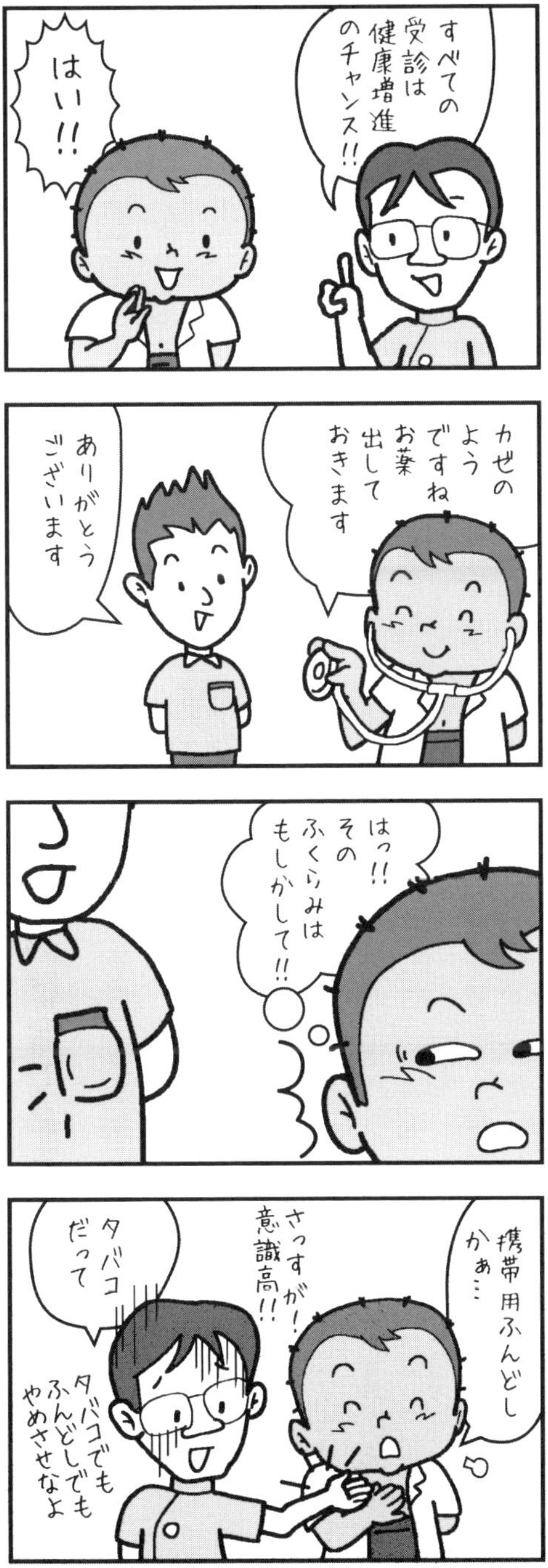
すべての受診は健康増進のチャンス!!
はい!!
カゼのようですねお薬出しておきます
ありがとうございます
はっ!! そのふくらみはもしかして!!
携帯用ふんどしかぁ…
さっすが! 意識高!!
タバコだって
タバコでもふんどしでもやめさせなよ

すべての診療の場は、健康増進の絶好の機会である。

四十五歳男性、釣りをしていて釣り針が指に刺さってしまったとのことで受診されました。忙しい外来診療の最中、急いで処置をして傷のアセスメントや抗菌薬の処方などして、すぐに帰したくなりますよね。でも、ちょっと待ってください。

この方、普段健康診断を全然受けていない方かもしれません。膨らんだ胸ポケットに入っているのは、タバコかもしれません。血圧を測ってみたら、びっくりするぐらい高いかも。単身赴任で、食事は外食やコンビニエンスストアで買っているものばかりかも。

患者さん本位の医療を提供するためには、目先の問題だけにとらわれるとよくありません。どのような受診の機会にでも健康を維持・増進していただくためのアプローチをすることが非常に重要になります。「**すべての診療の場面は、健康増進の絶好の機会**」であると考えるのです。特に、普段医療に関わりが薄い中年・青年の患者さんには、〝ツッコミどころ〟を全力で探します。たとえそのことが今回の受診目的でなくても、気にします。本人が心配していなくても、気にします。時には付き添いの家族のことまで、気にします。如実に嫌がられたら……まあ、無理強いは禁物ですが。少々強引でも、本来の受診理由と何か関連を持たせられそうなら、持たせてはどうでしょう。釣り針→傷→血流をよくしておきたい→タバコの血管収縮は避けたい、など……。

地域の医療従事者は、ほどほどにお節介であるべきなのかもしれませんね。

関係ないで

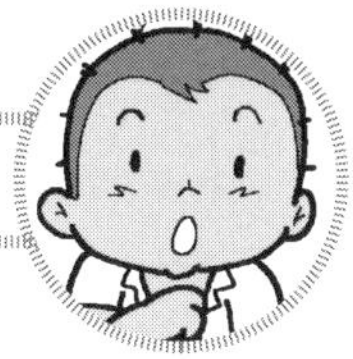

四 十代男性、肝機能異常を健診で指摘されて受診されました。家族ぐるみでよく受診いただける方で、奥さんもお子さんも知っています。お子さんは気管支喘息で通院中です。

診察室に入るなり、結構なタバコ臭。

「先生、もうわかっとるさかい、お酒は気をつけますわ！ それでええんでしょ？」

「はい、まあ、そうなんですが……」

「ほんならまあ、そういうことで！」

「ちょ、ちょっと待ってください、おタバコって吸われますよね？」

「吸うけど、今日は肝臓のことで来たんやで」

「お子さんの主治医をしていまして。タバコを吸われていると、お子さんの病状にも影響が出ますよ」

奥さんから何度か伝えてもらっても、全くやめる気がないとのことだったのですが……。

「そやけど、ベランダで吸うとるから関係ないで」

出ました、ベランダ喫煙無害説。

「そういえば、ベランダのみで家族が喫煙されている家庭のお子さんの尿中ニコチン濃度は、非喫煙家庭の子の二倍だったという報告を見たことがありますわ。吐く息にちょっとずつ出てるんでしょうかねえ？」

「……ふ〜ん」

患者さんのちょっとした動揺を感じました。

後日、その患者さんは禁煙外来に受診されたのでした。

今、元気 明日の元気も支えよう

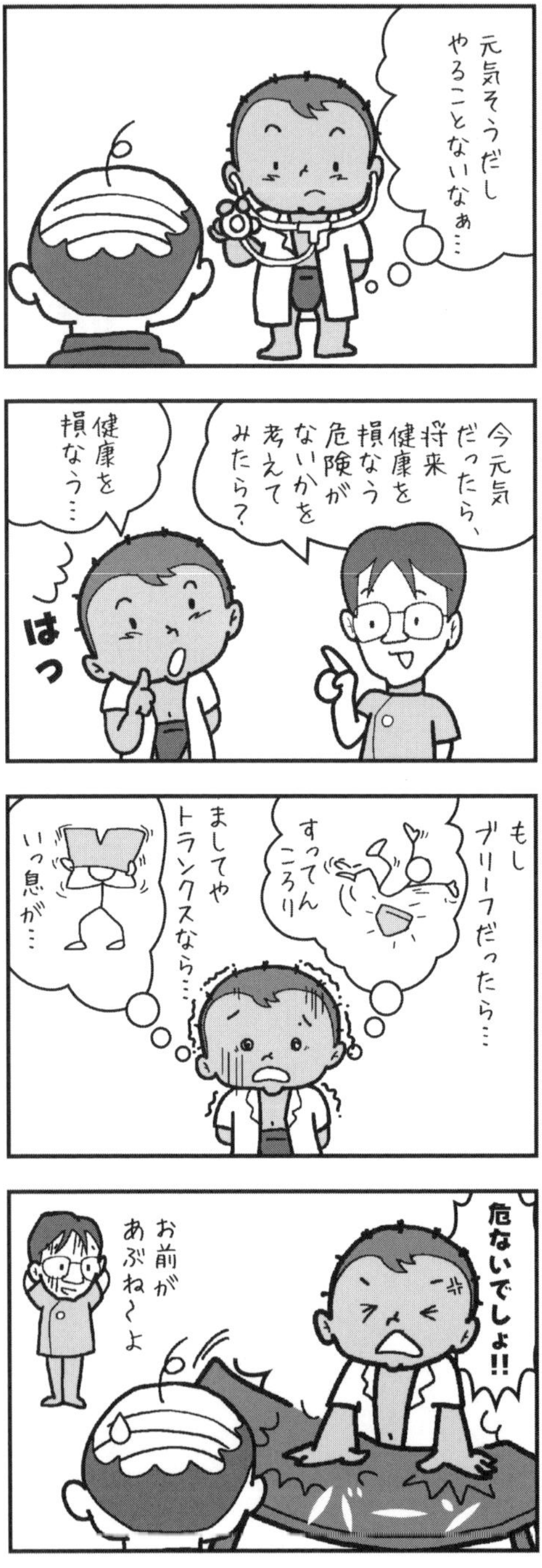
元気そうだし
やることないなぁ…
今元気だったら、将来健康を損なう危険がないかを考えてみたら？
健康を損なう…
はっ
もしブリーフだったら…
すってんころり
ましてやトランクスなら…
いっ息が…
危ないでしょ!!
お前があぶね〜よ

「予防」と「社会」の視点を入れて、診療に〝深み〟を。

高血圧で通院中の患者さん。薬はちゃんと飲めている、食事や運動も気をつけている、家での血圧はバッチリよい。特に非の打ち所のない患者さんだと、日々の忙しい現場では、「ではまた、お薬を出しておきますね」で、すぐに診療は終了しそうです。薬を出す以外に、何かすることはあるのでしょうか。我々地域医療従事者の役割は、何なのでしょう？

この患者さんのように、地域医療の現場の患者さん、つまり、生活の中の患者さんは、その多くは「元気」な方ですよね。血圧などの疾患を持っていても、自分のことは自分ででき、受診も自分でできるという方が多いです。

ではまず、**患者さんの「元気」が長続きするお手伝い**はできないでしょうか？　言い換えると、患者さんは「元気」を損なうリスクを抱えていないでしょうか？　例えば高齢であれば、転倒して寝たきりになるかもしれませんし、認知症を発症して自分一人では生活が困難になるかもしれません。または、肺炎に罹患して命取りになるかもしれません。そうなる前の「元気」なうちに、つまずいたりこけそうになったりしていないか、鍋を焦がしたなどの認知機能低下のエピソードはないか、肺炎球菌ワクチンは接種できているかなど、確認しておくべきことがありそうですね。

しかも、そのように考えたとき、**患者さんの健康に深く影響してくるのが、社会的な背景**です。誰と住んでいるのか、食事はどうしているのか、普段何をして過ごしているのか、どの範囲をどうやって移動しているのか、何が楽しみなのかなど、一見世間話のように感じるこの手の話題も、実はその患者さんの健康に深く関係してくることでしょう。

これら予防的視点と社会的視点、話し出すとキリがありませんが、毎回の受診の際に少しずつ聞き出すよう心がけています。社会的な問題が見つかって、医療従事者が直接どうこうできるものではないことも多いわけですが、関係する部署へつなぐ、必要時に情報を多職種で共有するなどで救われることもあります。そして何より、このような視点を持つことで、診断、治療、助言の節々に、医療従事者としての〝深み〟が増すと信じてやみません。

一章　全人的医療編　17

薬無効だったら社会を「処方」しよう

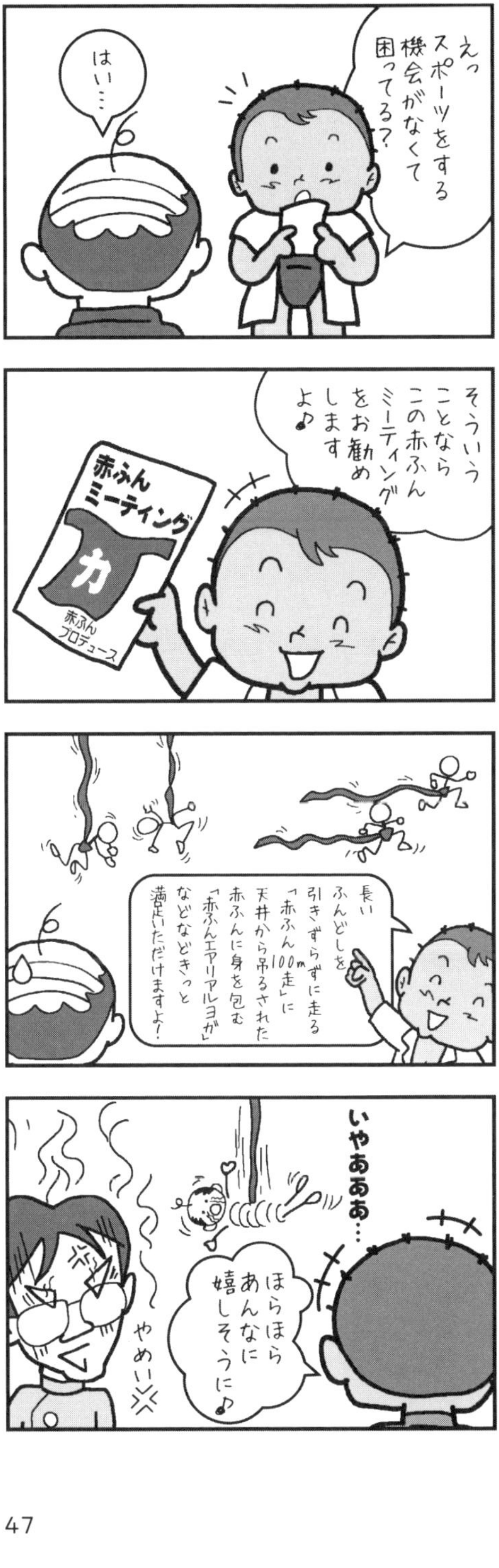
えっ スポーツをする機会がなくて困ってる?
はい……
そういうことならこの赤ふんミーティングをお勧めしますよ♪
赤ふんミーティング
力
赤ふんプロデュース
長いふんどしを引きずらずに走る「赤ふん100m走」に天井から吊るされた赤ふんに身を包む「赤ふんエアリアルヨガ」などなどきっと満足いただけますよ!
いやあああ……
ほらほらあんなに嬉しそうに♪
やめい

薬の処方でダメなら、社会を「処方」しよう。

血圧が高い患者さんには降圧薬、血糖値が高い患者さんには血糖降下薬を処方すれば、血圧や血糖値はよくなります。では、ＡＤＬが落ちかけている患者さんや、少し物忘れが増えてきた患者さん、独居で生活に困っている患者さんには、何を処方すればいいでしょう?

前述の通り、患者さんの予防面や社会面に注目することは非常に重要です。しかし、これらの問題のほとんどが、いわゆる「薬の処方」では太刀打ちできないもの。では、我々医療従事者は為す術なく諦めるしかないのでしょうか。

いいえ、「薬の処方」で解決できなくても、「社会を処方」すればいいのです。つまり、**患者さんが望ましい社会的資源を利用できるよう、社会につなぐ**わけです。物忘れの増えてきた独居の患者さんに地域交流の場を紹介する、ＡＤＬが落ちかけている患者さんにスポーツ関係のサークルを紹介する、独居で生活に困っている患者さんに一人暮らしの方向けのランチ会を紹介する、など……。

このような社会資源への取りつなぎのことを、**「社会的処方」(Social Prescribing)** と呼びます。イギリスのように医療システムとして制度化されている国もあり、近年日本でも注目を集めています[10]。日本でどのようなシステムに落とし込むべきか、地域資源をどうやって把握するか、住民と資源のコーディネータを整備すべきかなど、解決すべき課題は多いものの、通常の薬の処方では解決できないけれど、この社会的処方でこそ本質的に解決できる事例が今後増えていくことは自明です。医療資源と同じで、社会的資源も、どう確保・育成するか、どう利用するかを地域みんなで考え、理想の社会を考えていきたいですね。

一章　全人的医療編　18

何するも関係性がものをいう

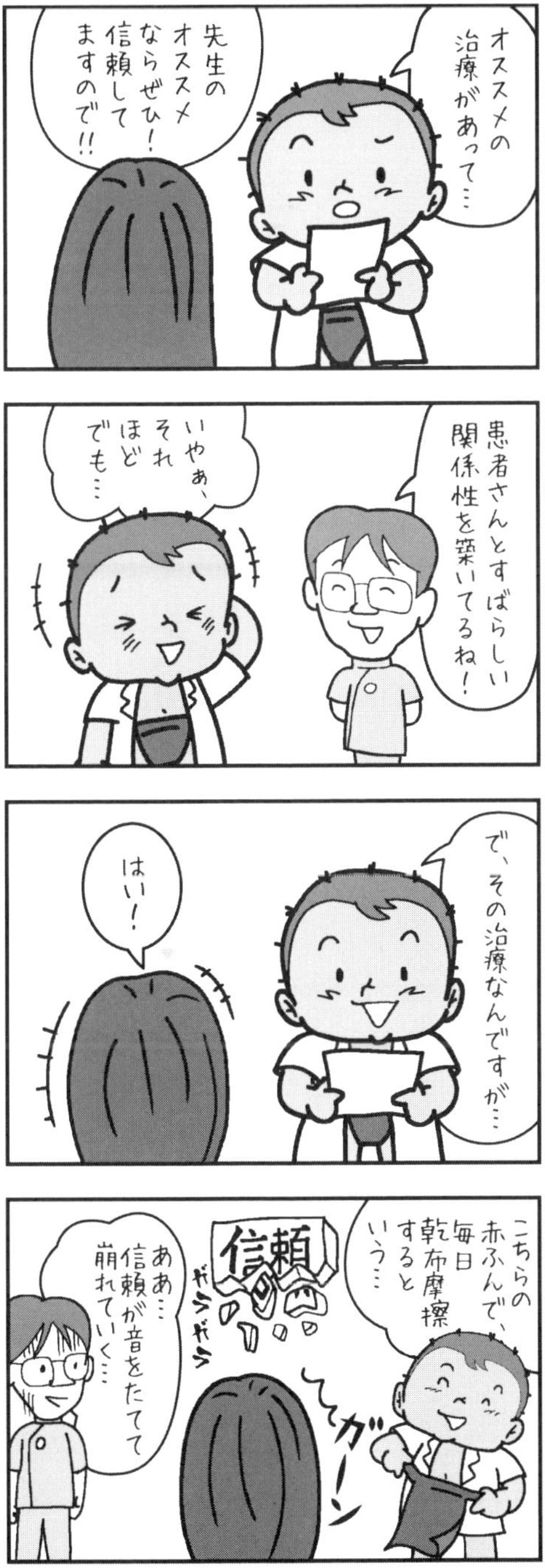
オススメの治療があって…
先生のオススメならぜひ！信頼してますので!!
患者さんとすばらしい関係性を築いてるね！
いやぁ、それほどでも…
で、その治療なんですが…
はい！
こちらの赤ふんで、毎日乾布摩擦するという…
信頼
ガラガラ
ガーン
ああ…信頼が音をたてて崩れていく…

感情ごと理解して、患者―医療従事者関係を研ぎ澄ませよう。

これまで、患者さん本位の、全人的医療について述べてきました。様々な手法や考え方を紹介していますが、そのすべてに根底から影響するものがあります。それは、患者―医療従事者関係です。この関係が破綻していては、何をしてもどのようにアプローチしても、最終的にはうまくいかないと感じています。

患者―医療従事者関係を強化するために重要なこととして、Caring, Self-awareness, Transference & Countertransferenceそして、Healingの四つが挙げられています[11]。自分なりに意訳しますと、まずは責任を持って継続的にケアにあたること。また、責任ある継続的なケアのために自分はどうすべきか気づくこと。それから、患者さんの医療従事者への感情的な依存を認知し、また同時にそれに対しての医療従事者自身の患者さんへの反応を客観的に認識できること。つまり、**自分と患者さんとの関係性について、主観的反応（感情）をも含んで客観的に俯瞰し、コントロールすることが重要**なようです。

医療現場には様々な患者―医療従事者間のトラブルが存在し、近年では医療訴訟も増加しているといいます。忙しい日常業務の中では、つい伝えておかなければならない事実のみに集中しがちですよね。私は立場上両方の言い分を聞く機会が多いのですが、どの地域の事例であっても、どちらが決定的に悪いという事例は多くなく、残念ながら**トラブルのほとんどがコミュニケーション不足、ひいては患者―医療従事者関係の未熟さによって生まれている**のです。互いに感情を持つ人間であるということを前提に、**感情ごと理解して関係性を築く**ことにも、精一杯努力したいものです。

一章　全人的医療編　19

面接の最初と最後を全力で

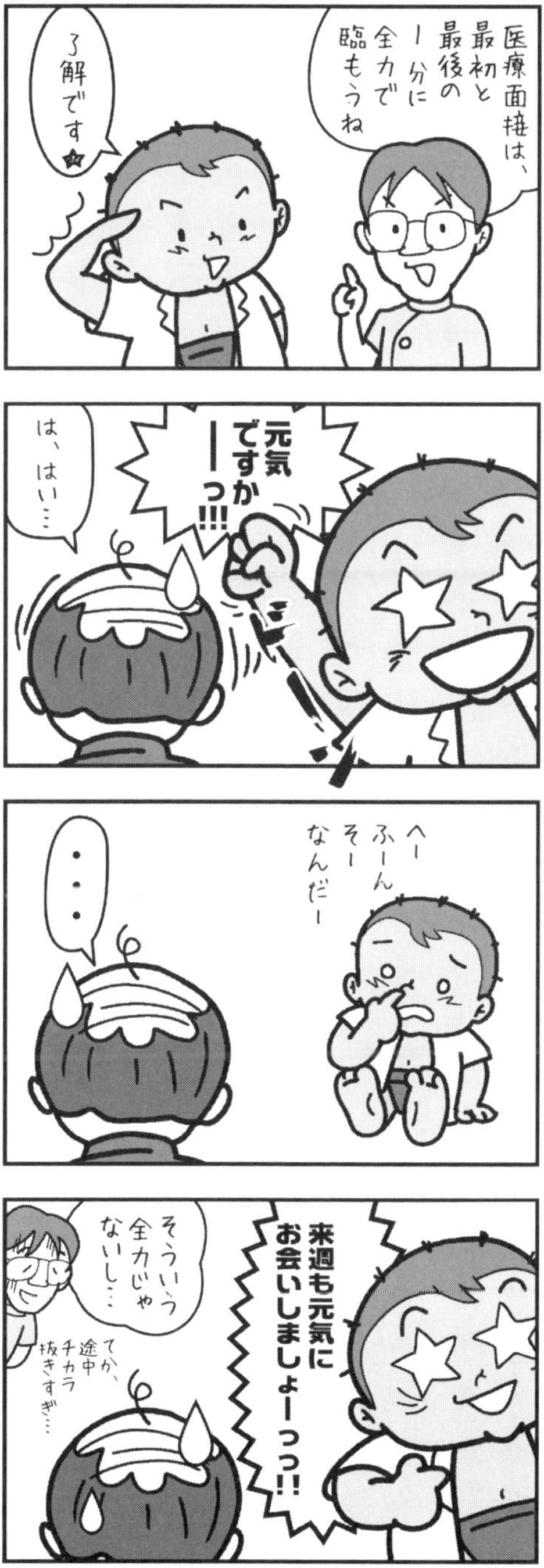
医療面接は、最初と最後の1分に全力で臨もうね
了解です☆
元気ですか——っ!!!
は、はい…
へー ふーん そー なんだー
・・・
来週も元気にお会いしましょーっっ!!
そういう全力じゃないし…
てか、途中チカラ抜きすぎ…

医療面接は、最初と最後の一分が勝負。最初に流れをつくり、最後に確認を。

いつもの高血圧の患者さんが、定期受診でいらっしゃいました。今日こそは塩分の話をしよう！と意気込んで説明するも、患者さんは何となく上の空。最後に一言、「先生、今日は、膝が痛くて」。えっ、それじゃあ……とあれこれ対応しているうちに、外来患者さんは滞る、患者さん本人も不満そう……ということ、しばしばありますよね。もっと効率的・効果的な医療面接のために、どのようなことを意識すればよいのでしょうか。

お勧めできるものとして、「**四つの習慣**」という概念があります[12)]。**①面接のはじめにエネルギーを注ぐ、②患者の視点（解釈モデル）を引き出す、③患者の気持ち（感情）に共感する、④面接の終わりにエネルギーを注ぐ**、というものです。②と③は他の項目でも述べていますので、ここでは①と④について言及してみます。

患者さんが入ってきたら、まずは話しやすい空気をつくるために、天候などの話題で波長を合わせます。そのうえで、真の受診目的を開かれた質問で尋ねます。これらのやりとりの中で、患者さんのいいたいことと医療従事者側のいいたいことを加味して、**今日の医療面接全体をどのような流れで進めるか、おぼろげにスケジューリングする**のです。そうすることで、満足度も上がり、診断の精度も上がり、良好なタイムマネジメントにもつながるとされます。

そして、面接の終わりにも気を配ります。診察や検査などの結果をもとに、**今日の方針がこの通りでよいのか、そこに患者さんの意思決定が行われているかを、双方で確認**します。そして、**伝え忘れ**

たことがないかを確認して、次回につなげるのです。こうすることで、満足度が上がり、患者—医療従事者関係も良好になるでしょう。

というこことで、忙しい外来診療ですが、忙しいからこそ、これらの習慣をもってして、効率的に質の高い医療を提供しようではありませんか。医療面接は、最初と最後の一分が勝負です！

多忙でも傾聴・共感忘れるな

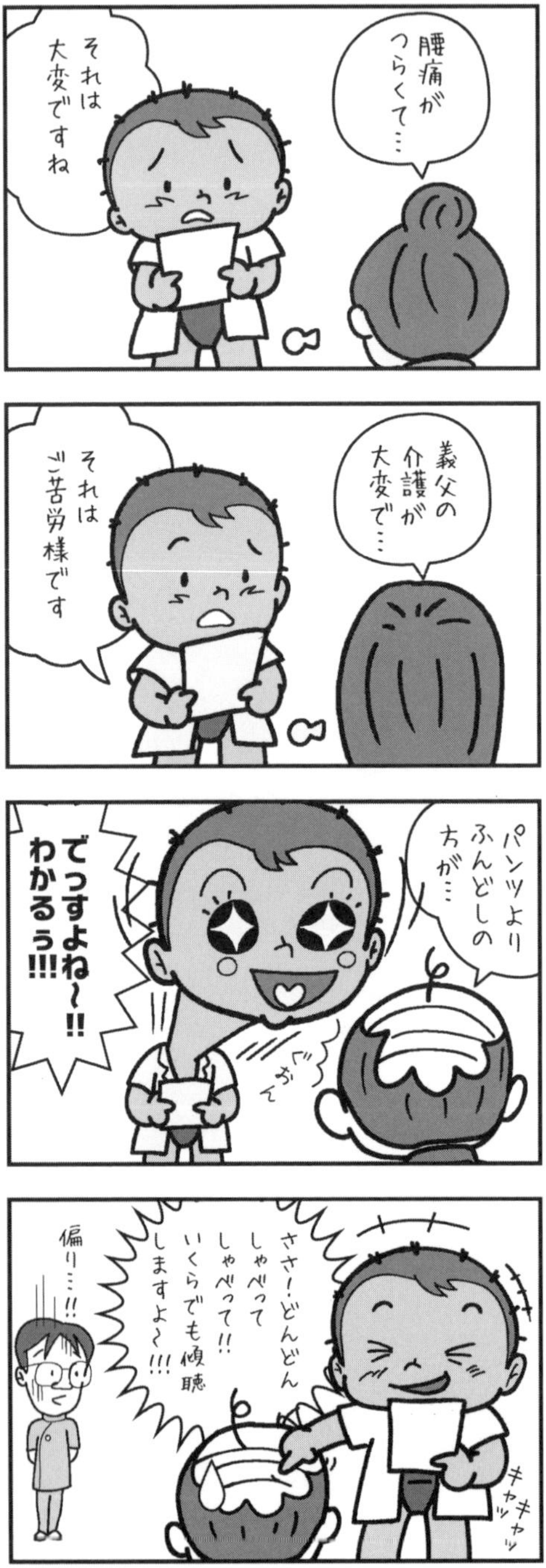
腰痛がつらくて…
それは大変ですね
義父の介護が大変で…
それはご苦労様です
パンツよりふんどしの方が…
でっすよね~!! わかるぅ!!!
ささ!どんどんしゃべってしゃべって!! いくらでも傾聴しますよ~!!!
偏り…!!

とにかく、傾聴と共感の鬼になれ。患者さんとの関係性と距離が変わる。

忙しい日常業務の中でも、患者さんと面談する際に気をつけたいことは他にもあります。

ご紹介するのは、**LEARNのアプローチ**という方法です[13]。頭文字になっていて、**Listen（傾聴）、Explain（説明）、Acknowledge（相違の明確化）、Recommend（推奨）、Negotiate（交渉）**、そして**すべての過程において患者さんの感情に共感する**こと、以上がLEARNのアプローチといわれます。他の項目でも述べている内容はそちらにまかせ、ここでは特に**「傾聴」と「共感」**について触れます。

まずは、とにかく患者さんの話を傾聴すること、傾聴する姿勢を見せること。忙しい日常で、言うは易し、行うは難しですが、内服を「指示する」、生活を「指導する」という一方的な面談は、先に述べた解釈モデルを聞き出すことができず、急がば回れ、最終的には理想的な医療が提供できないことにもつながります。また、**傾聴することで患者さん自らが治療、医療、健康に主体的になれる**のです。

それから、全体を通じて患者さんの感情に共感すること。医師も医学教育の中で「共感」を習う時代にようやくなりましたが、大学で主に習う「共感」は、「それは大変でしたね」という労い一点張りのこともあるようです。共感には労いの他にも、頷き、反復、驚嘆、沈黙、表情、握手などのボディランゲージ、自分の話への置き換えなど、時と場合、そして人物によって使い分けるべき様々な手法があり、これらを駆使して、**一回の面談の中に最低一回は共感を入れ込むと、なかった場合よりよい状況が生まれる**といわれます。

福井県高浜町を訪れる研修者には、「とにかく傾聴と共感の鬼になろう！」と呼びかけています。鬼になって患者さんの首を取る必要はありませんが、患者さんの心はつかめるようになりたいものです。

水かけて関心の芽を待ちましょう

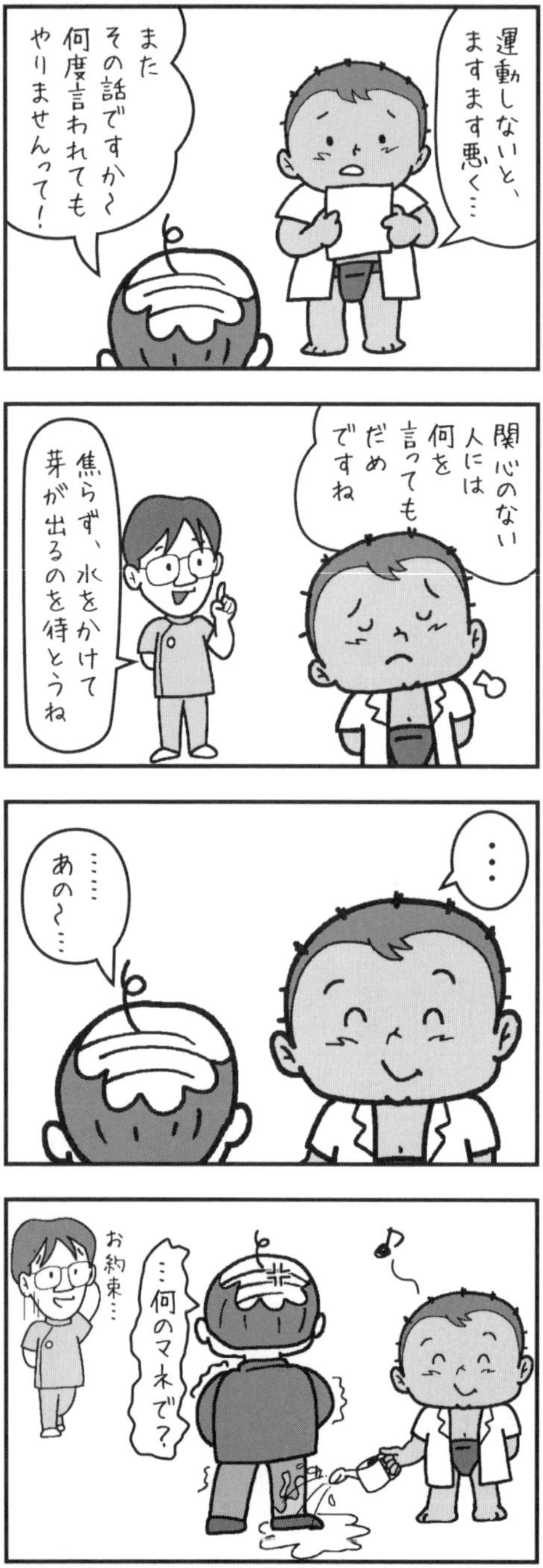
運動しないと、ますます悪く…
またその話ですか～何度言われてもやりませんって！
関心のない人には何を言ってもだめですね
焦らず、水をかけて芽が出るのを待とうね
…
……あの～…
…何のマネで？
お約束…

水をかけて、関心の芽が出るのを待つ。いろいろな水のかけ方を試そう。

地域医療の外来診療における、薬を毎日飲んでもらうこと、運動や食事の習慣を改めてもらうこと、自宅で血圧を測ってもらうこと、外来に通院してもらうことそのものも、患者さんという人間の行動を変えることに他なりません。外来診療は、その隅々まで、この「行動変容」の連続で進行します。患者さんの行動変容を考慮せずに提供される医療は、どこか本質的ではありません。

行動変容には、無関心期、関心期、準備期、実行期、維持期の五つの段階があるとされます[14]。患者さんがどの段階にあるのかを見極め、それぞれの段階に医療従事者として望ましい対応を心がけることで、行動変容の段階は進みやすくなります。

特に難しいのが、無関心期から関心期への移行だといわれていますが、「タバコをやめる気はない」、「食事を改めるつもりはない」という〝無関心期〟の患者さんには、どのように接すればよいのでしょうか。我々は専門職としてつい熱心に「指導」、「助言」したくなりますが、関心のない人にいくら熱弁しても空回りに終わるばかりか、場合によっては反感を買い、Accessibility（心の距離）を広げてしまう可能性もあります。通院してくれているだけでもまだましなのに、最悪通院を中断されてしまうことも……。患者さんにとってネガティブな情報（脅威、警告）ばかりでなく、ポジティブな情報（成功例、利点）をふんだんに入れ込みながら、**〝水をかけて芽が出るのを待つように〟根気強く**待ちましょう。その際、**いろいろな方法で／いろいろな人が水をまくとよい**ですね。医師の成功事例紹介では芽が出なくても、看護師の経験談で芽が出るかもしれません。結果がすぐ出にくくイライラしがちですが、意中のあの人を振り向かせたいと思うのと同じ、一途な思いで取り組んでいきましょう！

自信ない？だったら褒めて褒めちぎれ

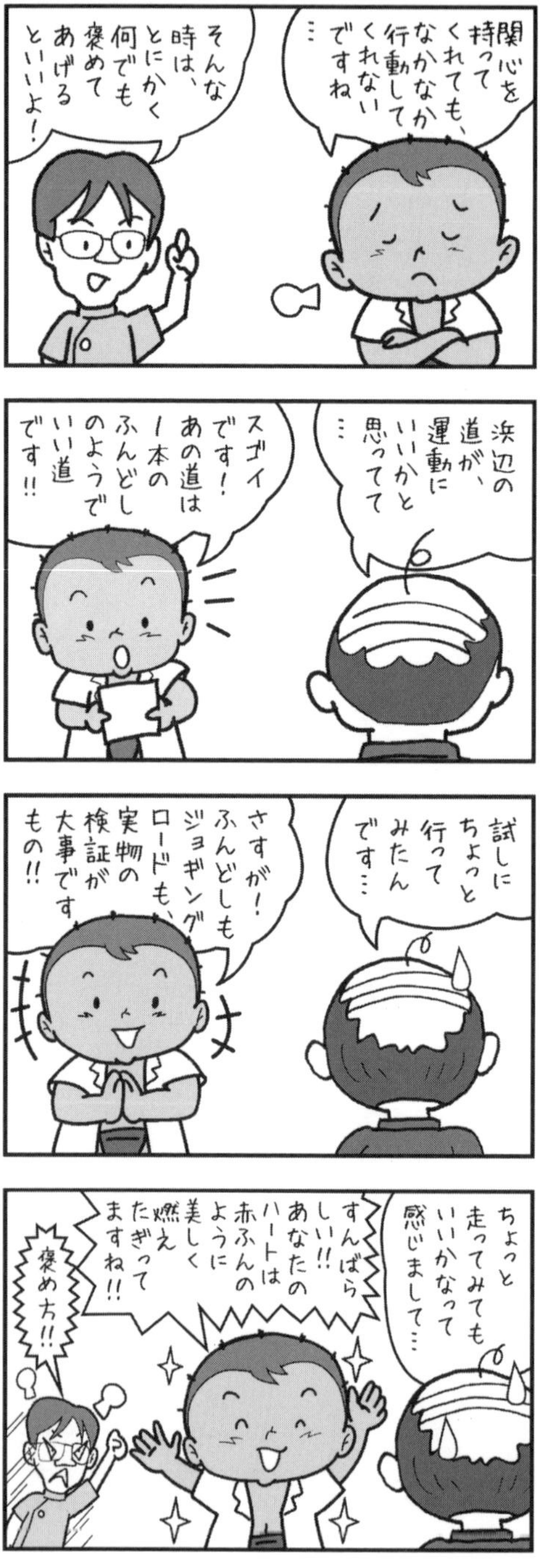
関心を持ってくれても、なかなか行動してくれないですね……
そんな時は、とにかく何でも褒めてあげるといいよ！
浜辺の道が、運動にいいかと思ってて……
スゴイです！あの道は1本のふんどしのようでいい道です!!
試しにちょっと行ってみたんです……
さすが！ふんどしもジョギングロードも、実物の検証が大事ですもの!!
ちょっと走ってみてもいいかなって感じまして……
すんばらしい!! あなたのハートは赤ふんのように美しく燃えたぎってますね!!
褒め方!!

褒める力で、行動する人を増やす。誰でも乗り越えられるハードルを用意する。

せっかく行動変容の関心を持ってもらっている、でもなかなかその一歩が踏み出せない……。そういう患者さんも多いですよね。関心期の患者さんの背中を、皆さんはどのように押していますか？行動を引き出すために使えるものの一つが、**重要度―自信度モデル**[15)]です。行動の変容をどれぐらい重要と思っているか、行動の変容にどれぐらいの自信を感じているかの二軸によって、患者さんの意識を検討します。関心はあるが、とにかくできる自信がない「やろうとは思うんですけれど、自分には無理で……」という考えの患者さんには、どうすればよいでしょう。

一言でいうと、とにかく「その気になってもらう」ことが大事です。そのために、小さな成功体験を積み重ねること、他者の成功談を聞くこと、「あなたならできる」と激励されること、自分自身の変化を感じること、などが重要といわれます。外来で患者さんの不履行を叱っている場合ではありません。**誰でも乗り越えられるハードルを用意して、成功をとにかく褒める、褒める、褒めちぎる**。過去の失敗があれば、「過去にそこまでできたんだから、今度はもっとできるはず」と励ます。個人的に痛感しているのは、「褒め上手」になることが、患者さんの運命を左右するといっても過言ではないということです。

褒める力で自信を引き出し、行動する人を次々に増やしていきましょう！

重要性わからぬのには理由あり

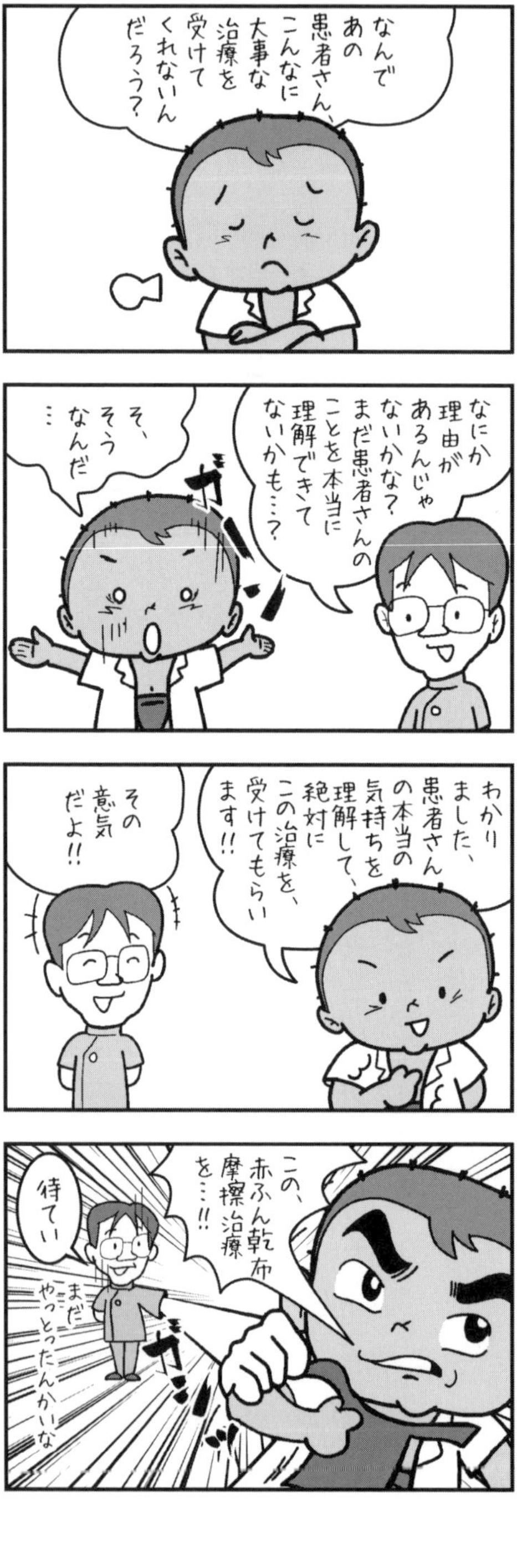
なんで
あの
患者さん、
こんなに
大事な
治療を
受けて
くれないん
だろう?
なにか
理由が
あるんじゃ
ないかな?
まだ患者さんの
ことを本当に
理解できて
ないかも…?
そ、
そう
なんだ
…
わかり
ました、
患者さん
の本当の
気持ちを
理解して、
絶対に
この治療を、
受けてもらい
ます!!
その
意気
だよ!!
この、
赤ふん乾布
摩擦治療
を…!!
待てい
まだ
やっとったんかいな

価値観を理解して、行動の重要性を高める。全人的理解がカギ。

関心はあるのになかなか行動できない……。自信を持てない人を前項で紹介しましたが、逆に自信はあるけれど、その行動に意義を見出せない人もいます。つまり、重要度が低い人です。その場合、「そんなことはたやすくできるが、なぜそんなことをする必要があるのか……？」と、患者さんは懐疑的で、場合によっては医療従事者への信頼を損ないかねません。どう接すればよいのでしょうか？

重要度を上げるためには、その行動の重要性に気づいてもらうことが優先されます。正統的には、疾患や予防の重大性・重要性について説明し、危機感を持ってもらうことですが、ただ単に一方的に伝えるだけでは、なかなか重要性は上がらないことも。そんなときには、**メリットとデメリットを天秤にかけてみる**ような面接や、**患者さんの挑戦をサポートする体制の整備をしてみる**と、患者さんが歩み出すことがあるといわれます。

また、そもそもなぜ患者さんは重要だと思えないのか、その**価値観を共有する**ことも、目先の行動変容のためだけでなく、患者さんの全人的理解のために、根本的に重要です。目の前の患者さんが自宅で血圧をなかなか測ってくれないのは、ひょっとすると熱心に測っていた親がピンピンころりで死ねなかったのを見てきたからかもしれませんし、家族内に血圧なんて測るのは無駄だと言い張るヘルスエキスパートがいるからかもしれません。重要度は患者さんの価値観の表れで、**患者さんの全人的理解なしには重要度を上げることは難しい**でしょう。

患者さんをまるごと理解して、価値観にすら訴えかけられる、そんな能力が、生活に近い現場の医療従事者に求められているのです。

成すために小さな成功積み重ね

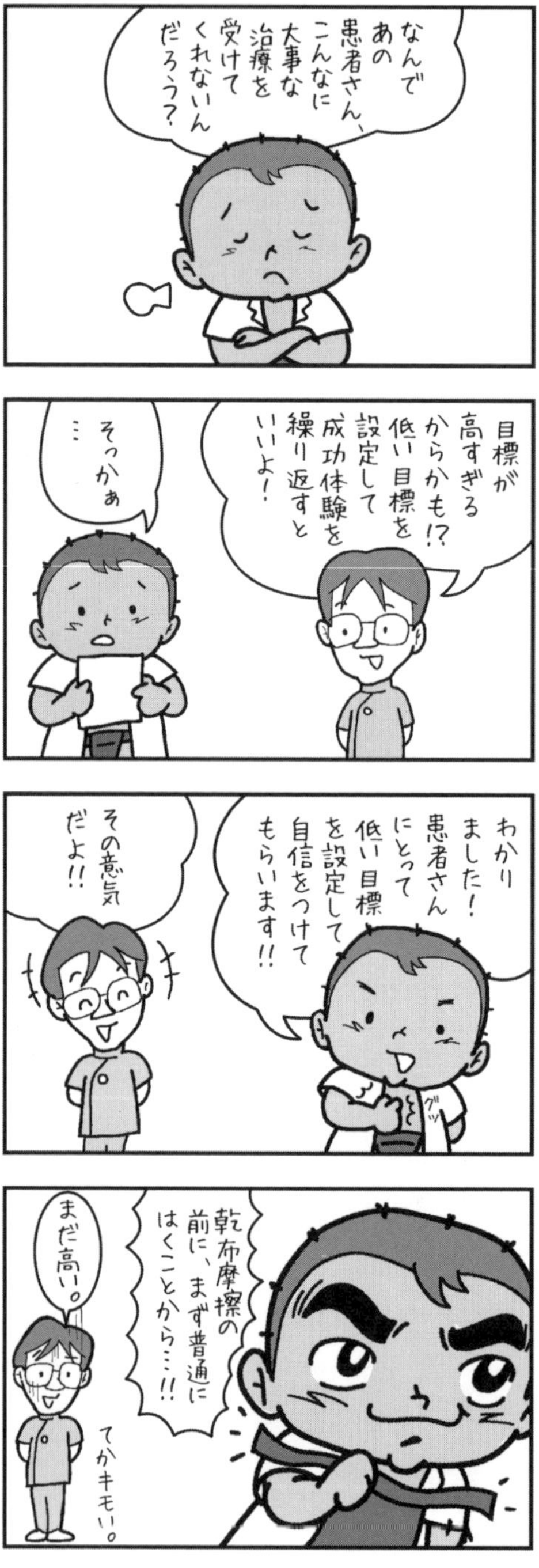
なんであの患者さん、こんなに大事な治療を受けてくれないんだろう?
目標が高すぎるからかも!? 低い目標を設定して成功体験を繰り返すといいよ!
そっかぁ……
わかりました! 患者さんにとって低い目標を設定して自信をつけてもらいます!!
グッ
その意気だよ!!
乾布摩擦の前に、まず普通にはくことから…!!
まだ高い。
てかキモい。

小さなゴールを設定して、成功体験を繰り返す。自己効力感に訴えかけよう。

皆さんの懸命のアプローチで、行動を変える意義を理解し、自信も持ててきた患者さんは、少しずつ行動に移していきます。患者さんに健康になってほしい思いが強いとつい、「一日七五〇〇歩以上を！」、「休肝日は週二日！」、「間食は完全にやめないと！」、「毎日必ず血圧を測りましょう！」と、こちらも目標を高々と掲げたくなりますよね。しかし、最初から目標が高いと、達成できないときに自信を失ってしまったり、行動を変えることへの関心を低下させてしまったりということも……。

このような準備期～行動期の患者さんにはぜひ、小さな目標を設定してあげましょう。「まずは三〇〇〇歩」、「一日だけ、お酒を我慢してみませんか」、「間食を一品だけ減らしましょう」、「たまにでもよいので血圧を測ってみて」など、**ちょっとの自信しかなくても乗り越えられる具体的な目標を設定し、成功体験を繰り返す**ことによって、自己効力感が高まり、自信が増してきます。行動が定着し、維持しやすくなるでしょう。もちろん、ちょっとのことを最大限賞賛することも重要です。また、失敗してしまった、再発してしまったときには、「今回これだけできたのだから、次はもっとできるはず」と、前向きな思考を示すとよいといわれます。

小さな成功も、積み重ねれば月へと届く！　支援するほうも、コツコツまいりましょう！

「私なら」「あの人だったら」使い分け

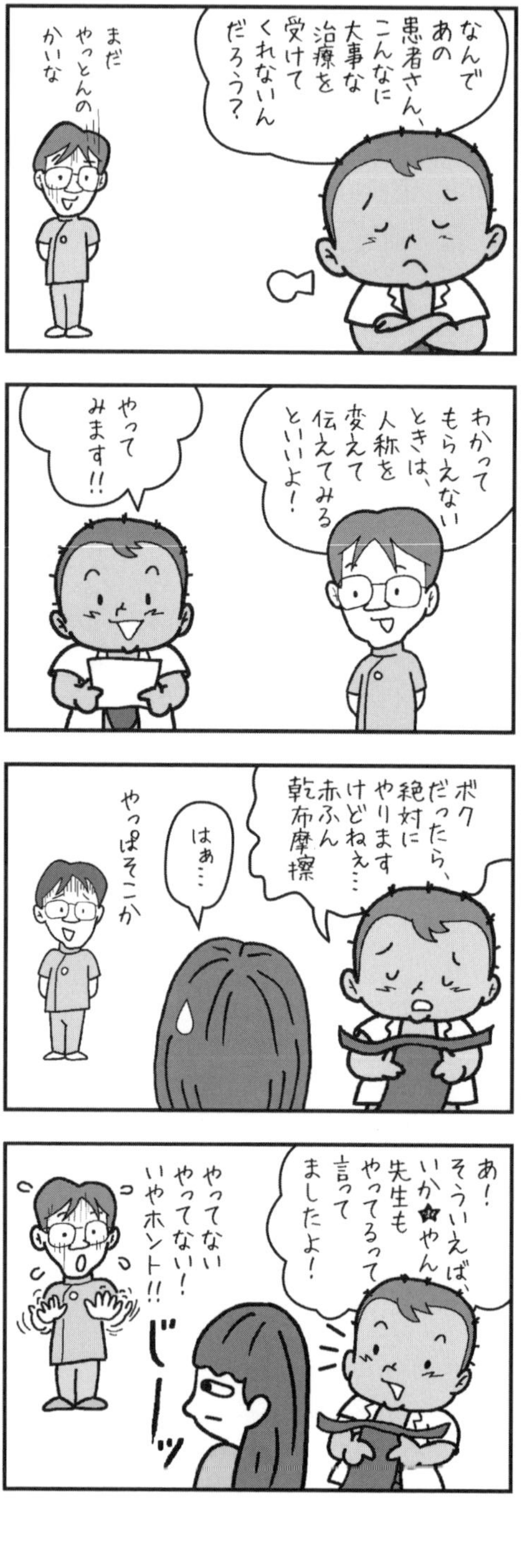
なんであの患者さん、こんなに大事な治療を受けてくれないんだろう？
まだやっとんのかいな
わかってもらえないときは、人称を変えて伝えてみるといいよ！
やってみます!!
ボクだったら、絶対にやりますけどねぇ…赤ふん乾布摩擦
はぁ…
やっぱそこか
あ！そういえば、いか☆やん先生もやってるって言ってましたよ！
やってないやってない！いやホント!!
じーーッ

人称を使い分けて、伝わりやすく伝える。情報の受け手の立場に立って。

「どうして、こんなに懇切丁寧に説明して、こんなに親身に対応しているのに、わかってもらえないんだろう……」。そう感じることって少なくないですよね。十年以内にこれだけのリスクがあるという説明に、何の疑問があるんだ！　なんて思ったりしながら……。医療従事者からすると医療は身近で慣れ親しんだものになるので、すんなりと情報を吸収できますが、一般の住民や患者さんにとっては、情報の内容よりも先に「難解」、「非現実」、「拒絶」などの壁が立ちはだかり、なかなかうまく吸収できないようです。これは我々医療従事者には完全には理解できない感覚なのかもしれません。

医療従事者はつい合理的に、「あなたは今このような状況だからこうすべき」と状況ばかりを伝達しがちですが、前述の「距離感」を埋めるためには、他の伝え方も取り入れてみてはいかがでしょうか。この、「あなたは……」という伝え方は、〝Ｙｏｕメッセージ〟といわれ、最も直接的な言い回しになります。本来明確に内容が伝わるはずなのですが、距離感を感じている受け手からすると直接的すぎて受け止められず、拒絶や逃避につながることも……。そのようなとき、例えば、**「私だったら……」という〝I（アイ）メッセージ〟**で伝えるという方法があります。他にも、**「こんな方がいらっしゃいます」という、第三者としての経験を伝える**方法もあります。後者ほど遠回しな、マイルドな、間接的な言い回しです。そのほうが、場外ホームランで手出しできない情報としてではなく、ちょうどフライを受け取れる程度の情報として、一般の方には伝わりやすい場合もあるのです。

人称の使い分けで、同じ内容でも伝わりやすくもなり、伝わりにくくもなります。様々な伝え方に慣れたいものですね。

生活は生活の中で語られる

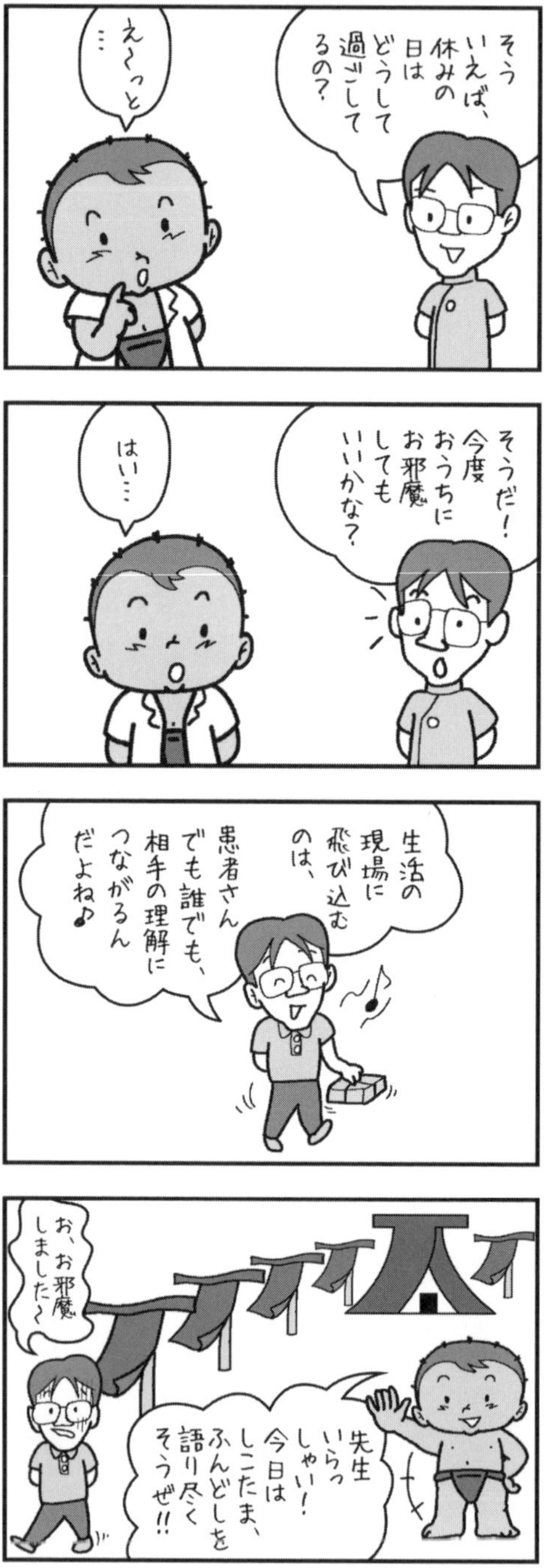

生活の現場にお邪魔すると、患者さんは生活を語り出す。

前述の通り、患者さんを生活や社会の視点で診ることは非常に重要です。私も時間があれば極力普段の生活の話をしていますが、尋ねても何となくいいたくなさそう、あるいはなかなか教えてくれない、そういう経験、皆さんにもあるのではないでしょうか。

もちろん、プライバシーにも関わるようなこの手の内容を尋ねる場合、前提として患者さんとの信頼関係が十分に築かれていることが必要かと思います。それでも教えてくれないのは、なぜなのでしょうか。

その理由の一部に、患者さんの目的がこちらと違っている場合があります。つまり、**患者さんの生物学的／心理・社会的なニーズのバランスと、こちらのそれが合致していない**という場合です。具体的には、こちらは社会面を気にしているけれど、患者さんは診断や治療の目的が前面に出ている、といった状況です。これでは共通の理解基盤を築くことが難しく、全人的医療は完遂できないでしょう。

一般的に、高度専門医療機関に受診する患者さんほど、生物学的内容、つまり、診断や治療を目的に受診しており、小病院や診療所のような地域密着型の医療機関に受診する患者さんほど、心理・社会的内容をもケアしてほしいというニーズを持って受診する傾向があるように感じます。入院などは最たるものですが、基本的には〝医療〟は人の生活から〝切り離される〟行為です。高度専門医療機関ほど生活から遠く、小規模になると生活に近くなるのが一般的です。しかし、一番生活に近いと思われる診療所であっても、医療機関は医療機関、患者さんや家族は〝出かけていって〟受診するわけで、完全に生活の現場に等しいということはないようです。では、効率よく社会面の情報を得てケアにつなげるには、どうすればよいのでしょうか？

　私は高浜町で、長年巡回診療に携わっています。巡回診療とは、町内の無医地区の集会所に出向き、特別に許可を得て外来診療を行うものです。診療所も集会所も、使える医療機器的にはほとんど変わりがなく、診療面で行っていることはほぼ同じなのですが、それでも、患者さんの気持ちは違うようです。つまり、慣れ親しんだ診療所に〝出向く〟のか、生活の中にある集会所に〝招き入れる〟かの違いです。そう、ここは生活の現場なのです。そのおかげか、ここではおもしろいように話が社会面の話題に流れます。集会所よりももっと生活に近い現場もあります。そう、訪問診療です。ご自宅にお邪魔するわけですから、生活の現場に〝お邪魔する〟ことにほかなりません。ここでは、お話からだけでなく、家の様子や立地、周辺の状況などからも、様々な社会的な情報が得られます。

　といっても、すべての患者さんに、訪問診療や巡回診療を実施することはもちろん不可能です。そのような場合は、診療の現場を一歩離れ、地域のイベントや集会、スーパーなどの皆さんの生活現場にお邪魔してみるのはどうでしょうか。普段とまた違った様子が窺え、普段なかなか聞けない話が展開されることでしょう。**「お邪魔する」、「招き入れる」立場の違いの意味は大きい**です。

「生活の終わり」も今から考える

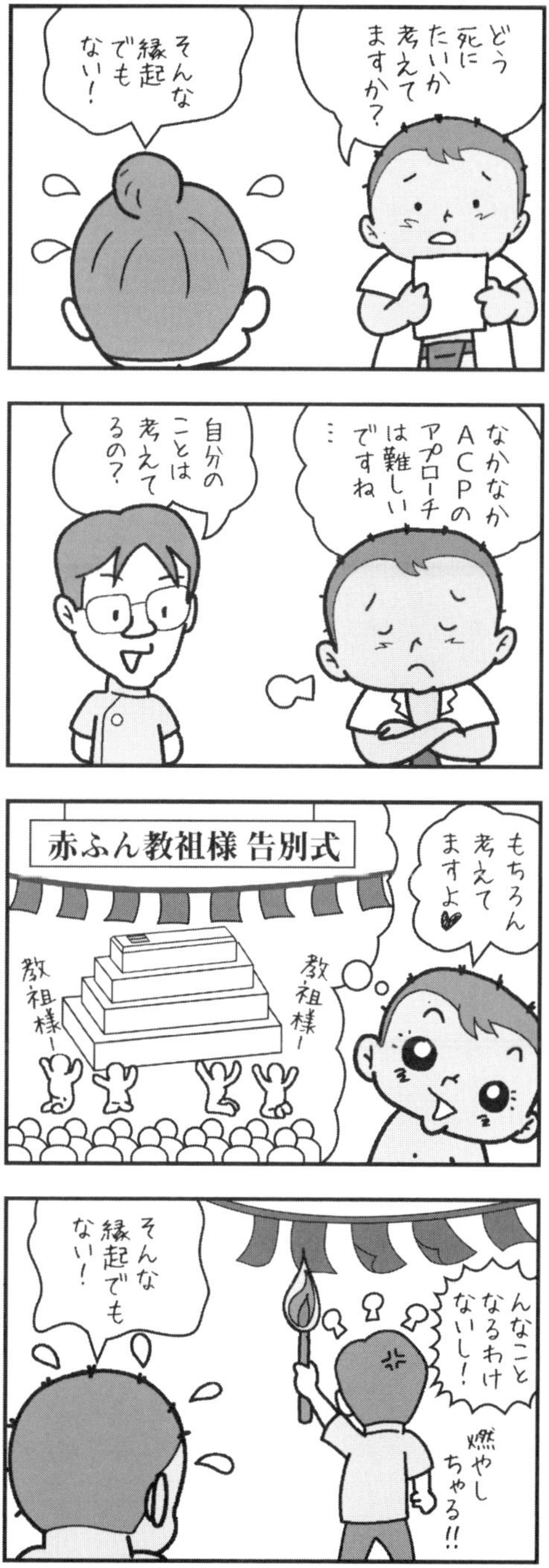
どう死にたいか考えてますか？
そんな縁起でもない！
なかなかACPのアプローチは難しいですね…
自分のことは考えてるの？
赤ふん教祖様 告別式
もちろん考えてますよ♥
教祖様！
教祖様！
んなことなるわけないし！
燃やしちゃる!!
そんな縁起でもない！

元気なうちから、将来のことを十分に配慮する。

地域の医療従事者は、時間の流れの中で診療をしていることは、お伝えした通りです。そうなると、ある人が大きな病気を何度も経験したとしても、元気に病気知らずで過ごしたとしても、最後に待っているのは「死」です。人は誰しもいつしか死ぬわけで、日本では宗教的にか文化的にか、死をタブー視する空気が何となくありますが、死を無視したり死を医療の力で制圧しようとしたりすると、途中どんなに幸せな人生を送った人も、必ず最期に不幸になってしまいます。

そうならないように、「全人的医療」は、インフォームド・コンセントやリビング・ウィルと名前を変えながら、医療を患者さんや家族のものにすべく取り組んできました。しかし本来死は医療にかかる前から／医療とは無関係に考えられるべきものであり、**死ばかりではなくどう生きるかに焦点を当てた概念**として、**ACP（アドバンス・ケア・プランニング）**が叫ばれるようになっています。

詳しくは成書に譲りますが、日本語では「人生会議」と銘打たれ、普及拡散が期待されているACP、生活の現場に近い我々地域医療従事者としては、患者さんや地域住民のACPの推進に一役買うべきと感じます。いつでも始めるべき、今から始めるべきとされるACP、誰にでも必要なACPですが、前述の通り日本人の死への価値観や考え方がまだ十分に変化していない状況で、なかなかうまくいかない、ACPという言葉だけが先走りしてしまう、という事例を多く経験します。しかしここは一つ、これまでに述べてきた生活の視点やAccessibility、コミュニケーションスキルなどを駆使して、諦めずにACPを推進することが必要です。全国の生活現場の医療従事者が取り組めば、きっと文化も変わってくるでしょう。みんなが自分の将来を楽しく見つめられる時代を期待しています。

一章　全人的医療編　28

人は皆 長生き願うと 限らない

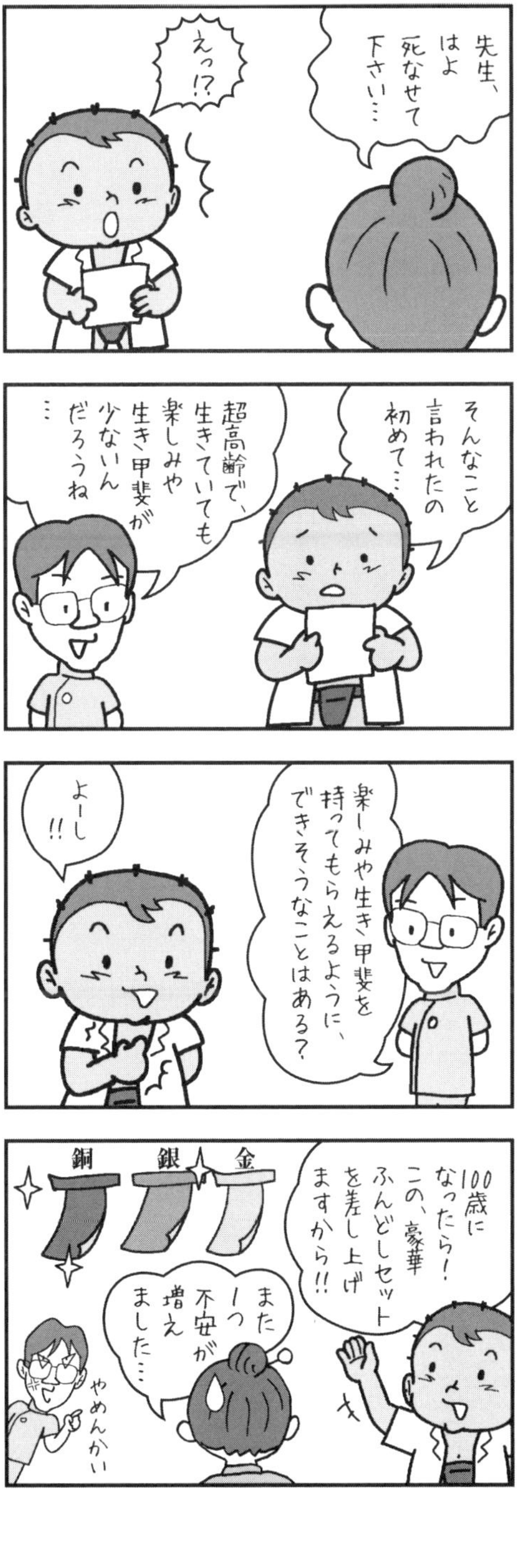
先生、はよ死なせて下さい…
えっ!?
そんなこと言われたの初めて…
超高齢で、生きていても楽しみや生き甲斐が少ないんだろうね…
楽しみや生き甲斐を持ってもらえるように、できそうなことはある?
よーし!!
100歳になったら!この、豪華ふんどしセットを差し上げますから!!
金
銀
銅
また1つ不安が増えました…
やめんかい

患者さんの「生きていてもしょうがない」思いに共感する。

「先生、もう生きとうないんです。はよ死なせてください」

医師の皆さん、末期状態でもない高齢患者さんの診療で、こういわれた経験はありますか？この話を考えるときにいつも思い出すのが、手塚治虫の名作『ブラック・ジャック』（秋田書店）に登場する医師キリコです。彼は患者さんの死への希望に寄り添い、その手助けをしていました。医学生だった自分には、何とも腹立たしい医師像に映っていましたし、その後病院で勤務していても、がん末期でもない患者さんから死の希望をいわれたことはありませんでした。地域医療の現場に来て、実際にこの言葉を患者さんの口から聞き、ハッとしました。自分がすっかり「医療畑」にいることに。

我々はつい、というよりも無意識のうちに、目の前の患者さんが少しでも「健康になりたい」、「病気を治したい」、「長生きしたい」と思っている、ということを「前提」として対応します。この「前提」を抹消されると、足もとの土台がガラガラと音を立てて崩れ、医療従事者として存在できなくなる、という医療従事者は世の中に多いです。もちろん、うつなど病的に死を望む患者さんの場合、治療の対象になりますし、それを見逃してはなりません。そして、病的ではないからといって、キリコのように死の手助けをするのが正解だとは思いません。しかしこの、半ば冗談、半ば本気の「生きたくない」という希望……、正確には、「生きていてもしょうがない」という意味と感じていますが、これに寄り添えない人に、前述のＡＣＰや生活の中にある医療を語る資格はあるのでしょうか。

今の私にはまだやりたいこともあるし、この感覚を真に理解できていないかもしれません。でも、実際に考えてみるのです。自分が仮に妻よりも長生きしたとして、知り合いも周りにいない、足腰も弱って家の外にはなかなか出向けない、手も震えてたいしたことができない、目も耳も悪くメディアも楽しめない、子どもに迷惑をかけている……。このような状況になったとき、果たしてどんな心境で毎日を過ごすのだろうと。理解したところで解決できるものではないですが、理解しようとせずに**負の影響を患者さんに与えることのないように**する必要があります。患者さんも馬鹿ではないので、本当に死なせてもらえると考えていっていることはまずないと思います。しかし、**生への希望と死への不安の入り交じった状況の患者さんに、小さな希望と少しの安心を届けられるよう、地域医療が支える役割は大きい**と感じています。そして、この葛藤を描いた手塚治虫に、改めて深い敬意を表します。

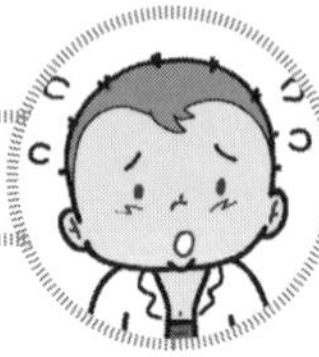

はよ死なせてください

「先生、もう生きとうないんです。はよ死なせてください」

こう私に診察のたびにおっしゃるのは、心不全で通院中の九十代後半になる人生の大先輩。遠くからお嫁に来られ、気丈に家庭を切り盛りされてきましたが、九十歳を過ぎたあたりから、このような発言を繰り返されるように。

「どうして死にたいんですか？」

「生きてても仕方ないですよ、こんなに大きくなって……」

「楽しみは？」

「楽しみなことなんてありません。知り合いもみんな死にました。ご飯もおいしくないけれど無理矢理食べています。子どもらも、はよ死んでほしい思てますわ」

付き添いの息子さんも苦笑い。

「そうですか……まあ、診察しましょうかね」

「先生、その上等な聴診器で、あと何か月もつか診てくださいよ」

「はいはい、どれどれ……そうですねえ、まだ十年は大丈夫そうですね」

「か――っ！　そんな絶望的なこと……嫌になりますわ」

「まあそういわず、僕はお会いするのを毎回楽しみにしてるんですから。また来月も元気なお顔を見せてくださいよ」

「もう、来たくありませんわ、こんなところ……」

そういって診察室を後にする先輩。その後ろ姿が、受診前よりややイキイキとして見えるのは、気のせいでしょうか……。

二章

家族ケア編

患者さんに懸命に医療・ケアを提供してもなかなか払拭されない違和感は、どこからくるのでしょうか。時にそれは、家族の影響なのかもしれません。患者さんにとって家族は我々地域医療従事者よりも身近な存在です。本章では、「家族」をみるときのポイントや視点を紹介し、医療・ケアにどのように影響があるのかを考えてみたいと思います。

患者さん家族と影響与え合う

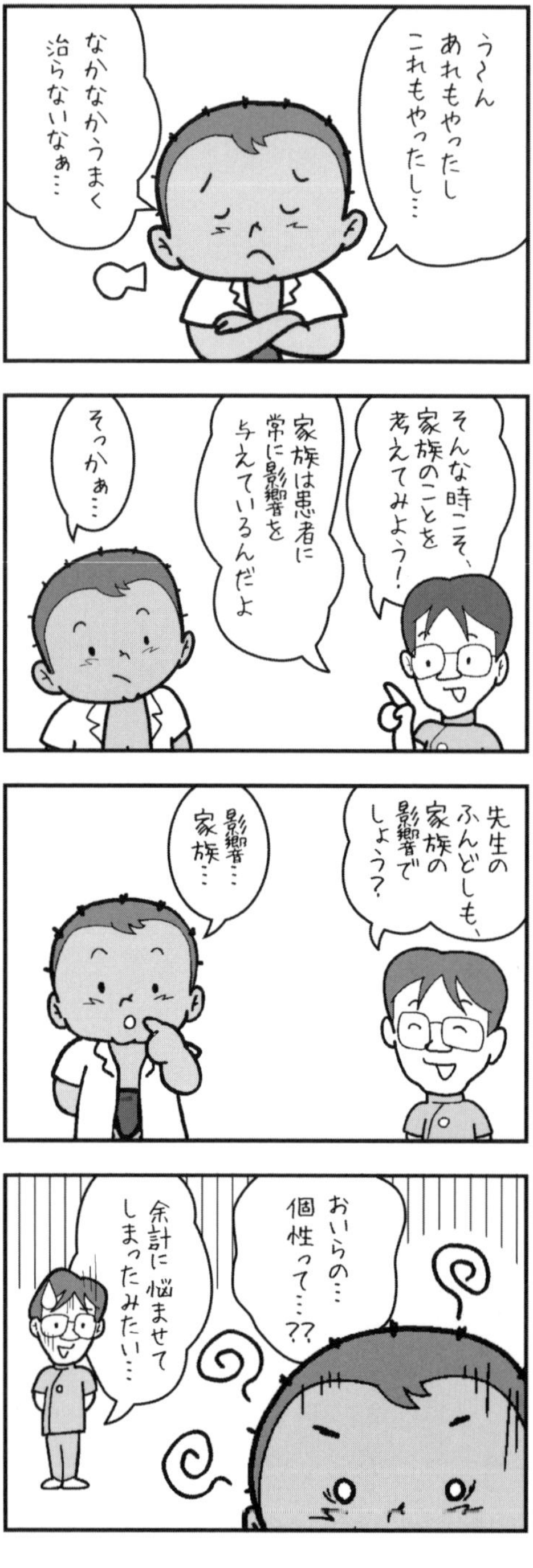
う〜ん あれもやったし これもやったし…
なかなかうまく 治らないなぁ…
そんな時こそ、家族のことを考えてみよう！
家族は患者に常に影響を与えているんだよ
そっかぁ…
先生のふんどしも、家族の影響でしょう？
影響… 家族…
おいらの… 個性って…??
余計に悩ませてしまったみたい…

患者さんは家族にも影響を与え、家族は患者さんにも影響を与える。

地域医療従事者は、目の前にいる患者さんにケアを提供します。一章で述べた通りそれは、Biologicalな問題のみならず、Psycho/Socialな問題に対しても提供され、診察・医療面接などでの様々なプリンシプルが駆使されます。しかし、それでも患者さんが救われないときがあります。そんなとき次にみるべきは、家族です。

診療の現場に家族が付き添うときも不在のときもあると思いますが、いずれの場合でも、**患者さんの疾患・病（やまい）は家族にも影響を与え、家族の疾患・病は患者さんにも影響を与えます**[16)]。目の前の患者さんの腰痛の原因は、義母の介護にあるかもしれません。不眠・不安の原因は、肺がん闘病中の夫への心配のせいかもしれません。主婦湿疹の原因は、義父から断れない農作業を指示されているからかもしれません。ただ単に、流行性の疾患が家族内で流行するから家族の病歴を確認しておくだけではなく、その患者さんが誰と住んでいて／あるいは住んでいなくて、家族とどのような関係性を築いていて、その家族がどのような健康状態で、どの程度関わりがあるのか、地域医療従事者として気にしておくべきでしょう。そこが、問題の根本的な解決の糸口となることが、稀ではなくあるのですから。

家族の抱える問題

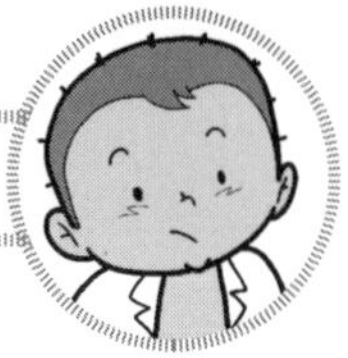

四十代女性、なかなか治らない腰痛を訴えた初診の患者さんが診療所にいらっしゃいました。気になる病歴や身体所見・検査結果もなく、印象としてはいわゆる慢性腰痛症の患者さんです。

「気になる病気や危ない病気の印象はありませんので、まずは湿布薬などの痛み止め、そして腰痛体操などで対応してみてはいかがでしょうか」

「はい、そうします……」

「では処方しておきますね。ところで、腰の痛いあなたの代わりに、家事など手伝ってくれるご家族はいらっしゃるんですか?」

「いいえ、主人は仕事に出ずっぱりですし、義理の母は、なかなか家事は難しくて……」

「といいますと?」

「……物忘れがひどくて、家事はおろか、自分の寝るところもわからないみたいで、毎晩のように私が抱えてベッドに戻しているんです」

「それではあなたが眠れないし腰にも負担が大きいですね。お義母さんのためにも、介護サービスを利用すべきでしょう」

こうしてサービスを導入された患者さんは、義母を抱えて悪くしていた腰痛を根治することができました。まさに、患者さんの抱える問題を解決できた……なーんて。

二章　家族ケア編 **2**

おばあちゃん家族の健康見張ってる

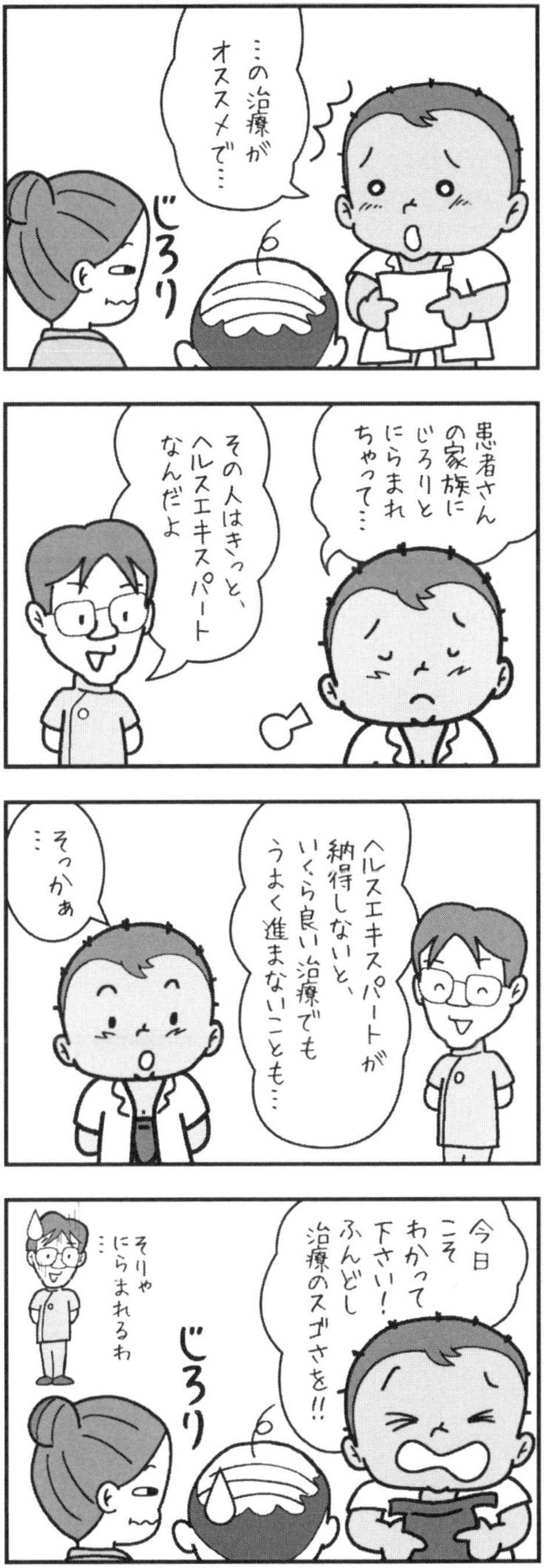
…この治療がオススメで…
じろり
患者さんの家族にじろりとにらまれちゃって…
その人はきっと、ヘルスエキスパートなんだよ
ヘルスエキスパートが納得しないと、いくら良い治療でもうまく進まないことも…
そっかぁ…
今日こそわかって下さい！ふんどし治療のスゴさを!!
じろり
そりゃにらまれるわ…

患者さんの背景にいる「ヘルスエキスパート」の存在を意識する。三者とも同じ思いに。

患者さんの治療方針は、基本的には患者さん本人と相談して決定します。今日も一人の風邪症状の患者さんが診療所に来ました。診察の結果、一般的な風邪のようです。患者さん本位の医療を心がけ、本人の意向と医学的な判断をすり合わせ、特に意見がすれ違うこともなく方針が決まり、抗生剤は処方せず咳に対する対症療法を行うことになりました。

ところが、互いに納得して決めたはずなのに、患者さんはどこか落ち着かない様子。本人は特に異論がないと思っているはずなのに、なぜ……？

こういうとき患者さんは、ひょっとすると家族の「ヘルスエキスパート」[16)]の存在を気にしているのかもしれません。ヘルスエキスパートとは、家族の健康のお目付役。「やけどにはアロエを貼っておきな」という経験豊富なおばあちゃんなどがヘルスエキスパートとなる場合が多いようです。家族が健康を害することがあれば、みんなこの人に相談します。そして、だいたいこの人のいう通りにします（そうでないと、怒られることも……）。それが医学的に正しい指示だとよいのですが、時に間違った判断である場合もあります。この患者さんの場合も、義母に抗生剤をもらってくるようにいわれていたようです。

地域医療従事者として、このような**ヘルスエキスパートの存在は重大な決定の局面ほど意識すべき**でしょう。地域のことがわかってくると、だいたいどのような人が家族の中でヘルスエキスパートとして影響力を持つかが、何となくにじみ出てきます。ヘルスエキスパートの意見にこちらがいいなりになるのはおかしいですが、間に挟まれている方が望めば、医学的に許容される範囲で譲歩したり、譲るべきでない部分は間接的・直接的にヘルスエキスパートと協議したりして、患者さんが本当に満足・安心できる道を用意しましょう。喧嘩をしている場合ではありません、我々もヘルスエキスパートも、患者さんのことを大事に思っているのですから。

家族には負担のかかる時期がある

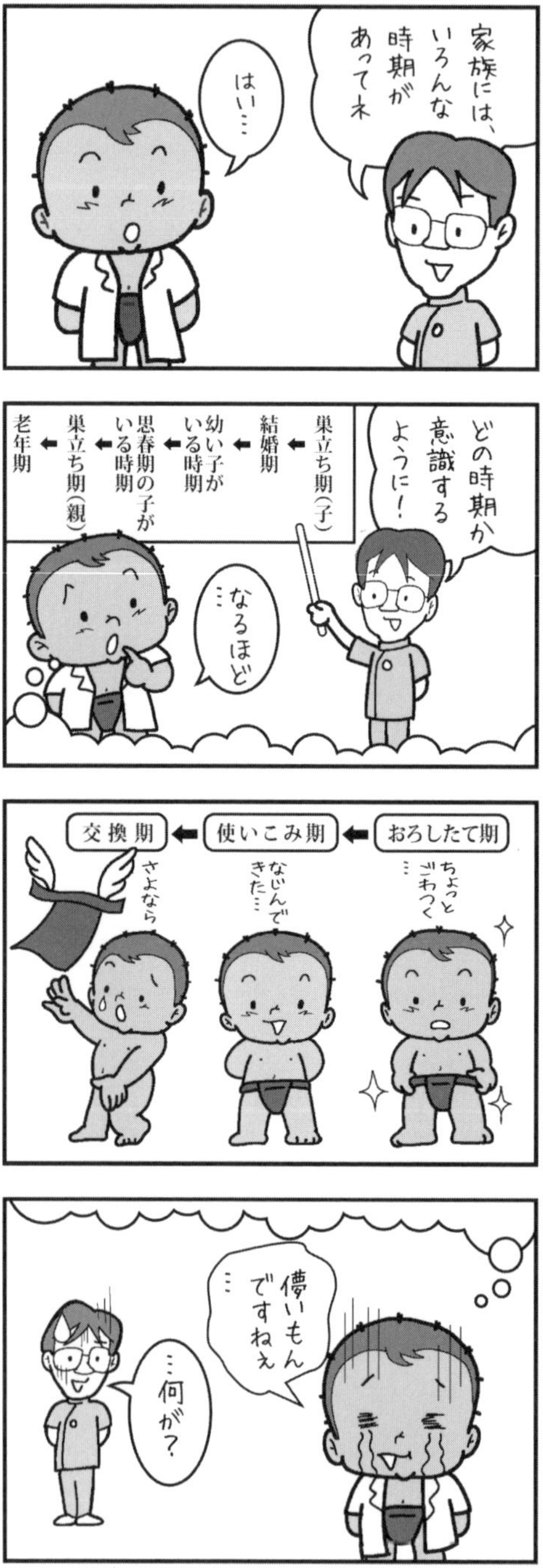
家族には、いろんな時期があってネ
はい…
巣立ち期(子) ← 結婚期 ← 幼い子がいる時期 ← 思春期の子がいる時期 ← 巣立ち期(親) ← 老年期
どの時期か意識するように!
…なるほど
おろしたて期 ← 使いこみ期 ← 交換期
ちょっとごわつく…
なじんできた…
さよなら
儚いもんですねえ…
…何が?

過渡期に身体症状化しやすい「ライフサイクル」をあらかじめ意識し、患者さんの変化を予測する。

甲状腺機能低下症で定期通院中の中年女性。何だか最近よく眠れず元気がありません。甲状腺機能は非常に落ち着いており、調べても体には他に特に異常を認めません。よくよく聞いてみると、娘さんが大学進学で家を出ることになり、引っ越しの負担や不在の寂しさが肉体的・精神的ストレスとなっていたようです。

このように、家族には様々な局面が順に訪れ、これを「**ファミリーライフサイクル**」と呼んでいます。親から離れて自立するとき、結婚するとき、幼い子がいるとき、思春期の子がいるとき、子が巣立つとき、歳を重ねていくときなど、**それぞれの時期にそれぞれの役割や立場があってそれらを受け入れなければならないので、ストレスが身体症状化しやすい**ことがわかっています。

家族をまるごと診る地域の医療従事者としては、患者さんを目の前にしながら、頭の片隅に、この方の家族は今どうあって、この方にどのように影響している可能性があるか、ファミリーライフサイクルをこちらから気にすることができると、身体症状の予測がつきやすく見逃しが減るので、とてもよいですね。「家族と共に歩む」ことは、地域医療の醍醐味の一つです。ぜひ家族の成長を当人たちと見守ってください。

家族図は多くのことを物語る

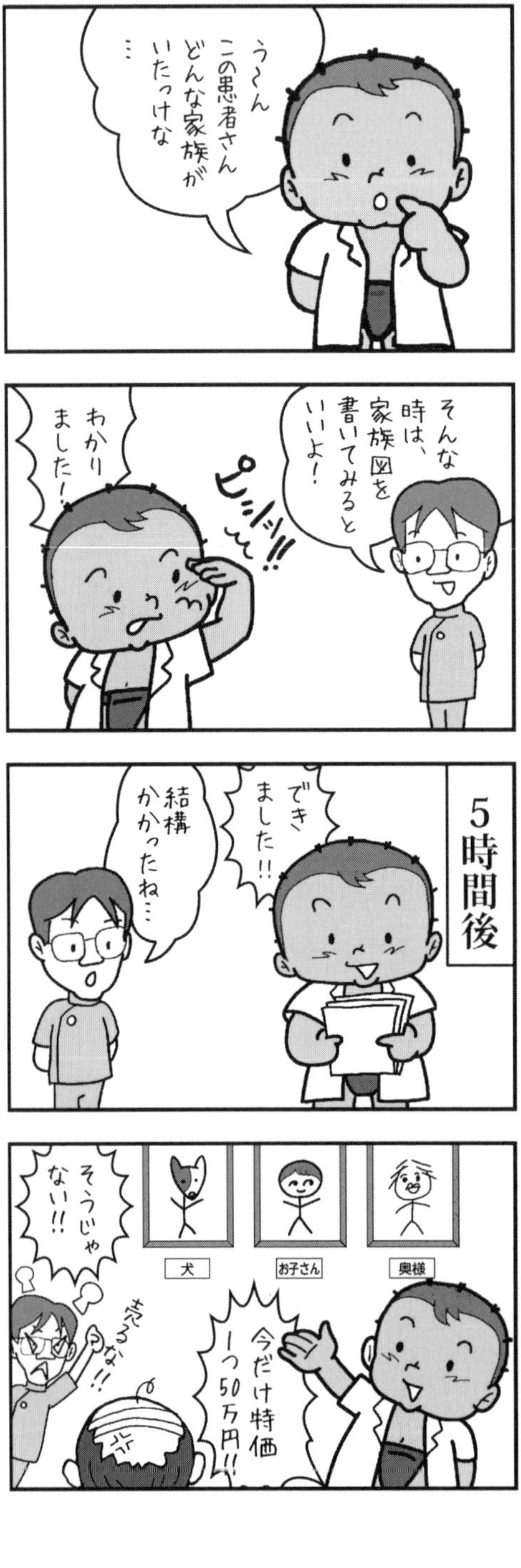
う〜ん
この患者さん
どんな家族が
いたっけな
……
そんな
時は、
家族図を
書いてみると
いいよ！
ピシッ!!
わかり
ました！
5時間後
でき
ました!!
結構
かかったね…
犬
お子さん
奥様
今だけ特価
1つ50万円!!
売るな!!
そうじゃ
ない!!

情報を盛り込んだ家族図で、家族を全体的に／詳細に把握する。

家族ごと患者さんをケアする際に、目の前の患者さんにはどのような家族がいるのかをまとめた家系図のような図があります。**家族図（ジェノグラム）**と呼ばれます。

紙カルテしかなかった頃、分厚いファイルの表紙をめくると、最初に看護師さんが書き込んでくれている家族図があったのを、懐かしく思い出します。当時はそれが当たり前のようでしたが、電子カルテ時代の今は、わざわざ入力しないと／アクセスしないと見ることができなくなりました。

○や□で描かれたこの家族図、家族志向のケアを提供する際には非常に有用で欠かせないものです。どのような家族がどこにいるかだけでなく、家族同士の関係性や同居・非同居、病状や自立状況など、様々な情報を盛り込むことができ、**一目見ただけで現病歴がなくとも問題点に気づくことができる**からです。脳梗塞後で寝たきりの患者さんを看る家族はいるのか？　患者さんに何かあったときに誰にまずアプローチすべきか？　など、大事な局面で大きな力を発揮します。診療やカンファレンスで活躍すること間違いありません。

家族の全体把握と詳細把握、家族図で実現させていきましょう！

みんな親戚

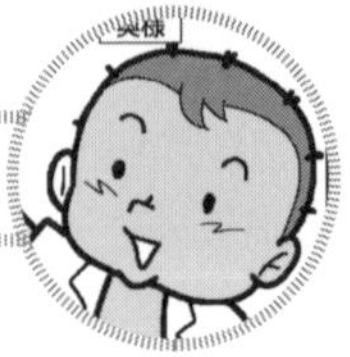

九十代男性、高浜町の和田地区のお元気な長老で、特に医療面での用事がなくても診療所に顔を出してくださいます。せっかくなので、家族について聞いてみることに。

「○○さん、ご兄弟は何人いらっしゃるんでしたっけ?」

「八人おるで。みんな元気にしとるわ」

「多いですねえ、お子さんも六人ですよね、お孫さんもたくさんいらっしゃるでしょうね」

「おいな（そうそう）、孫が十七人、ひ孫が二十五人おるでなあ」

「にぎやかですねえ! そっか、○○さん家とも親戚になるんですね!」

「和田はみんな親戚やからなあ!」

和田はみんな親戚……。この方においては、「人類皆兄弟」的な意味合いではなく、本当にみんな親戚だったりするから驚きです。

次の日から、来る患者さん来る患者さん、何となくこの方に似ているように見えてしまうのでした……。

二章　家族ケア編　5

それぞれ家族のバランス評価して

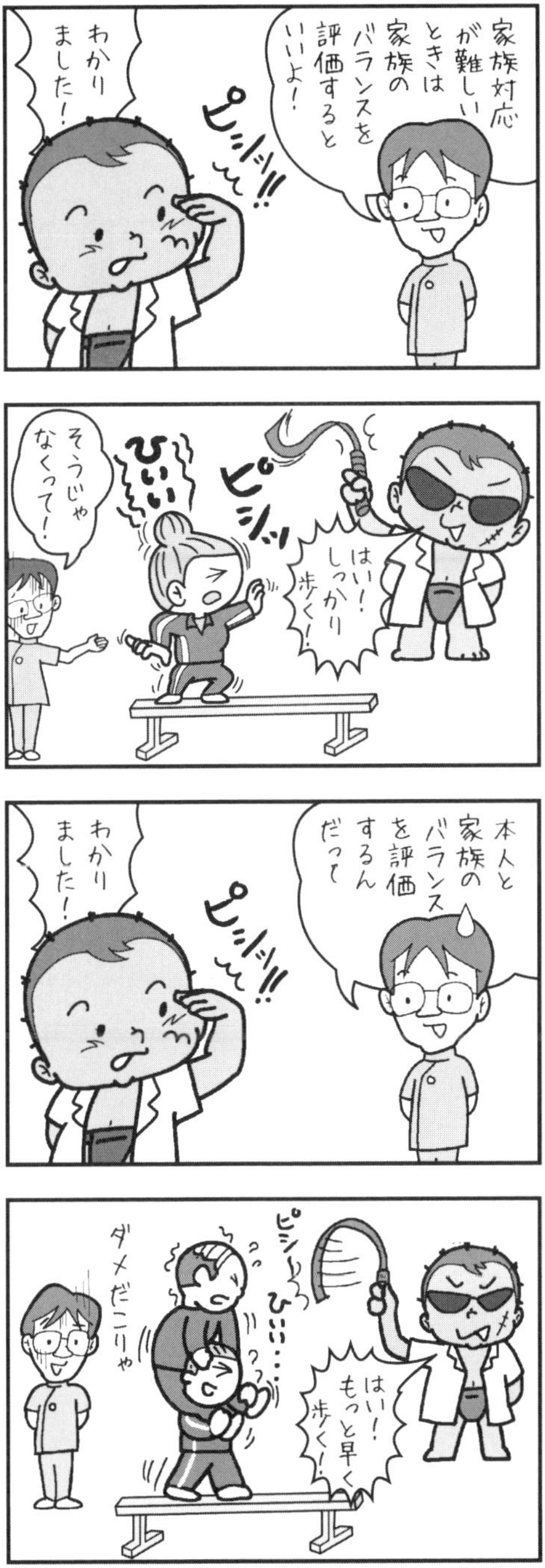
家族対応が難しいときは家族のバランスを評価するといいよ!
ピシッ!!
わかりました!
ピシッ
はい!しっかり歩く!
ひぃぃ
そうじゃなくって!
本人と家族のバランスを評価するんだって
ピシッ!!
わかりました!
ピシ〜ッ
はい!もっと早く歩く!
ひぃぃ…
ダメだこりゃ

家族を「絆」と「かじとり」の二軸で評価すると、家族のバランスが見えてくる。

家族図やライフサイクルなどを駆使し、家族の全体像が見えてきました。いろいろな家族があり、そこに存在する問題も様々ですね。見えてきた**家族の特性をもっと系統立てて理解し、対策につなげる**、いわゆる「**家族アセスメント**」ができれば、より効果的に家族に関われそうです。

オルソン[17]は家族の特性を**「絆」と「かじとり」という二つの軸で捉える**円環モデルを提唱しました。「絆」は家族の心の距離感で、「かじとり」は規範などの機能性を表します。「絆」はバラバラ～サラリ～ピッタリ～ベッタリ、「かじとり」は融通なし～キッチリ～柔軟～てんやわんや、この二軸の交わりから、家族のバランスを図のようなマップを使ってアセスメントします。「絆」がサラリ～ピッタリかつ「かじとり」がキッチリ～柔軟であるバランスを〝バランス型〟として、問題が生じにくい家族であると考え、「絆」がバラバラやベッタリで「かじとり」が融通なしやてんやわんやのバランスを〝極端型〟として、問題が生じやすい家族であると考えます（それ以外を〝中間型〟とします）。いずれも**バランスがとれていることは、様々な変化やストレスに標準的に対応できること**ですので、関係性や規範の凝り固まった家族は高リスクであるといえますね。家族をケアする側としては、トラブルの心づもりや対策もできそうです。

こちらの提供するケアが家族のバランスを損なうようなことがないよう、しっかり家族を把握して対応していきましょう。

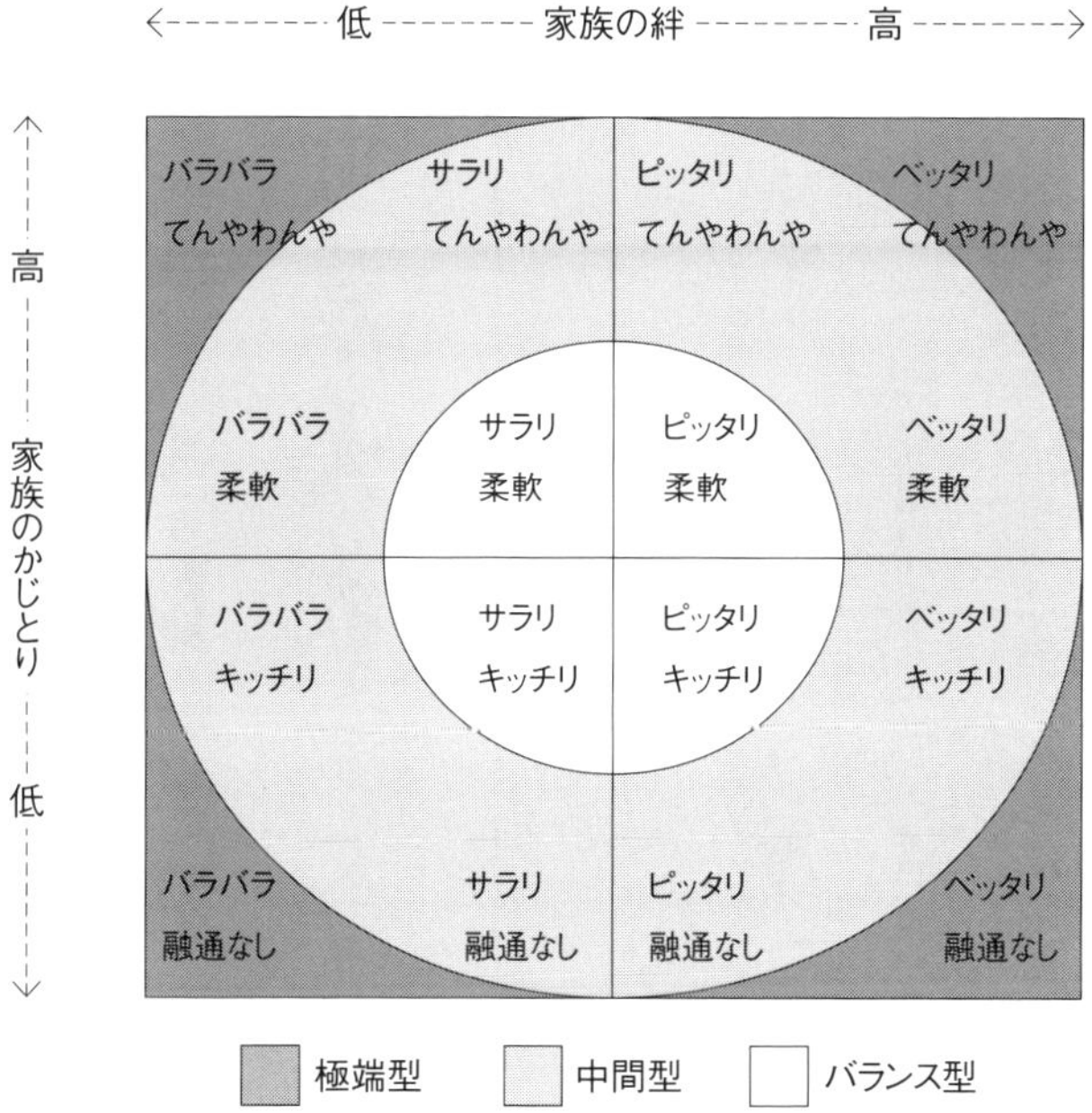

図　円環モデルによる家族のバランス評価

（Olson DH, et al (1983). Circumplex model of marital and family systems: VI. Theoretical update. Fam Process 22: 69-83. より作成）

家族ケアカンファレンスが集大成

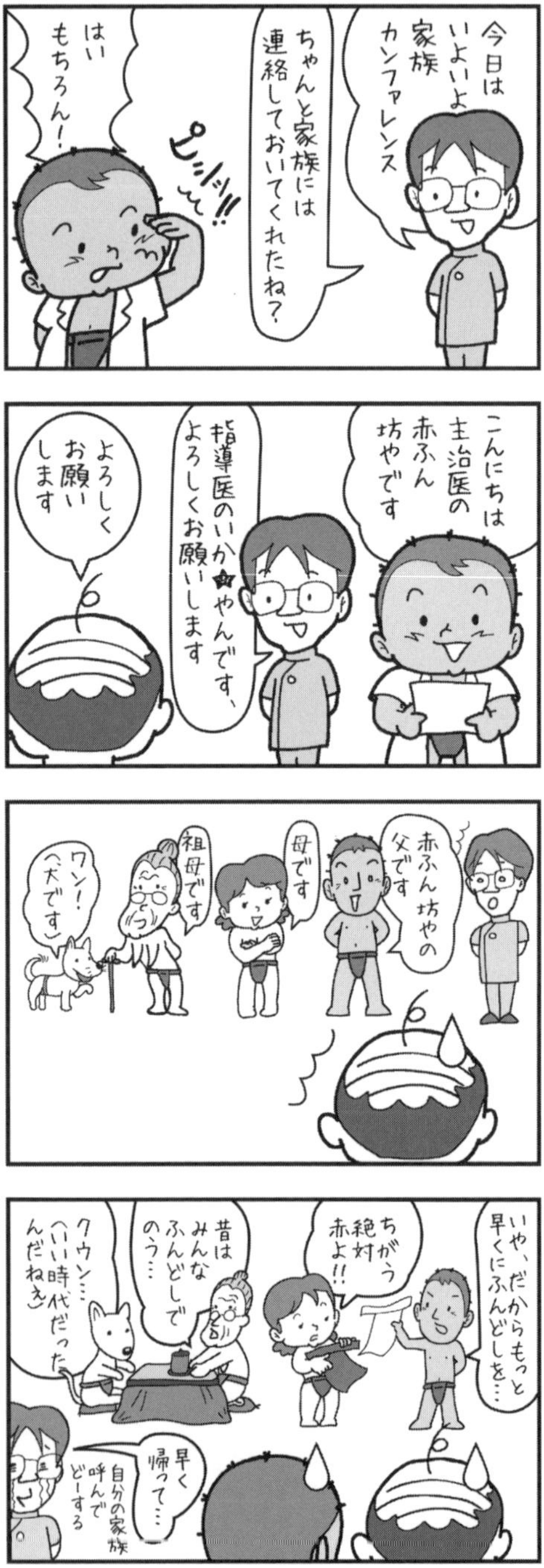
今日はいよいよ家族カンファレンス
ちゃんと家族には連絡しておいてくれたね？
ピシッ!!
はい もちろん!
こんにちは主治医の赤ふん坊やです
指導医のいか☆やんです、よろしくお願いします
よろしくお願いします
赤ふん坊やの父です
母です
祖母です
ワン!（犬です）
いや、だからもっと早くにふんどしを…
ちがう絶対赤よ!!
昔はみんなふんどしでのう…
クウン…（いい時代だったんだねぇ）
早く帰って…
自分の家族呼んでどーする

家族カンファレンスは、家族アセスメントの成果を確認する家族ケアの集大成。

家族図やライフサイクル、家族アセスメントなどで家族のケアは効率的に行われるようになりました。しかしこれらはあくまでケア提供者側の検討様式。本当に伝えたいことや協議したいことについては、本人や家族を招いてのカンファレンスが決め手となります。

メンバーは本人や家族の他、我々医療関係者や介護関係者、場合により関連する役場関係者やその他の専門職などが入って開催となります。誰を呼ぶべきかについても、独りよがりにならずに、関わっている複数のメンバーで意識を共有しながら決定するべきでしょう。

家族カンファレンスは入退院や看取り、療養場所の決定など重大な局面で重要な効力を発します。だからこそ、進め方には注意すべき点があります。

まず何よりも、あいさつや波長合わせを通して、**互いに自由に意見できる雰囲気を用意する**こと。次に、どちらかがどちらかに一方的に依頼・懇願・指示するのではなく、**互いの役割とゴールを明確にする**こと。そして、それぞれの立場が「何に困っているのか」という**問題に焦点を当て、決して人物を非難しない**こと。これらを守ることで、参加者全員が救われるケアが実現できる可能性が高まります。

家族カンファレンスは、これまでの様々なアセスメントの確認と、それをもとにしたアクションの成果が確認できる発表会のような場です。良き場となりますよう、みんなで工夫していきたいですね。

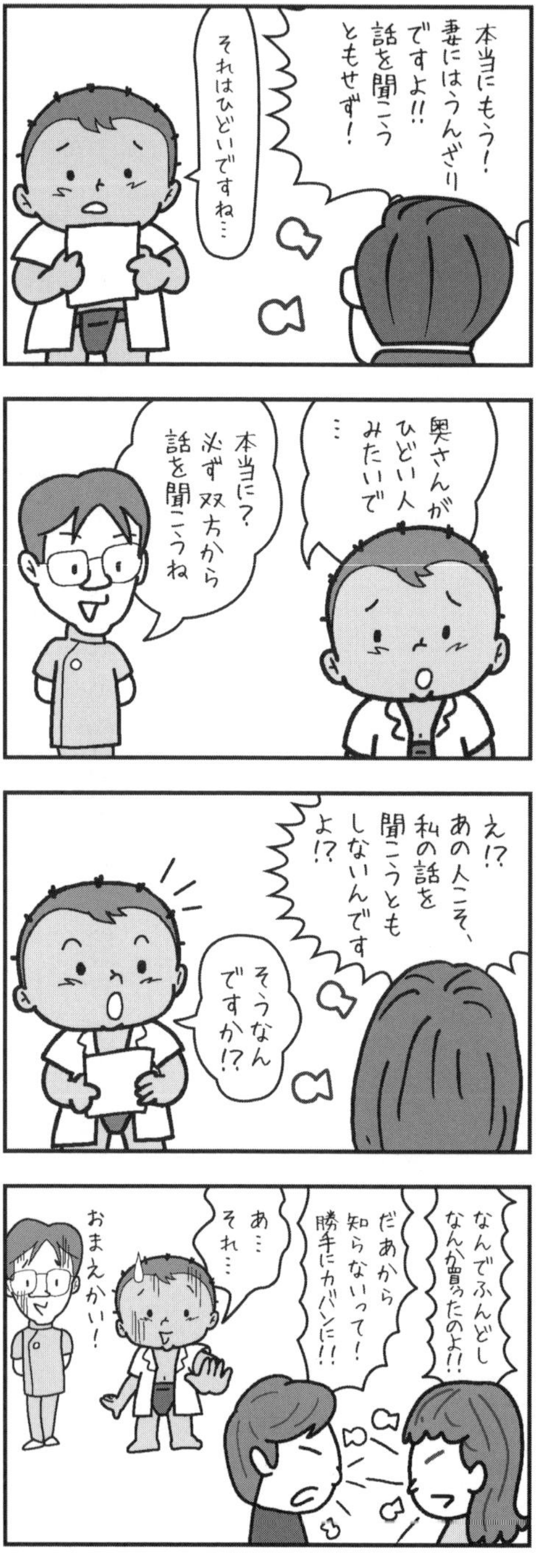
本当にもう！妻にはうんざりですよ!! 話を聞こうともせず！
それはひどいですね…
奥さんがひどい人みたいで…
本当に？必ず双方から話を聞こうね
え!? あの人こそ、私の話を聞こうともしないんですよ!?
そうなんですか!?
なんでふんどしなんか買ったのよ!!
だあから知らないって！勝手にカバンに!!
あ…それ…
おまえかい！

二章　家族ケア編　7

ちょっと待て 家族の意見も聞きましょう

患者さんと家族、一方の味方・見方にならず、患者家族関係を見極める。

我々医療従事者は、どうしても患者さん本人から話を聞くことが多いですよね。当然、家族の意見も直接ではなく、患者さんから伝聞することが多くなります。それは仕方がないことですが、家族を含めたケアを提供しようとする際に、一方の立場からだけの話をもとに検討を進めると、危険です。

特に注意が必要なのは、本人と家族が対立関係にある場合です。患者さんに話を聞くと、いろいろと家族の悪い点を教えてくれるわけですが、患者さんも人間ですので、自分に都合の悪いことはいわなかったり、あるいは事実を修飾して伝えたりする場合があります。こちらが患者さんの情報だけで状況を把握しようとすると、「なんてひどい！」となるわけですが、実際にはそうでないことも。

まず、患者さんからだけの話を一〇〇％そのままアセスメントに流用しないことが重要です。患者さんの主張を受けつけないのではありません。患者さんがそう感じていることは真実ですから、そこはしっかりと思いを受け止めてあげるべきです。しかし、**事実の把握に関しては一歩引いた客観的な目で判断するべき**でしょう。時には患者さんに席を外してもらったり、家族だけに来てもらったりして、双方からの主張を比較しながら総合的な判断が求められるでしょう。

それから、**患者さんの性格や物事の捉え方の癖、もともとの患者家族関係を、十分に理解しておく**ことも重要です。家族が本人のためを思ってしていることが、本人にとっては気に入らなかったり、今さら感が出て好意的に伝わっていなかったりすることは多いです。

まとめると、家族ケアを提供する地域医療従事者として、患者さんと家族それぞれを診るのみならず、患者さんと家族の関係性をしっかりと見極める必要がありそうです。

ほったらかし

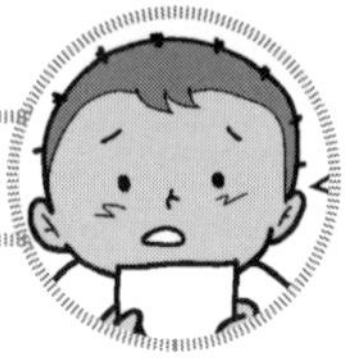

八十代女性、母屋で独居、離れに息子さん夫婦がいらっしゃいます。お嫁さんにいろいろといいたいことがあるようで……。

「うちの嫁は、私のことはほったらかし。こっち（母屋）に一回も来たことがない。恥ずかしくてこんなこと外ではいえませんわ」

「そうなんですか……それは大変ですね」

「息子も嫁に毒されて、朝チラッと顔を見せるだけ。情けのうなります……」

あるとき、息子さんと話すことがあり、さりげなく聞いてみることに。

「お料理ってご本人がされているんですか？　奥さまが作っていらっしゃる？」

「自分で作っていますね。妻が持っていこうか、一緒に食べるかというんですが、そんなんいらん！と」

「奥さまが本人と関わることはありますか？」

「はい、ありますよ。美容師をしているので、こないだも頭皮のケアをしてくれてたみたいです。本人も喜んでたようですけど……」

「そうなんですね、よくわかりました！（汗）」

もうちょっと丸くなると、もっと愛されるのになあと思う春うららかな夕暮れでした。

二章　家族ケア編　8

無理してない？ 介護家族に声かける

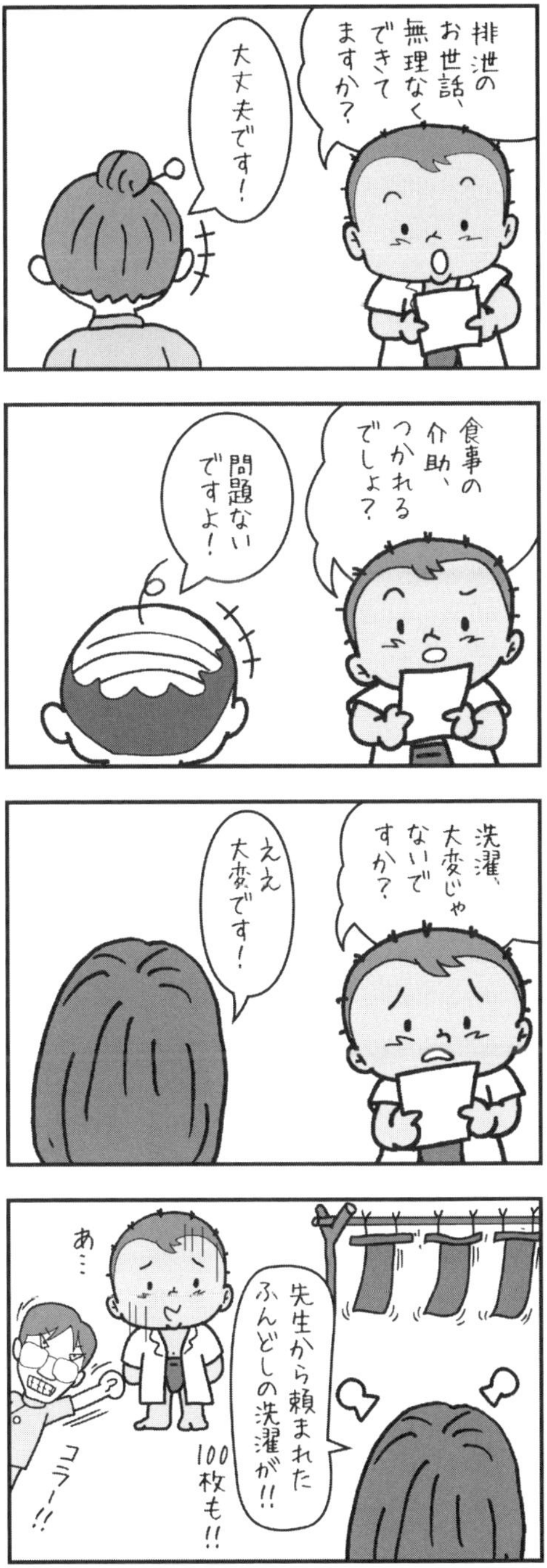
排泄のお世話、無理なくできてますか？
大丈夫です！
食事の介助、つかれるでしょ？
問題ないですよ！
洗濯、大変じゃないですか？
ええ大変です！
先生から頼まれたふんどしの洗濯が!!
100枚も!!
あ…
コラー!!

介護家族の健康に配慮することは、患者さんの健康に配慮すること。

高齢化に伴い要介護人口の増加が進み、以前と比べると介護サービスが豊富になってきたように思います。しかしまだまだたくさんの献身的介護者がいるのも事実。もちろん献身的に介護することは非常に素晴らしいことですし、介護される者にとって幸せなことでしょう。介護する家族も、生き甲斐ややり甲斐を感じて前向きに介護していればよいのですが、自分を犠牲にして得るものがなく、後ろ向きでつらい介護を提供されている家族がいることもまた事実です。そして、そのような方の中に、世間体や周囲の目を気にして、介護保険で受けられるサービスなど、介護を助けてもらう手段を一切講じずにいる方がいるようです。その結果、自らの体調を崩し、患者さんの在宅療養も結局かなわなくなる……という事例が後を絶ちません。

地域医療従事者として、**介護されている家族の負担は常に留意し、過度の負担となっていないか確認していく**ことが望まれます。介護保険で利用できる介護サービスや改修補助、レンタルなどを知らないという方もまだいらっしゃいますので、必要に応じて紹介し、地域包括支援センターなどの窓口につなぎます。もちろん無理矢理はよくありません、家族にとって何が／どのような状況が一番楽なのか／つらいのか、個人個人で違いますので、それぞれの理想を追求する必要があります。また、地域の不適切な視線に対しても、後述する行政・住民との連携やまち・地域づくりの視点でアプローチできると、地域医療従事者として地に足のついた活動ができていると感じます。

患者さんのために、まずは家族が健康に過ごしてほしい。その思いを率直に伝えるところから、介護家族のケアはスタートするのです。

二章　家族ケア編　9

死別・離別 グリーフ・ケアで支えよう

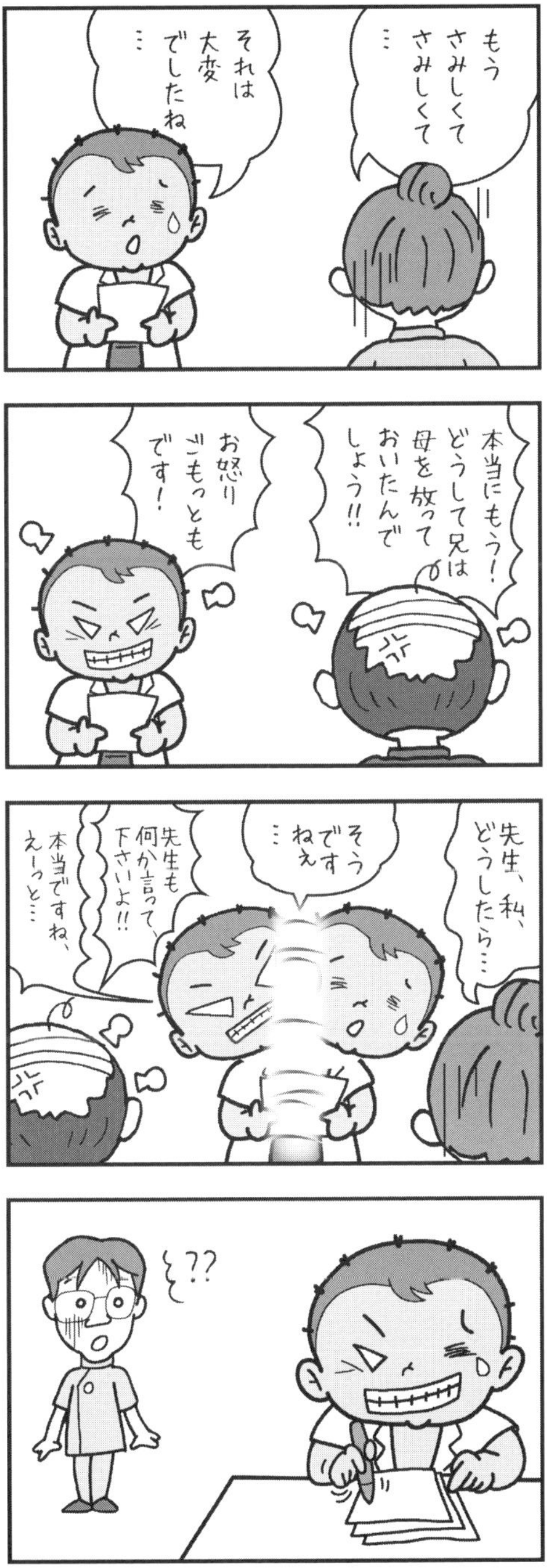
もう さみしくて さみしくて……
それは 大変 でしたね……
本当にもう！ どうして兄は 母を放って おいたんで しょう!!
お怒り ごもっとも です！
先生、私、どうしたら……
そう ですねえ……
先生も 何か言って、下さいよ!!
本当ですね、えーっと……
??

死別・離別を経験した様々な思いの家族を、グリーフ・ケアが支える。

人は一〇〇%死にますので、誰しも家族との別れを経験します。大事な家族が死別や離別で奪われると、悲しみや怒り、拒絶など、様々な精神状態となり、それがもとで身体症状を呈する場合もあります。その程度や期間は人それぞれで、親族や友人による支えで回復できる場合もあれば、遺族会などの自助団体を必要とする場合、医療関係者の支援を要する場合まで様々です。生活に一番近い、言い換えると人の生死に寄り添っている我々地域医療従事者としては、必要に応じて患者さんや家族を支援できるとよいですよね。

この支援のことを「**グリーフ（悲嘆）・ケア**」といいます。**家族を失った者が思いを表出し、それを受け止め、支える一連のケア**であるグリーフ・ケアは、地域医療従事者の重要な役割となっています。家族を対象にしたグリーフ・ケアは、家族の多様性と、家族全体への影響を理解することが重要です。そのうえで、①**一人一人の感じ方を尊重する**こと、②**自然な反応であると認める**こと、③**感情の表出を支援する**こと、④**身体・精神症状を把握する**こと、⑤状況に応じて**知識や助言を提供する**こと、を行います[18]。外来診療や日常生活の中で自然とケアしている場合も多いと思いますが、きちんと段階を踏んで進めることで、より深いケアが提供できるでしょう。

非常に身近なグリーフ・ケア、別れの予感がしたらすぐに始めましょう。別れはつらいものですが、皆さんの支援を足掛かりに世の家族が輝くことを期待します。

二章 家族ケア編 10

この命 家族みんなの 命なり

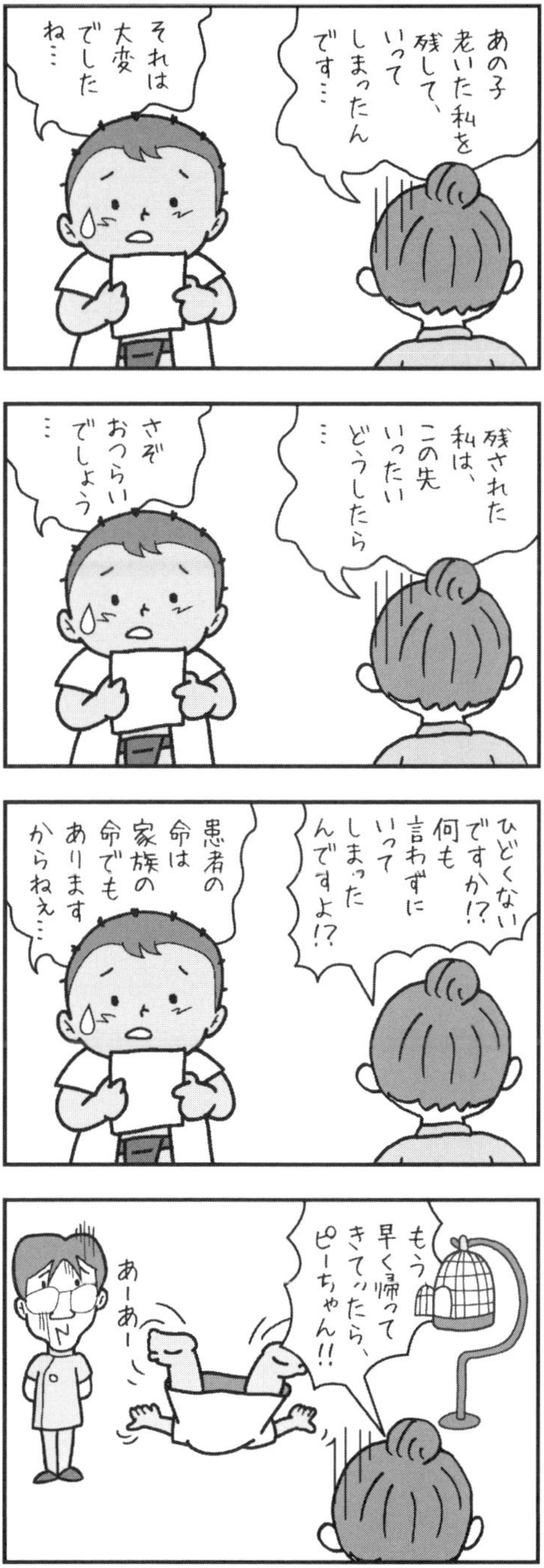
あの子 老いた私を 残して、いって しまったん です…
それは 大変 でした ね…
残された 私は、 この先 いったい どうしたら …
さぞ おつらい でしょう …
ひどくない ですか!? 何も 言わずに いって しまった んですよ!?
患者の 命は 家族の 命でも あります からねえ…
もう 早く帰って きてったら、 ピーちゃん!!
あーあー

「患者さんの命は、家族の命でもある」という共通認識をもとに、事前に十分に話し合う。

人の命は、もちろん本人のものですね。

当然本人の意思が尊重されるべきでしょうし、それを疑っているわけではありませんが、様々な方の命に触れていると、命は本人のものではあるけれど、本人だけのものでもないなあと感じさせられています。

多くの方が自宅で亡くなりたいと思っている反面、実際には在宅死亡率はそれほど高くないという話は非常に有名ですね。その一番大きな理由が、「家族に負担・迷惑をかけたくないから」であることもまた、有名な事実かと思います。家族としてはどうしても自宅に帰ってきてほしいけれど、本人がそれを望まないというパターンもあるかもしれません。

一章でも触れましたが、「生きていてもしょうがない、死なせてほしい」とすら思っている高齢の患者さんがいらっしゃいます。家族は、「そんなこといわず、元気に長生きしてほしい」と思っているとします。

本人と家族、同じことを望むとは限りませんよね。このような場合、本人の意思を貫くことだけが、本当に正解なのでしょうか?

答えのないようなことを書いていますが、いいたかったのは、「迷惑をかけたくない」という意見が物語っているように、**本人の命は家族の命でもあり、みんなのものである**ということです。本人の意思を無理矢理貫くことが、本人や家族を幸せにするとは限りません。無理を押し通したがゆえに、つらい思い出を残してしまうかもしれません。大事なことは、**命がみんなのものであるという共通の認識を家族内で持つことと、その認識をもとにあらかじめ十分に話し合っておく**ことかと思います。地域医療従事者として、この共通認識を積極的に伝えていきたいと日々思っています。

自分が幸せだと、家族も幸せ。家族が幸せだと、自分も幸せ。地域医療における家族の理想型ですね。

三章 多職種連携編

我々地域医療従事者が一人で懸命に医療・ケアを提供したところで、能力的にも時間的にも、できることは非常に限られています。しかし我々には多職種の仲間がいます。同じ思いで医療・ケアにあたることで、その力は何倍にも膨らむでしょう。本章では、「多職種」との付き合い方、協働のノウハウにスポットを当て、日々気をつけたいことをお伝えします。

幅広く連携すれば救われる

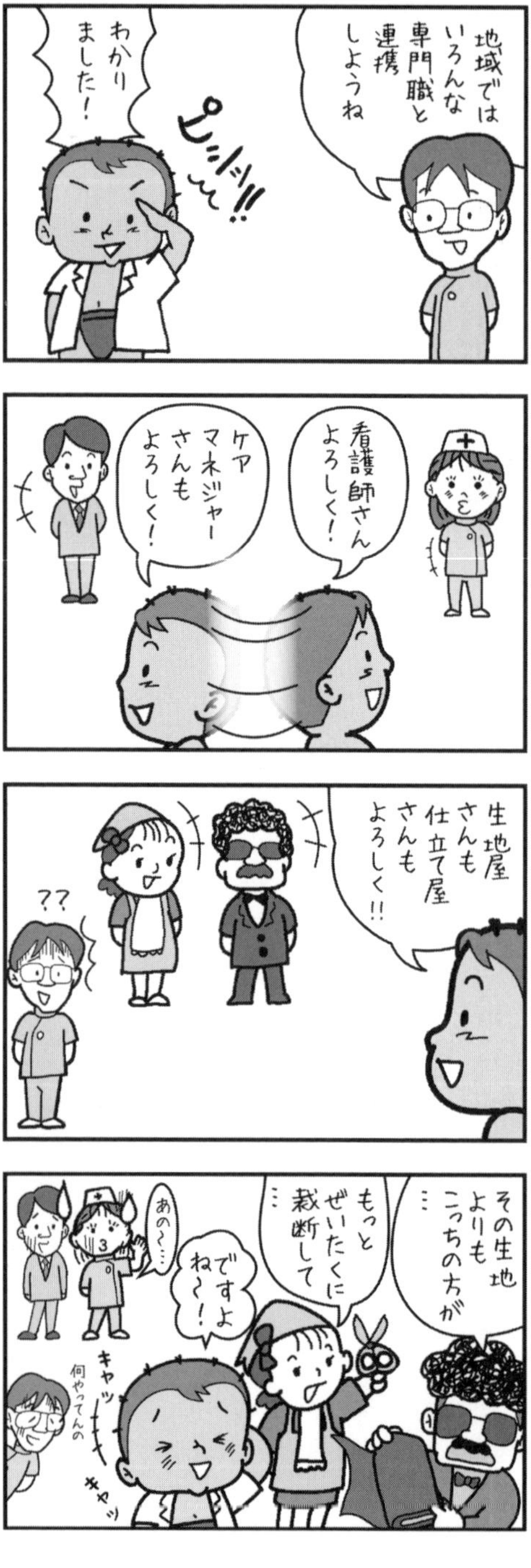
地域では いろんな 専門職と 連携 しようね
ピシッ!!
わかり ました!
看護師さん よろしく!
ケア マネジャー さんも よろしく!
生地屋 さんも 仕立て屋 さんも よろしく!!
??
その生地 よりも こっちの方が …
もっと ぜいたくに 裁断して …
ですよ ね〜!
あの〜…
キャッ
キャッ
何やってんの

地域における連携は、多職種連携にとどまらず、広範囲。

地域医療の現場では医師だけでなく様々な専門職が活躍しており、いうまでもないことですが、これらが有機的に連携しながらケアにあたることが、患者さんにとっても地域にとっても望ましいことです。この「連携」、どれくらいの範囲で連携をとっていくべきなのでしょうか。

プライマリ・ケアのACCCAのCoordination（ケアの連携・協調性）によると、Coordinationは「よくある介入や取り組みを調和させる能力」をいい、大きく内的協調性と外的協調性に分けられるそうです。内的協調性は基本的に単一医療機関内でのケア提供者間における協調性、外的協調性はそれに加え、紹介先専門医、ケアマネジャーなどのすべてのケア関係者（患者さんおよび家族を含む）に対象を広げた協調性と定義されています[6)]。これらの協調性を評価する多くの指標が提唱されており[19)]、患者さんや家族の視点で/ケア提供者の視点で/地域のケアシステム提供者の視点で評価した際、それが優れていると、入院率や総死亡、医療費が改善されたと多数報告されているのです。

地域に登場する連携の対象は非常に幅広く、時には意外な相手だったりするかもしれません。**連携の相手や範囲を柔軟に考えて広く対応することで、患者さんも地域も、我々も輝く**ことができそうです。

主治医なら入院しても主治医たれ

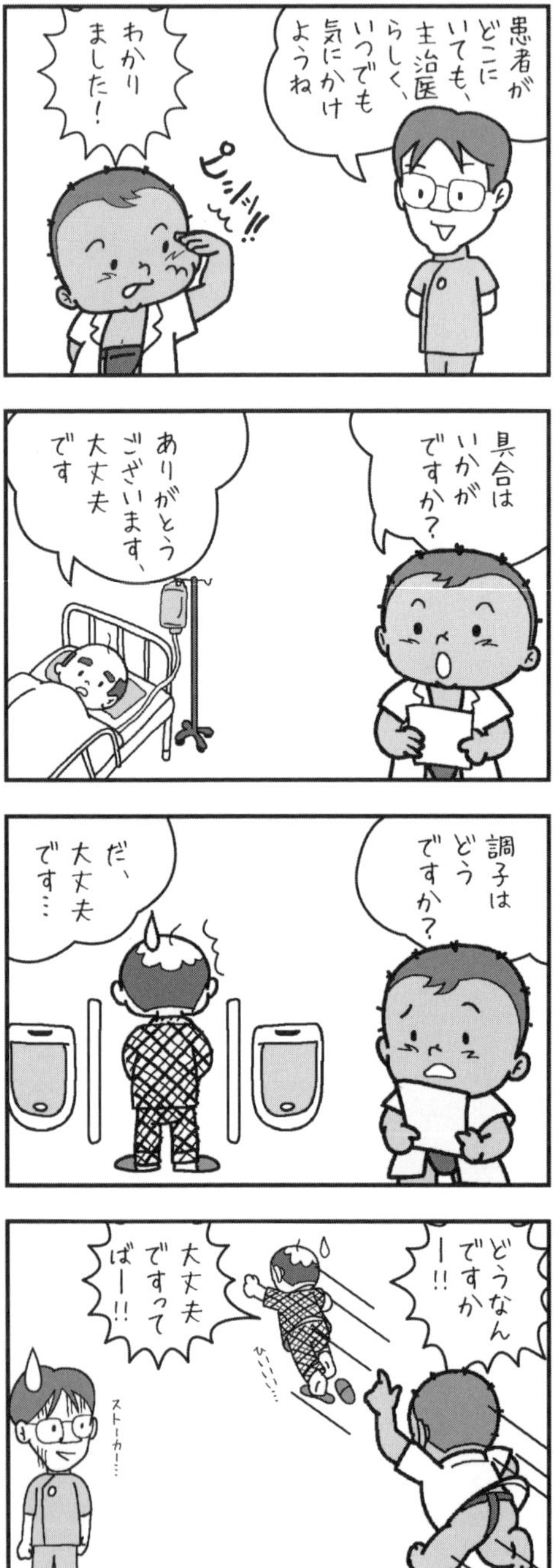
患者がどこにいても、主治医らしく、いつでも気にかけようね
ピシッ!!
わかりました!
具合はいかがですか?
ありがとうございます、大丈夫です
調子はどうですか?
だ、大丈夫です…
どうなんですかー!!
大丈夫ですってばー!!
ストーカー…

患者さんがどこにいても、気持ちは「主治医」たれ。制度の壁は連携強化でカバー。

日本の医療制度では、施設ごとに「主治医」がいますよね。例えば、普段診療所に定期通院しているとその診療所の医師が「主治医」として普段の健康管理を行いますが、入院や専門的治療が必要な事案が出ると、病院の医師や専門医が「主治医を交代」して医療を提供します。患者さんが治療に集中できるよいシステムだとは思いますが、主治医が交代する以上、**新旧の主治医が綿密に連携をとらないと、医療の継続性や一貫性が絶たれてしまう**ことになりかねません。

一方、海外には違った制度を持つ国もあります。筆者が現場を拝見したカナダでは、北米型総合診療医の家庭医が一貫して主治医を務めています。例えば患者さんに入院や手術が必要になっても、普段診療所で診ている家庭医が病院に出向いて入院診療を行い、必要に応じて専門医にコンサルトし、手術が必要であれば家庭医が主治医のまま専門医に依頼して施術してもらう形で治療が行われます。患者さんにとっては、信頼を置く主治医に終始一貫して診てもらえる利点がありそうですね。

日本でも解放病床などで主治医が一貫して治療を行うことがありますが、まだまだ一般的とはいえないと思います。ここは一つ、日本の制度と海外の制度、両方のよいとこ取りを狙っていきませんか？

具体的には、まずかかりつけ医としての「主治医」には、入院や専門医療が必要になった際の**紹介は懇切丁寧に**行い、紹介後も患者さんのことを気にかけ、場合によっては病院主治医に連絡をとったり病院にお邪魔したりして、**患者さんや病院主治医に安心・信頼してもらう努力をする**こと。行き来した患者さんの情報を共有する合同カンファレンスの場を持つことも非常に有用ですね。病院主治医も、かかりつけ医に普段の留意点や治療方針を十分に情報提供し、**同じ思いで患者さんに接することができるように報告する**こと。病棟看護師と訪問看護師にも、同じことがいえそうです。

互いの歩み寄りで恩恵を受けるのは、ほかならない患者さんです。患者さんを救いたいという共通の思いのもと、「主治医」の連携をますます強めていきましょう。

三章　多職種連携編　3

退院は関係づくりのチャンスなり

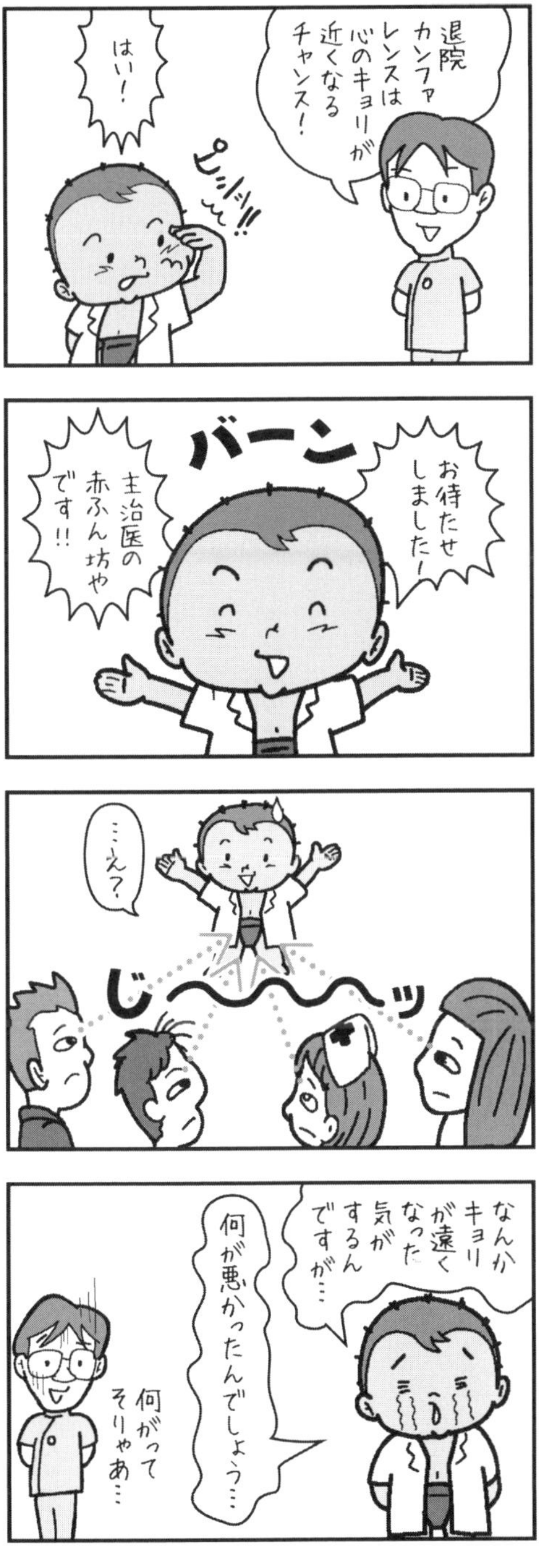
退院カンファレンスは心のキョリが近くなるチャンス！
はい！
ピシッ!!
バーン
お待たせしました！
主治医の赤ふん坊やです!!
…え？
じ〜〜〜ッ
なんかキョリが遠くなった気がするんですが…
何が悪かったんでしょう…
何がってそりゃあ…

退院カンファレンスは、顔と心の見える関係性づくりの絶好のチャンス。

入院していた患者さんが退院するときは、ケアを一層向上させるチャンスです。なぜでしょうか？それは、しばしば開かれる退院カンファレンスのおかげです。退院カンファレンスには、入院中、患者さんに関わっていた医師、看護師、ケースワーカーなどの病院の専門職、退院後にケアを提供するかかりつけ医療機関や介護施設の専門職、場合によっては地域包括支援センター関係者らが一堂に会し、今後のケアの方向性について話し合います。当然、今後のケアについて議論できるから有用であるわけですが、それだけではないチャンスが含有されていると感じています。

普段忙しく働いている専門職が集まるこの貴重な機会に、ぜひ顔と心の見える関係性づくりにも取り組みましょう。**「顔と心の見える関係性づくり」は、互いに役割分担を確認して、共通の視点で共通の目標を持つこと**です。病院専門職が院内で提供していたケアを退院後も指導するのはよいことですが、退院により変化するのはロケーションだけではありません、スタッフも環境も生活の目標も、様々な要素が変化することを念頭に置いて指導する必要があります。また、在宅医療・ケア関係者も、入院中に目指してきた医療・ケアの目標を十分に理解し、在宅という場でどのようにカスタマイズできるかを検討する必要があります。このように、互いの状況はなかなか身をもって感じることができませんが、カンファレンスの機会を利用して**少しでも歩み寄ろうと努力する姿勢が、ひいては共通の視点を持つことにつながる**でしょう。

医師の出席率が低いという報告もあります[20)]、忙しいのは重々承知ですが、得るものも大きい機会ですので、全力でスケジュールの調整を試みたいですね。

意外な情報

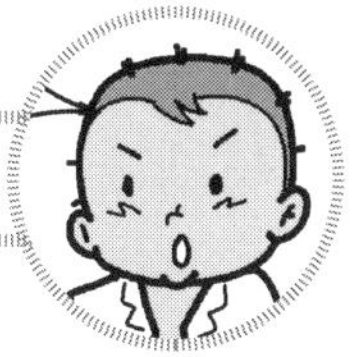

福井高浜町では病診多職種の連携のため、定期的なオンライン症例カンファレンスと不定期の退院前家族カンファレンスを、町全体で行っています。患者さん本人と家族、関わる健康関連の多職種で話し合うと、もちろん患者さんや家族のことがよく理解でき、多職種でアイデアを出し合って多様な価値観で有益なケアを提案できるよい機会となります。しかし、得るものはそれだけではありません。

管理栄養士さんが一言。

「いいですか！　入院中も何度もお伝えしましたように、甘いものは控えないといけないんですよ！　わかっていますか!?」

「（おお～、普段あんなにおとなしいのに、実はこんなにアツい管理栄養士さんだったのか～！）」

ケアマネジャーさんも一言。

「お気持ちはよくわかりますよ～、僕も甘いもの、だ～い好きですから♪」

「（えぇー！　あの堅物そうなケアマネさん、実は甘党って……意外すぎる～～！）」

〝人と人〟として、グッと距離が近づく瞬間です。きっと日頃のケアにもつながってきているはず……。

その対応 ケアマネさんが困ってる

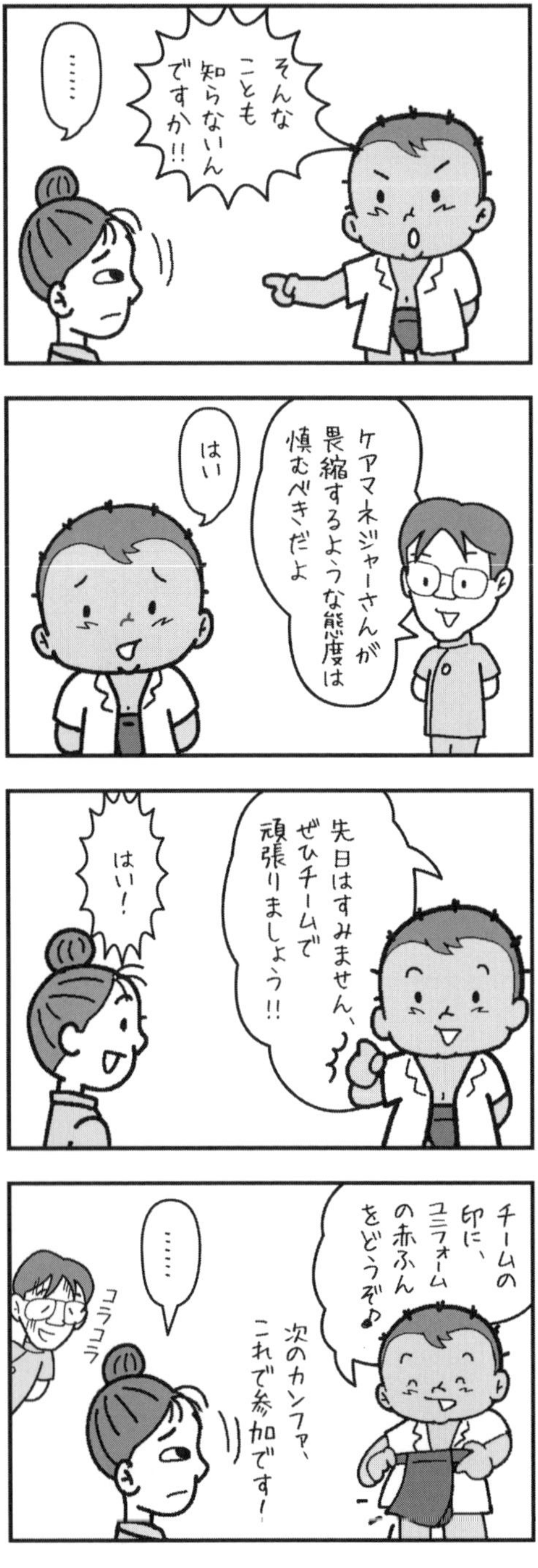
そんなことも知らないんですか!!
……
ケアマネジャーさんが畏縮するような態度は慎むべきだよ
はい
先日はすみません、ぜひチームで頑張りましょう!!
はい!
チームの印に、ユニフォームの赤ふんをどうぞ♪
次のカンファ、これで参加です!
……
コラコラ

主治医とケアマネジャー、対等で双方向の密な連携を。

地域医療の現場で重要な連携の一つに、在宅療養を支えるケアマネジャーとの連携があります。主治医が医療方針の決定に際して最高責任者であるとするならば、ケアマネジャーは介護サービスの内容を本人や家族と相談しながら決定し手配する、介護のディレクターのような存在。双方が連携を密にしてケアを提供すべきなのは当然のことですよね。

ところが実際、ケアマネジャーを対象としたあるアンケート調査[21]では、九割以上のケアマネジャーが主治医との連携は必要と感じているにもかかわらず、主治医との意思疎通が良好と答えたのはわずか一割だったそうです。その理由として、「主治医が忙しそう」、「面識があまりない」などが挙がっていたようですが、知り合いのケアマネジャーに本音をお聞きすると、「医学的なことがわかっていないと怒られる」、「まともに取り合ってもらえない」といった理由で、主治医に〝畏縮〟している場面が少なからずあるようです。まるで、主治医のほうが立場が上かのように……。

多職種連携の大原則ですが、**当然ながら各種専門職の立場は対等**です。役割を分けた仲間として、仕事の重みは同じはず。医療のことが介護側から難しいのと同様、介護のことは医療側から難しいのではないでしょうか。互いに補填しながら進んでいきたいものです。そして、概してコンタクトをとる方向はケアマネジャーから主治医であることが非常に多いような気がしています、主治医ももっと**医療を提供しながら介護の状況について思いを巡らせる**べきなのかもしれません。そうすれば、主治医からケアマネジャーにコンタクトをとる機会も自然と増えるのではないでしょうか。

主治医とケアマネジャー、医療と介護をより密接にして、よいケアとよい地域を実現させましょう。

その情報 看護師さんが 知っている

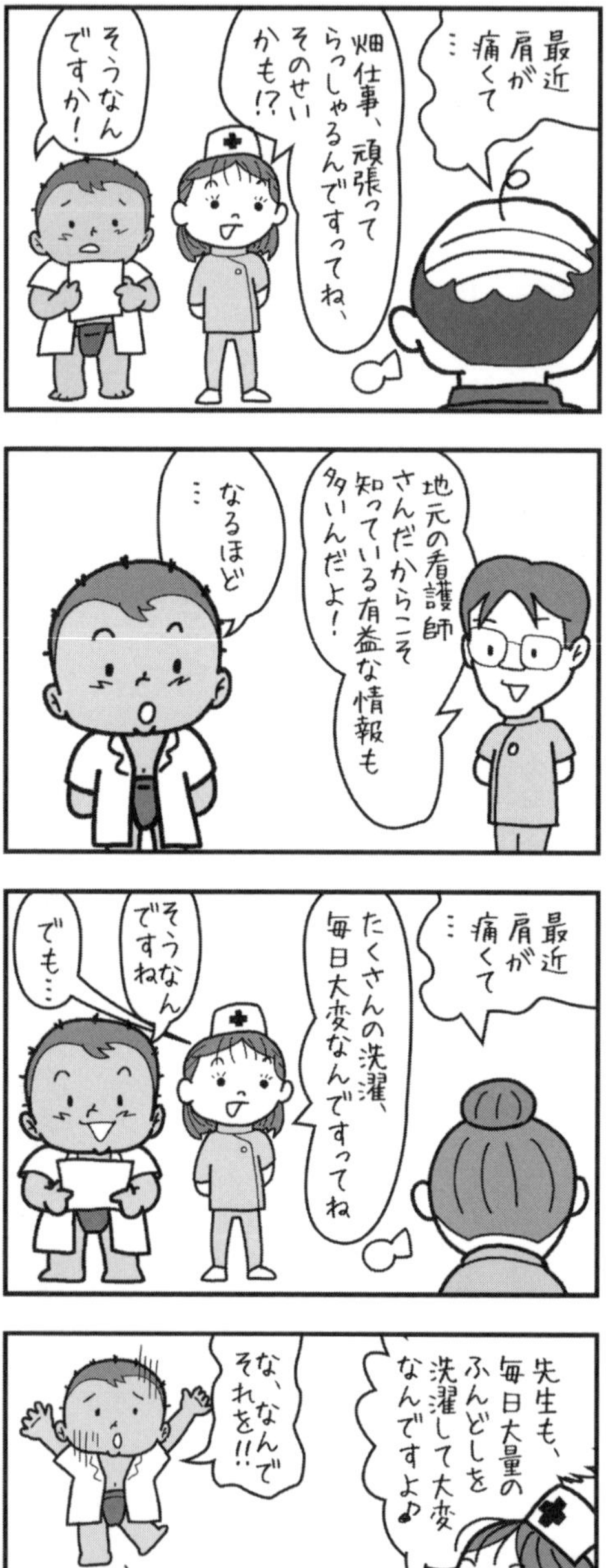
最近 肩が 痛くて …
畑仕事、頑張ってらっしゃるんですってね、そのせいかも!?
そうなんですか!
地元の看護師さんだからこそ知っている有益な情報も多いんだよ!
なるほど…
最近 肩が 痛くて …
たくさんの洗濯、毎日大変なんですってね
そうなんですね
でも…
先生も、毎日大量のふんどしを洗濯して大変なんですよ♪
な、なんでそれを!!

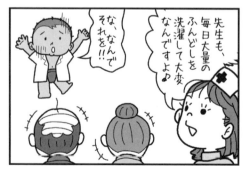

地元出身の看護師は、外来診療における重要な情報とケアの提供者。

病院や診療所の外来診療において、看護師の仕事は、診察補助や採血・点滴・注射などの処置が主となります。看護師が「診療に入る」ところはそう多くないのではないでしょうか。しかし私は、看護師の外来診療における役割に大きな期待を抱いています。

私が外来診療を担当している高浜町国民健康保険和田診療所では、医師と看護師がペアで診療にあたります。看護師は診察補助だけでなく、医療面接に参加します。つまり、患者さん、医師、看護師の三名で話すのです。我々はこれを「漫才外来」と呼んでいます。この漫才外来、何がよいのでしょうか。

地域医療の現場においては、風邪や高血圧などの生物学的な問題への対応ももちろん重要ですが、心理・社会的な問題や日常生活へのケアも併せて大切になります。その際、**看護師ならではの視点で心理・社会的なケアのヒントを得る**ことが少なくありません。また、看護師は地元の方である場合が多く、近所の支援者や地域の状況など、**地元ならではの情報がケアに役立つ**場合が多々あります。このように、漫才外来は有用な手段であると感じていますし、外来診療における看護師の重要な役割であるとも感じているところです。

人員の関係などでなかなか看護師が診察の現場に常駐することは難しいという病院・診療所が多いことはわかっていますが、診察補助や処置での何気ない会話もまた、前述同様の効果があると思います。看護師の自由な発言・会話を認容・推進する雰囲気づくりが重要となるでしょう。

ツールにて心と情報共有す

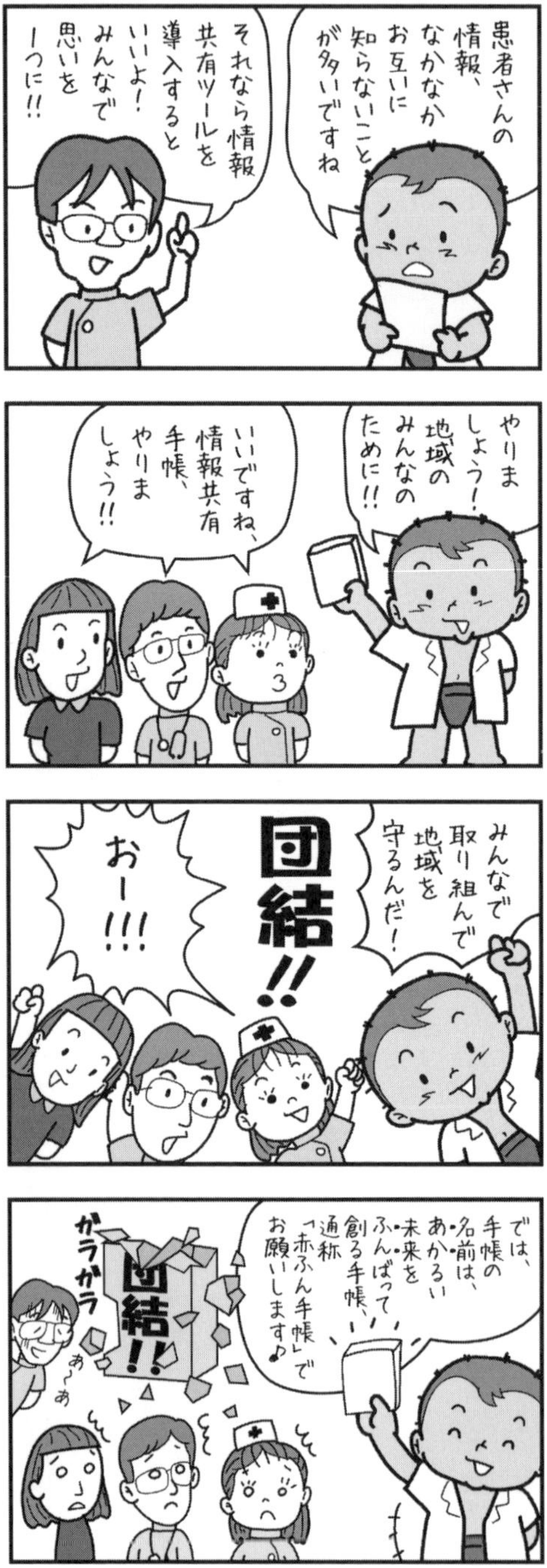
患者さんの情報、なかなかお互いに知らないことが多いですね
それなら情報共有ツールを導入するといいよ！みんなで思いを一つに!!

やりましょう！地域のみんなのために!!

いいですね、情報共有手帳、やりましょう!!

みんなで取り組んで地域を守るんだ！

団結!!

おー!!!

では、手帳の名前は、あかるい未来をふんばって創る手帳、通称「赤ふん手帳」でお願いします♪

ガラガラ
団結!!

あ〜あ

みんなの心を一つに導入した情報共有ツールは、地域の宝に。

在宅ケアに関わる職種は、医師、看護師、理学療法士、ケアマネジャー、介護福祉士など、いわずもがな多いです。地域で役割を分担した仲間として、互いに情報を共有しながらケアにあたることが理想的ですが、双方とも忙しい、連絡手段と内容にルールがないなど、普段の情報を共有することには意外と支障となる場合も多いように感じています。

そう感じたならば、ぜひ情報共有のためのツールを用いてみることを勧めます。一昔前まではそのようなツールは非常に珍しかったものの、近年では様々な手段が用意されてきています。最初に出てきたのは、ファイルを用いたアナログなツールです。共通のフォーマットやファイル（場所）を用意することで、どの職種がどのようなケアを提供しているかが格段に把握しやすくなりました。また、デジタルツールと違って**デバイスに不慣れな方でも馴染みやすい**という利点もありました。近年ではICT（Information and Communication Technology）ツールも多くなってきています。対象を絞ったSNS（ソーシャル・ネットワーキング・サービス）のようなツールなど、セキュリティ面の問題もクリアし、パソコンやタブレット、スマートフォンなどの一般的なデジタルデバイスで使用できるものが増えてきています。整備には大型の予算を必要とする場合もあり、都道府県などが推進している事例を散見します。ICTツールの利点として、**いつでもどこでも情報を共有できる**ことや、電話に準ずる**オンタイムの連絡がとれる**ことが挙げられます。

いずれのツールも、乗り越えるべき課題もあります。このような情報共有ツールが普及しないとき、主要な原因に「記入に手間がかかる」、「決められた勤務時間内に記入できない」という意見があります。訪問看護など、時間で区切って仕事をされている皆さんには、事業所独自の記録に加えて共有ツールの記載を行うことは至難の業のようです。このように、特に導入時には何かしらの〝痛手〟を負うことになりかねません。このようなときこそ、各自治体で開催されている**「地域ケア会議」を活用**しましょう。地域ケア会議は、地域の専門職や行政などが一堂に会し、施策や取り組みを議論・決定し実行する市井会議です。ここで関係者全体で議論され、前述の痛手を考慮しても有益と判断し、みんなでケアの向上に取り組もうとする流れになれば、情報共有ツールの導入・実現がグッと近くなります。それには、様々な意見を調整するため、後述する協働のプリンシプルが必要になるかもしれません。

ツールを用いる際の全般的な留意事項として、「ツールの完成度以上に、それを**誰がどのような関係性をもとにどうやって導入・使用するのかによって、成功／失敗の運命が決まる**」ということをお伝えしておきます。道具がよいだけではうまくいきません、使う人の心と心がつながっていなければ、良質の金もくすんだ鉄くずに……。皆さんの地域が光り輝くことを願っています。

機械音痴

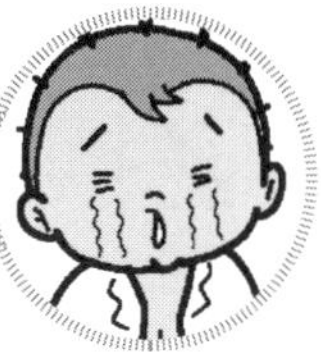

「え〜、機械音痴の私にはとてもとても……」

「大丈夫、本当に簡単ですから！　えーっと、ここをこうやって……」

　高浜町で以前、機会を得て、携帯電話を使ったICTツールを導入するという話がありました。最初の専門職・事業所の反応は、「時間がない」、「機械音痴」、「どれほど役立つのかわからない」などを理由に大反対。しかし、情報が共有されてケアの質が向上することにはみんな大賛成であることもわかりました。そこで、機械に強いメンバーが各所を回り、懇切丁寧に説明すること一か月。ようやくほぼ支障なく運営が可能となりました。

　導入の利点は、情報が共有されやすくなっただけではありません。

「もしもし、井階先生？　この間は丁寧に教えてくださってありがとうございました」

「いえいえ、こちらこそ何度も押しかけてすみませんでした！」

「情報共有、使ってみるといい感じですね、利用者さんの状況がよくわかってありがたいです！　ところで、○○さんのことなんですけれど……」

　という感じで、以前より気軽に連絡をくださるようになった気がします。試練や逆境、ピンチを共に乗り越えることで得られるものは大きいので、まさにピンチはチャンスだと感じます。

　機械音痴の方は、機械と機会できっと変わります！

継続性　勤め続けるだけじゃない

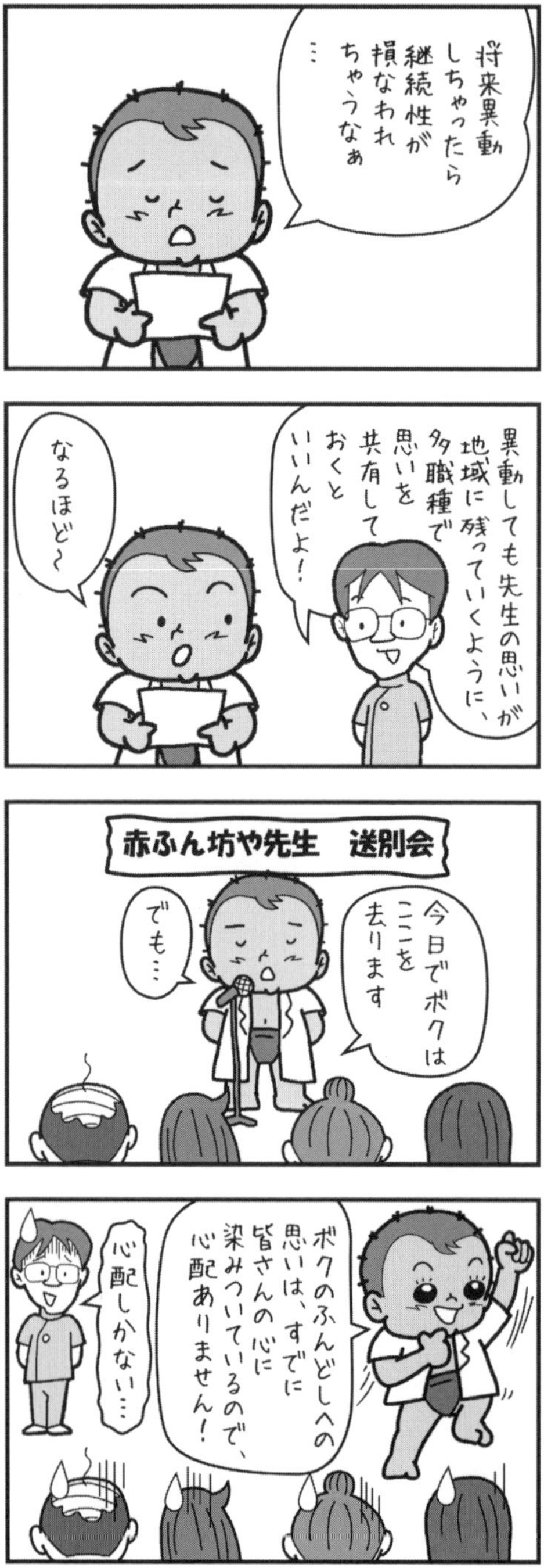
将来異動しちゃったら継続性が損なわれちゃうなぁ……

異動しても先生の思いが地域に残っていくように、多職種で思いを共有しておくといいんだよ！

なるほど〜

赤ふん坊や先生　送別会
今日でボクはここを去ります
でも……

ボクのふんどしへの思いは、すでに皆さんの心に染みついているので、心配ありません！

心配しかない……

ずっととどまるだけじゃない継続性の担保。連携で思いをつなげよう。

医師に限るものではありませんが、その地域に長年継続的に関わることは、もちろん素晴らしいことです。地域住民にとって、これ以上に心強いことはないでしょう。継続的な勤務は、プライマリ・ケアのＡＣＣＣＡの中のContinuity（継続性）の担保ともいえます。

しかし、子育てや介護など、個人にも様々な事情があり、ずっと地域の現場にとどまることが難しい場合も増えています。それに、ずっと勤め上げた専門職の方がリタイアされる際、一〇〇点だった医療が突然なくなってしまうのは、地域にとっては非常に大きな出来事です。どのように継続性を担保すべきなのでしょうか。

一つには、後進を育成する「教育」です。忙しい業務の中でも、**同じ職種の後進を育て上げておけば、自分がいなくなってからも同じ考え・思いで地域に向き合ってくれる**ことでしょう。

とはいえ、小規模の機関では、複数名の雇用が難しい、志望者がいないなど、教育といっても簡単に実現しない場合も少なくありません。そのようなときにお勧めしたいのが、本章～五章で取り上げている「連携」です。**地域に同じ思いの専門多職種、行政関係者、住民を増やしておく**ことで、自分がいなくなってからも実践が続いていきますし、直接育成できなかった代わり手にもその思いを共有していってくれます。また、代わり手が望ましくない方向に流れそうになった際には、それをみんなで阻止してくれることでしょう。

ずっととどまるだけが継続性ではありません。勤務が終了しても続く連携の力を、継続性に活かしていきましょう。

この仕事 誠心誠意 やり遂げる

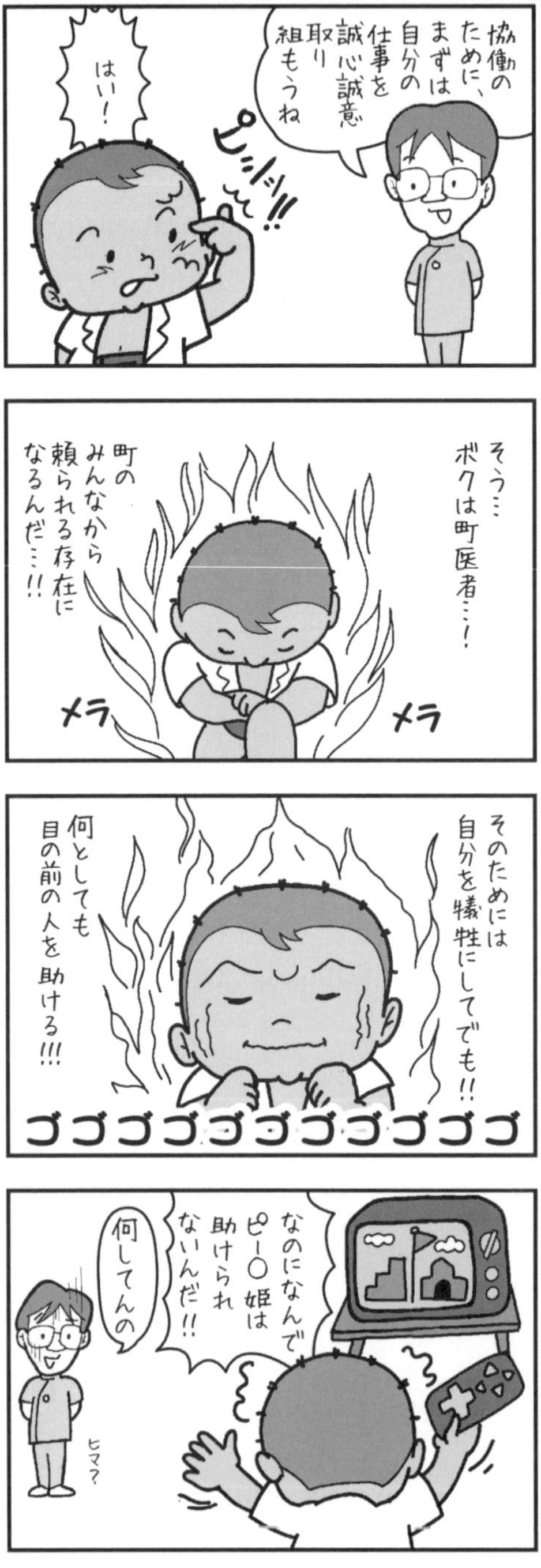
協働のために、まずは自分の仕事を誠心誠意取り組もうね
ピシッ!!
はい!
そう… ボクは町医者…!
町のみんなから頼られる存在になるんだ…!!
メラ
メラ
そのためには自分を犠牲にしてでも!!
何としても目の前の人を助ける!!!
ゴゴゴゴゴゴゴゴゴゴゴ
なのになんでピー○姫は助けられないんだ!!
何してんの
ヒマ?

与えられた役割に誠心誠意取り組み、周囲の信頼を得ることから、協働は始まる。

様々な立場・職種と共に取り組んでいく「協働（コラボレーション）」……。口でいうのは簡単ですが、実際にはなかなかうまくいかないことも多いですよね。どうすれば／何に気をつければ、協働はうまくいくのでしょうか。

私は、次の報告を気に入ってよく紹介しています。協働のために必要な要素についての論文です。これによると、**協働の構成要素は、信頼、知識、責任の分担、互いの尊重、コミュニケーション、協力、調整、衝突の管理、誠実、自立、楽観主義、ユーモアのセンス**の十二個なのだそうです[22)]。これについて、本書の何項目かを使って見ていきましょう。

十二の要素のうち、「信頼」、「知識」、「誠実」、「自立」について、私なりの解釈を加えてまとめ直すと、それは「誠意」ではないかと考えます。地域社会は役割分担で成り立っています。すなわち、高度に発達した社会においては一人の人間がすべての役割を担うわけにはいかずに、みんなで役割を分担して、互いに補塡し合って生活しているのです。地域医療の現場も同じこと。**まずは自分に与えられた仕事に誠心誠意取り組み、地域の中でその役割を十二分に発揮し、周囲の仲間から信頼されることが重要**です。これは私自身への戒めでもありますが、六章で述べるような地域社会活動を展開する際には、自分の本分が「町医者」であることを軽視しないように心がけているつもりです。地域でいくらよい活動をしていても、「本分」をおろそかにすると、コミュニティメンバーとして認めてもらえず、よい活動も「外からの賑やかし」として捉えられて成就しないでしょう。また、相手の仕事内容まで決めようとする方がいらっしゃいますが、それは本来間違っています。理想論かもしれませんが、私たちが私たちの役割を十分に示すことができれば、相手がそれを見て、自分の役割にも気づくことにつながるはずです。

もちろん皆さん専門職として信頼を得る仕事をされていると思いますが、いつでも忘れたくないこととして、「誠心誠意」を改めて意識してみてください。

三章　多職種連携編 9

問いただす前に敬意を払うべし

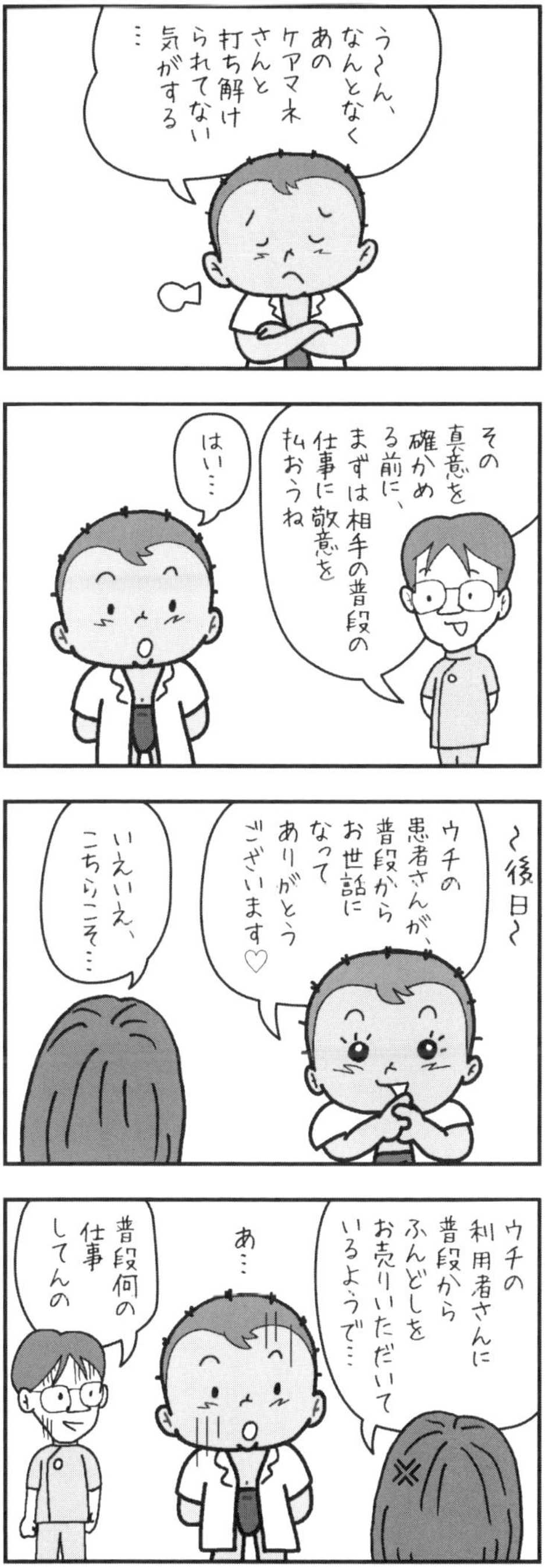
う〜ん、なんとなくあのケアマネさんと打ち解けられてない気がする……
その真意を確かめる前に、まずは相手の普段の仕事に敬意を払おうね
はい……
〜後日〜
ウチの患者さんが、普段からお世話になってありがとうございます♡
いえいえ、こちらこそ……
ウチの利用者さんに普段からふんどしをお売りいただいているようで……
あ……
普段何の仕事してんの

日頃感じにくい相手の真っ当な仕事に敬意を払うことから、協働は始まる。

協働の十二の構成要素[22]のうち、「責任の分担」、「互いの尊重」、「協力」、「調整」、「衝突の管理」をまとめて、「**敬意**」としてお伝えします。

同じ地域で同じ患者さん・利用者さんにケアを提供していると、他の職種の仕事の真意がわからずに疑問を感じてしまうことが少なからずありますよね。モヤモヤが積もりに積もると、相手のことを信頼できず、敵意を抱いてしまうことも……。なので、たまに会議やカンファレンスなどで会うと、顔を見るなり、納得いかない部分をつい強く問いただしたり、相手の仕事を非難したりしてしまいがちです。

でもちょっと待ってください、前項の通り、相手は地域において健康分野の大事な役割を分担した仲間のはず。相手（の職種）なしに、我々は一人でケアを完遂できません。納得のいかない部分ほど日立ってしまうものの、「〇〇さんがお世話になってありがとうございます」というふうに、**まずは普段の専門職としての仕事ぶりに感謝と敬意を示す**べきでしょう。そのうえで、ケアについての互いの思いを交わし、理解し、仕事っぷりから思いが感じ取れるようになれると、協働は一気に深まります。**相手の仕事に惚れ込むぐらい、相手のよいところを見つけるようにする**とよいのではないでしょうか。

「親しき仲にも礼儀あり」といいますが、「親しき仲のためにも礼儀あり」でもあります。お互い、よい意味でのプライドを持って頑張っていきたいですね。

三章　多職種連携編　10

人として好きになるほどうまくいく

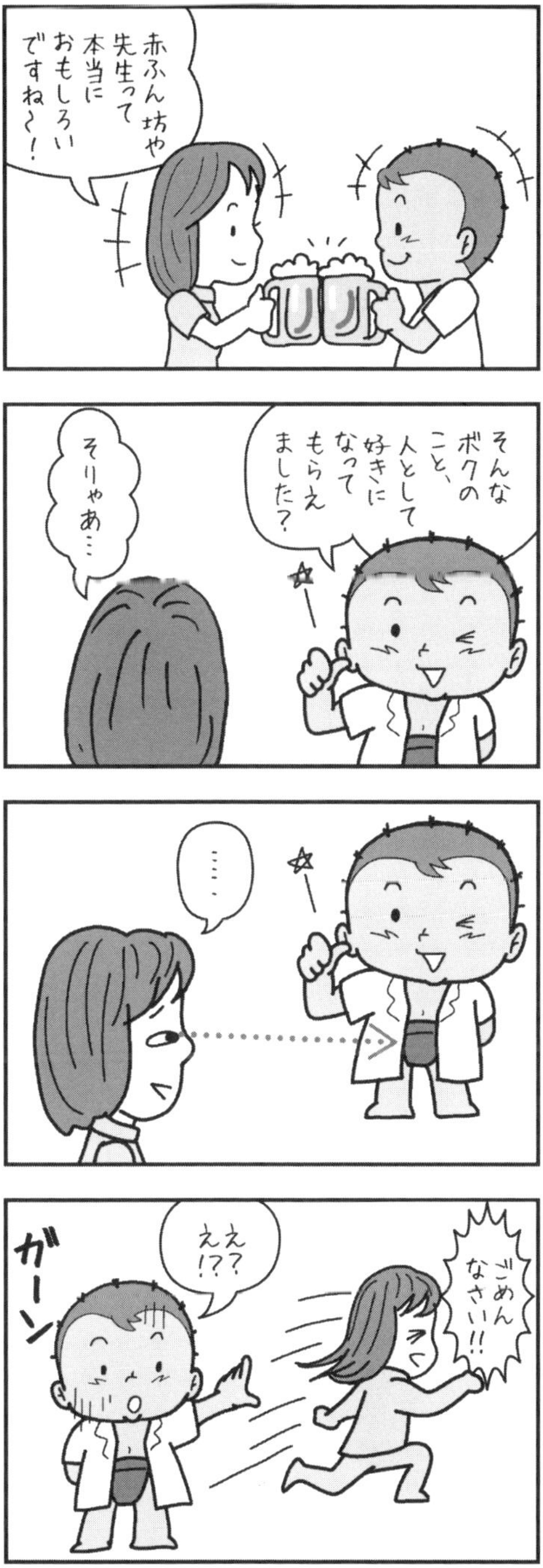
赤ふん坊や先生って本当におもしろいですね〜！
そんなボクのこと、人として好きになってもらえました？
そりゃあ……
……。
ガーン
え？え!?
ごめんなさい!!

結局は人と人。人として好きになろう、仲良くなろう。

「誠意」・「敬意」に次いで最後にお伝えするのは、協働の十二の構成要素[22]のうち、「コミュニケーション」、「楽観主義」、「ユーモアのセンス」をまとめた「懇意」です。

我々医療従事者は概して忙しく、仕事上でのやりとりに終始してしまいがちです。お伝えしたように、On the Jobのやりとりを全力で実施することは重要です。しかし、やはり専門職といっても人は人。医師とケアマネジャーの関係だけでなく、私と○○さん、という〝**人と人との関係性**〟**が、最終的にはものをいう**と思っています。人となりを知って関係をつくるためには、場合によってはOff the Jobの「コミュニケーション」も有効です。また、一緒に仕事をして／一緒にいて、楽しい、前向きになれるといった影響力も鍵となります。以上においては、「楽観主義」や「ユーモアのセンス」もまた重要になることも理解できます。ただし、「誠意」と「敬意」なしには逆効果のようにも感じています。

協働の構成要素について述べてきましたが、三つの〝意〟（誠意、敬意、懇意）はどれが欠けても協働には結びつきません。皆さんのバランス感覚に期待しています。

三章　多職種連携編 11

リーダーは仕事のやり甲斐創り出す

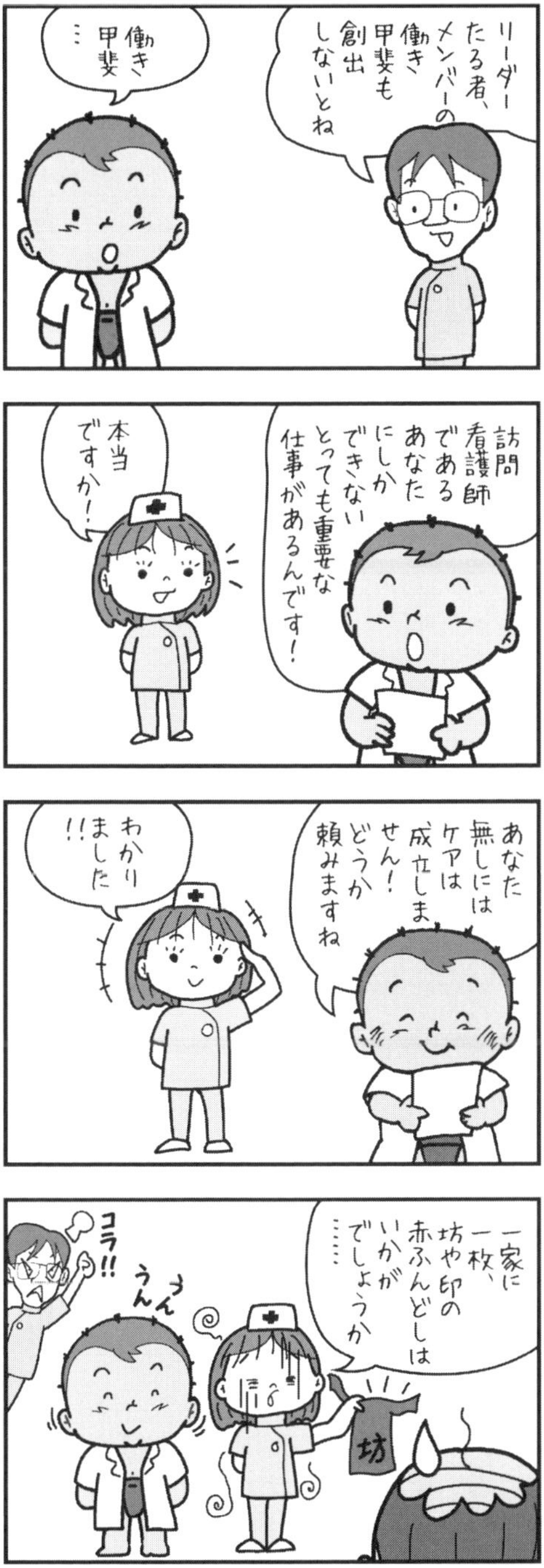
リーダーたる者、メンバーの働き、甲斐も創出しないとね
働き、甲斐……
訪問看護師であるあなたにしかできないとっても重要な仕事があるんです!
本当ですか!
あなた無しにはケアは成立しません!どうか頼みますね
わかりました!!
一家に一枚、坊や印の赤ふんどしはいかがでしょうか……
うんうん
コラ!!
坊

チーム医療のリーダーとして、メンバーの働き甲斐を創出しよう。

多職種がチームで良質の医療を提供することが求められる時代、医師はチーム医療のリーダーになる機会の多い職種です。リーダーですから、チームとしてよりよい医療を提供できるように努力する必要があります。そこには、医師として臨床能力が優秀であること以外に、どのようなコンピテンシーが重要になるでしょうか。

リーダーはチームの「代表」であり「調整役」、そして「責任者」ですので、チームのメンバーの意見を聞き入れ、チーム内の共通理解を築き、話し合いをまとめ、チームの方向性を示すこと、および、それに責任を持つことが求められます。しかし、それだけではありません。**メンバーに達成感の得られる仕事をさせる能力も求められている**といいます[23)]。つまり、ただ単にチーム全体の長として機能するだけでなく、メンバーの働き甲斐についてもコーディネートすべきということです。これがなかなか難しいですよね。自分で全部やってしまっても駄目、簡単な仕事を分けるのも駄目、難しすぎても駄目……。

ここは一つ、仕事の内容を調整するだけでなく、リーダーのリアクション能力の向上を試みましょう。**メンバーの仕事をリーダーがどう受け取り評価するかによって、やり甲斐・働き甲斐は大きく変わります。**あなたのしているその仕事がありがたいという思いが伝わればきっと、伝わらないときと比べると、同じ仕事をするにしても大きな差が生まれてきそうです。

医師はリーダーとしての研修を受ける機会も多くないといいます、積極的に機会を見つけて研鑽していきましょう。

三章　多職種連携編 12

喧嘩より相手の事情察すべし

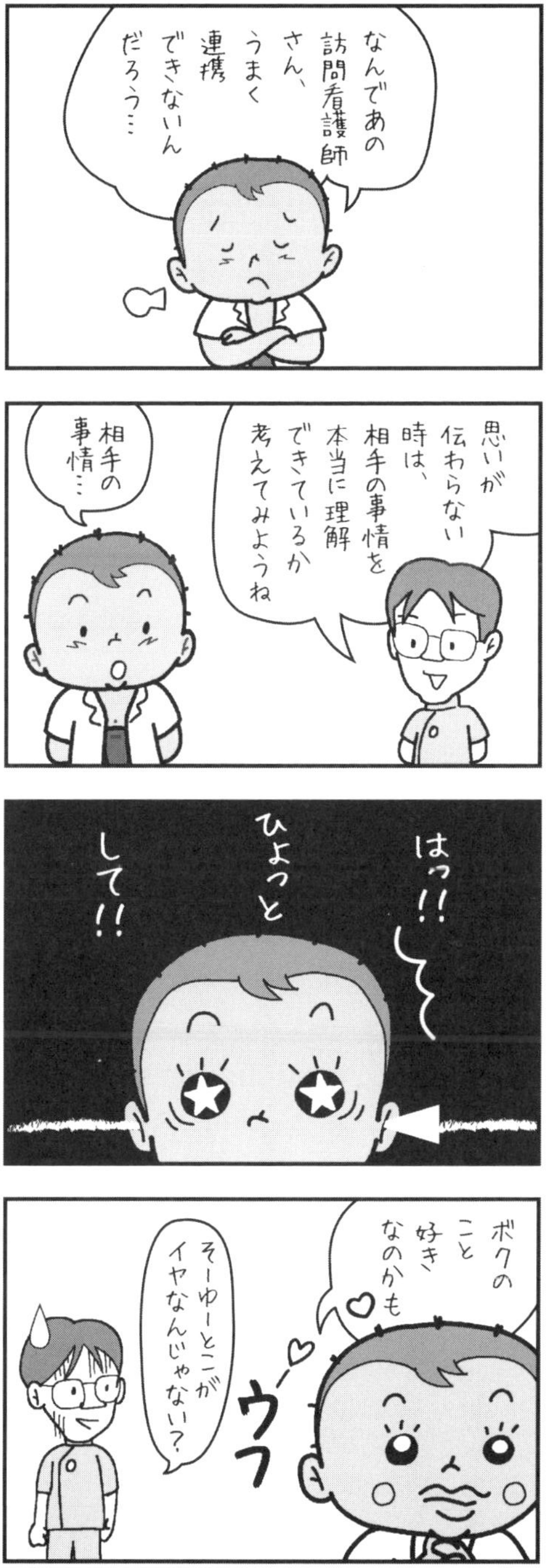
なんであの訪問看護師さん、うまく連携できないんだろう……
思いが伝わらない時は、相手の事情を本当に理解できているか考えてみようね
相手の事情……
はっ!!
ひょっとして!!
ボクのこと好きなのかも
ウフ
そーゆーとこがイヤなんじゃない?

相手に理解してもらえないとき、まずは自分の理解不足を内省する。説得、批判、愚痴、喧嘩、無視は考えもの。

患者さんにチームでケアを提供する中で時折、どう考えても正しいはずのことや重要だと思うことを連携の相手に理解してもらえないことってありますよね。そんなとき、皆さんはどうされていますか？　相手を説得しますか？　わかってくれないことを罵りますか？　愚痴をこぼしますか？　喧嘩をして相手を打ち負かしますか？　いっても無駄だと無視しますか？

説得は悪い方法ではないですが、医師が医師以外の相手を説得しにかかる場合、気をつけないと相手が威圧的に感じて、納得せぬまま折れていることがあります。これでは本当の連携は成り立ちません。批判したり罵ったりするのは連携面では厳禁です、そのときの案件のみならず、その後の関係性にも影響します。愚痴は自分のストレス解消手段としてはアリかもしれませんが、小さなコミュニティではどこからかその内容が相手に伝わってしまったり、普段のコミュニケーションが無意識のうちに距離感のあるやりとりになってしまったりすることがあり、愚痴をこぼすなら連携に関係のないところ（自分の家族など）に限定すべきかもしれません。「喧嘩」をして白黒をつけないと前に進めないという意見は間違っているとはいいませんが、たとえ相手に非があったとしても、一度大がかりな「喧嘩」をしてしまうと、二者の間にどうしても距離や溝ができ、次なる連携の場面に影響することは必至です。かといって諦めるというのも、チームで本当によいケアを提供しようというのに、不甲斐ないことです。

私の場合、イライラする気持ちを我慢しつつ、**「これほどの基本的なことをわかってもらえないのは、**

何か私が知らない事情があるのではないか?」と、まずは自分の理解不足を内省するようにしています。連携の相手は所属も立場も違う仲間です、本当に相手の事情を理解できているでしょうか。ひょっとすると家族と上司の板挟みにあっているのかもしれません。ひょっとすると過去のつらい経験の教訓を気にしているのかもしれません。自分でわからないときには、周りの人にも聞いてみます。すると、気づいていなかった事情が浮き彫りになることがあり、その気づきをもとに**内容や伝え方、タイミングを工夫すると、うまく伝わることもある**のです。このことは、後述の行政や住民との連携にも当てはまると感じています。

「まずは内省的に」、関係構築の地雷を踏まないためにも、ぜひ心がけてみてください。

とりあえず相手の喜ぶ"おせっかい"

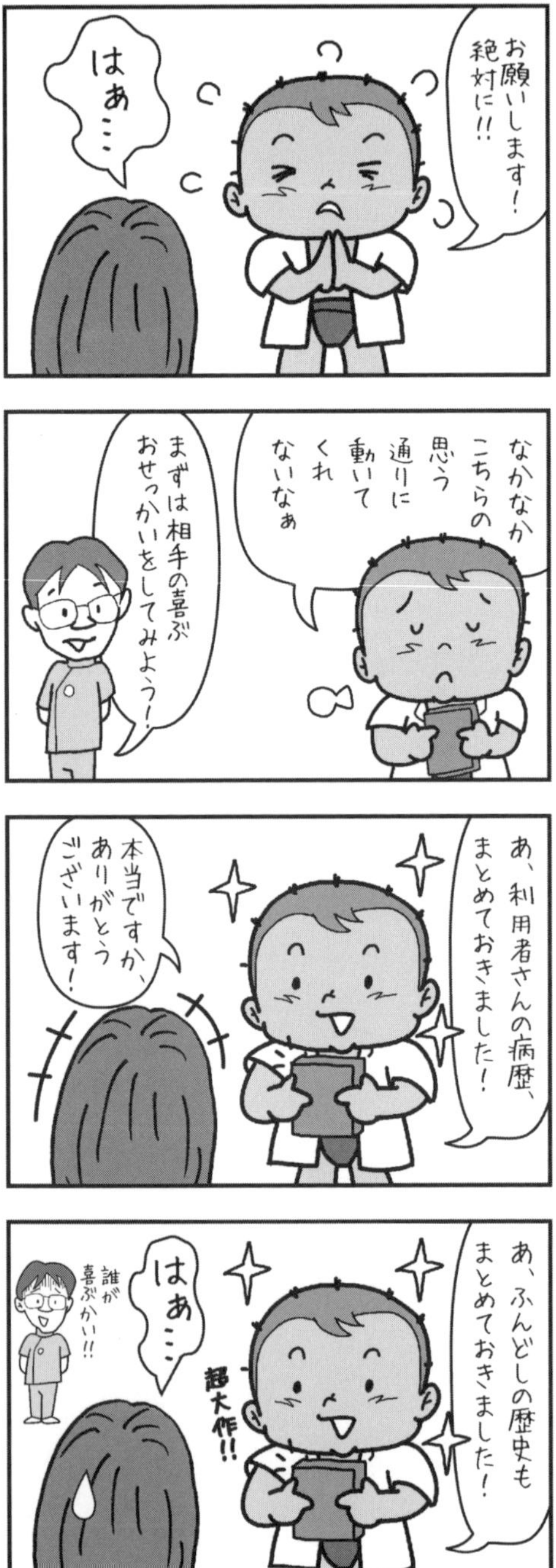
お願いします!
絶対に!!
はぁ…
なかなかこちらの思う通りに動いてくれないなぁ
まずは相手の喜ぶおせっかいをしてみよう!
あ、利用者さんの病歴、まとめておきました!
本当ですか、ありがとうございます!
あ、ふんどしの歴史もまとめておきました!
超大作!!
はぁ…
誰が喜ぶかい!!

相手の喜ぶ〝おせっかい〟で、相手を味方につけよう。

多職種連携において、相手にこんなことをしてほしい！　というとき、皆さんはどうされていますか。淡々と文書で依頼？　丁寧に頭を下げる？　こちらの熱い思いを渾々と力説する？

もちろんどれも間違いではありませんが、特にまだ相手との関係性が完成していない段階では、いきなりこちらの要求を突きつけるのは、それがいくら正しくよいことであっても、少々手荒となる場合も。

そんなときは、まず相手の喜ぶことをしましょう。〝おせっかい〟になるんです。具体的には、仕事への労いや感謝、様々な情報提供、職種間や対役場の調整役など。**相手に「仕事を助けてもらっている、理解してもらっている」と感じてもらえるようなアクションをこちらがとる**のです。仕事上の良きパートナーであるということを認識してもらってから、丁重にお願いしてみましょう。

ただし、注意も必要です。おせっかいも度が過ぎるとプレッシャーになったり仕事の奪取につながったりします。相手のプライドを傷つけない範囲にとどめる自制や、相手の望んでいることを正確に把握する能力が必要になります。

これらの能力はなかなか身につくものではないかもしれませんが、個人的にポイントと感じていることとしては、**自分の感情に身を任せず、一歩引いた第三者的な目で、自分と相手の関係性を冷静に見つめる**ことです。気配りが気配りでなくなってはいないか？　せっかくの好意が逆効果にならないように、気をつけたいものですね。

ユーモアが立場の垣根を取り払う

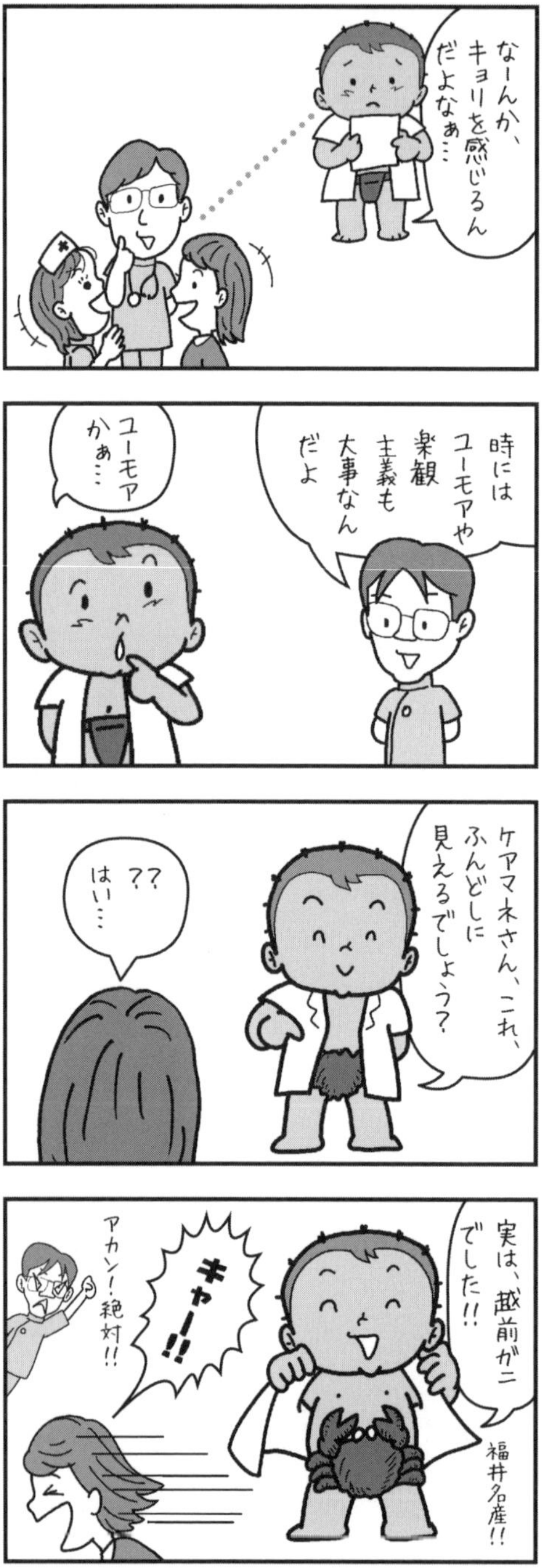
なーんか、キョリを感じるんだよなぁ……
時にはユーモアや楽観主義も大事なんだよ
ユーモアかぁ……
ケアマネさん、これ、ふんどしに見えるでしょう?
??はい……
実は、越前ガニでした!!
福井名産!!
キャー!!
アカン!絶対!!

「ユーモア」と「楽観主義」で、「レッテル」、「垣根」を取り払おう。

それでも連携がうまくいかないという方、その一因に、ひょっとすると「レッテル」や「垣根」の問題があるのかもしれません。

どういうことかというと、医療職や介護職、行政職などは、他の立場の方から、場合によっては「真面目」、「頑な」、「融通が利かない」、「プライドが高い」といった印象を、関わり合う前から持たれてしまい、関わることを敬遠されたり距離をとられたりすることがあるように感じています。これは何も一般の方→医療介護職・行政職だけでなく、行政職→医療職、介護職→医療職も同様です。専門性が高いと理解されている裏返しかもしれませんが、このままでは心から連携するのは難しそうですよね。

そのようなときに私が意識しているのは、先の文献[22]にもあったユーモアと楽観主義です。具体的には、本著でも活躍している高浜町のマスコットキャラクター「赤ふん坊や」に扮して（!?）講演前にパフォーマンスをしたり、その他の様々な衣装でみんなの前に現れたりしています。**「通常医師はしないであろうこと」をすることで、医師の垣根は低くできます。**ただし、ただ単にふざけているだけだと愛想を尽かされ逆効果になるので、ちゃんと意味を持たせ（私の場合ですと、行政との距離の近さの象徴として彼を起用しています）、やるべき仕事をきちんとこなす必要がありますが。垣根を低くすると同時に注目もされるため、一石二鳥です。

ユーモアについては得手不得手があると思います（私も得意ではないのですが……）。無理に取り組むことはないかもしれませんが、意外な好転のきっかけとして、ぜひ利活用したいものですね。

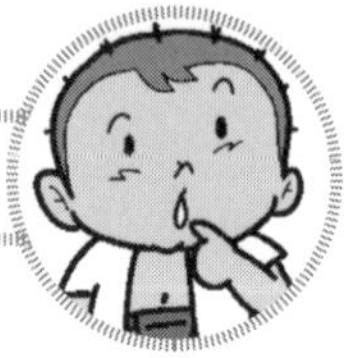

赤ふん坊やの意味

私が赤ふん坊やと仕事をしているとよくいわれることが、二つあります。

一つはこれ。

「赤ふん坊やは先生がモデルなんですか?」、「赤ふん坊やは先生が作ったんですか?」

この質問に対しては、丁寧に否定し、赤ふん坊やが昭和六十三年生まれでご当地キャラブーム以前から存在し、「ひこにゃん」や「くまもん」よりも年上(?)であることをお伝えします。

もう一つはこれ。

「先生はなぜ着ぐ○みに入るようになったんですか?」

これに対しては赤ふん坊やのアイデンティティを否定する失言をたしなめつつ、赤ふん坊やと仕事をしているのは実はユーモアのためであることをお伝えします(ユーモア以外にも、行政と協働していることやまちづくりに取り組んでいることの象徴でもあり、とにかくまず自分が楽しいこともあるのですが)。

最初のきっかけは、「三分に一回笑いをとらないプレゼンはプレゼンではない」という厳しい教えが受け継がれる福井大学救急・総合診療部で初めて講義を担当した際に、彼を起用したときでした。根がおもしろくないのでスベったわけですが、ここで赤ふん坊やと仕事をする新たな理由が明らかに! それは、「外界(?)でスベっても全然怖くない」という利点!

ユーモアのセンスを磨き、道具(?)に頼らなくてもよくなりたいものです……。

三章　多職種連携編 15

物事の「正義」と「連携」別次元

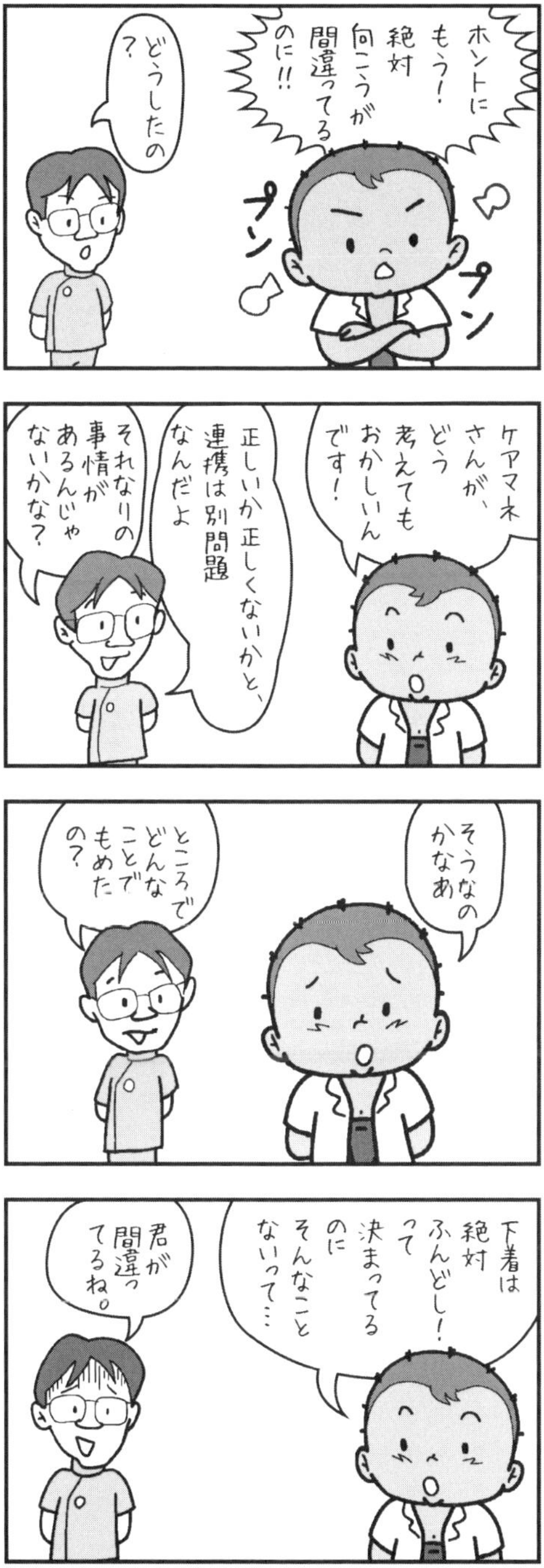
ホントにもう！絶対向こうが間違ってるのに!!
プン
プン
どうしたの？
ケアマネさんが、どう考えてもおかしいんです！
正しいか正しくないかと、連携は別問題なんだよ
それなりの事情があるんじゃないかな？
そうなのかなあ
ところでどんなことでもめたの？
下着は絶対ふんどし！って決まってるのにそんなことないって…
君が間違ってるね。

物事の「正義」と「連携」は別次元。正しいことを押し通すと、正しくなくなることも。

皆さんは日々、目の前の患者さんや利用者さんに、最善のキュア・ケアを提供するべく、全力で向き合っていらっしゃることと存じます。提供される医療や介護は、それは正しく素晴らしいものでしょうし、それに自信を持っていらっしゃるでしょう（実際そうあるべきとも思います）。

しかしどうでしょうか。それなのに、なぜ理解してもらえない？　なぜ協力してもらえない？　なぜ間違ったことをしようとする？　なぜ一緒に取り組めない？　と思う場面を経験しませんか。

自分は絶対的に正しいのに、なぜ相手は最善のキュア・ケアを提供してくれないのでしょう？　それは、「物事の正義」と「連携」は別次元の問題だからです。**いくら正しいとわかっていても、それを実行するかどうかには、提案者との関係性、職業上のプライド、職種固有の勤務事情、所属先の規則など、様々な要因が関わる**のです。「連携」を深めるためには、これらに配慮する必要がありそうです。「そんなものに配慮して、正しいことをおろそかにするのは間違っている！」と感じる方も多いと思います。ある意味その通りかもしれません。でも注意してください、いくら正しいことを強要したとしても、それが教科書通りの効果を発揮するかどうかについても、前述の要因が関わってくることに。そうなっては、正しいはずのことが正しくなくなってしまう可能性もあるのです。

変に正義を曲げることは医療介護従事者のプロフェッショナリズムに抵触しますが、**「正義」と「連携」の二つの次元を総合的に見て一番よい対応を考える**ことは必要です。そして、それらをどちらも改善させるべく日々努力していく。これは、医療介護従事者に共通の、永年の行動目標です。

三章　多職種連携編 16

できぬなら 共に歩んで 成長を

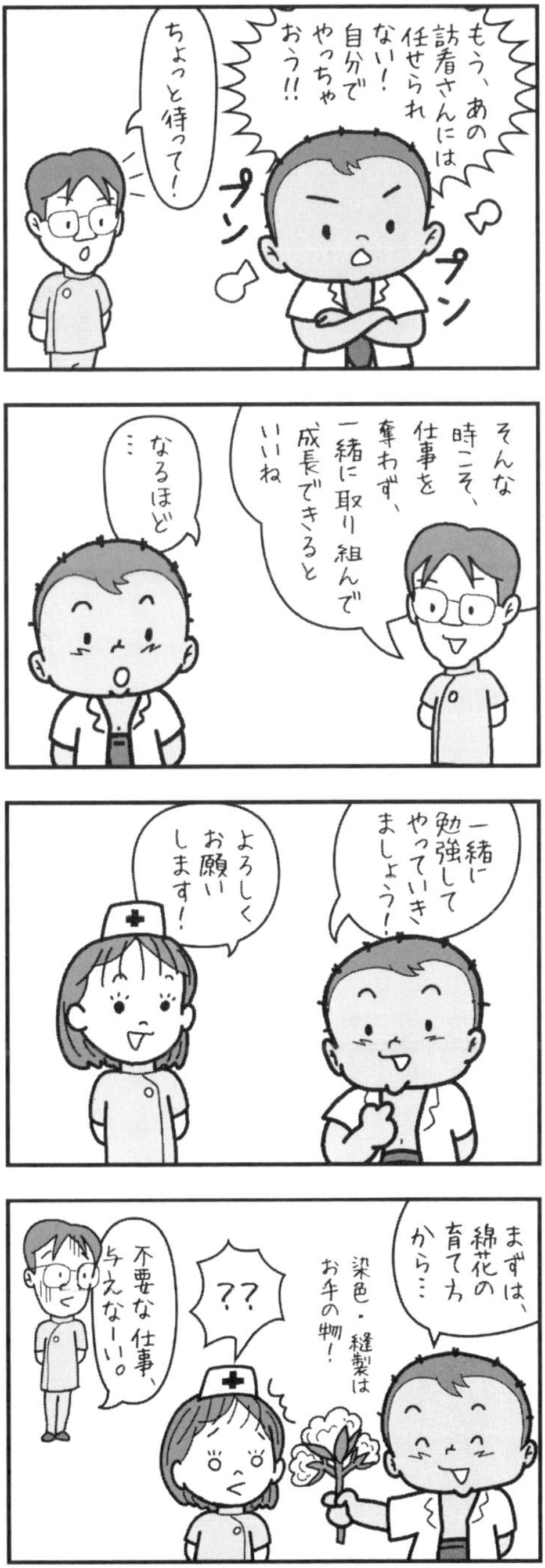
もう、あの訪看さんには任せられない！自分でやっちゃおう!!
プン
プン
ちょっと待って！
そんな時こそ、仕事を奪わず、一緒に取り組んで成長できるといいね
なるほど……
一緒に勉強してやっていきましょう！
よろしくお願いします！
まずは、綿花の育て方から……
染色・縫製はお手の物！
??
不要な仕事、与えなーい。

自分の仕事には常に謙虚で、相手の仕事の不足には共に歩む姿勢を。

医療・介護の専門職として、自分の役割をよい意味でのプライドを持って高め続けることは、非常に重要です。先の項目でも、「誠意」をもって仕事にあたるべきといいました。それはその通りで間違いないのですが、自分の仕事を高めていくと、次第に周囲のメンバーの仕事への期待も自ずと高まり、その仕事内容やレベルに〝納得〟ができなくなってくることがあります。

このようなとき、つい、メンバーを選んだり自分で仕事を完遂してしまったりしがちですよね。気持ちはわかりますが、それでは仕事の「奪取」になってしまい、多職種連携が成り立ちません。理想的には、求める仕事をしてくれない相手こそ、**同じ患者さん・利用者さんへの仕事を介して、思いを共有しながら、互いにスキルアップできるように密なコミュニケーションをとる**べきでしょう。

また、自分の仕事には非の打ち所がないと思っていませんか？　そう思っているとそれがにじみ出て、傲慢不遜に思われます。すると、周囲から距離をとられますし、逆に周囲から仕事への期待や要望があっても伝えにくくなってしまい、「裸の王様」に近づいてしまいます。個人的には、いくら仕事ができても、そのことに謙虚さを忘れ絶対的な自信を誇示している人や、自分が周囲の尻拭いをしていると考えている人、自分が地域のために働いてやっていると考えている人は、チーム医療やリーダーシップ、多職種連携面での成功は難しいと感じています。

相手の仕事の認められる部分を認め、改善すべき点は一緒に取り組んでいく。自分の仕事には常に謙虚で、周囲からどのように見られているかを客観的に捉えられる。この配慮が、ゆくゆくは理想的な連携や地域へとつながっていくと信じています。

三章　多職種連携編 17

「許せない」？ならば連携あり得ない

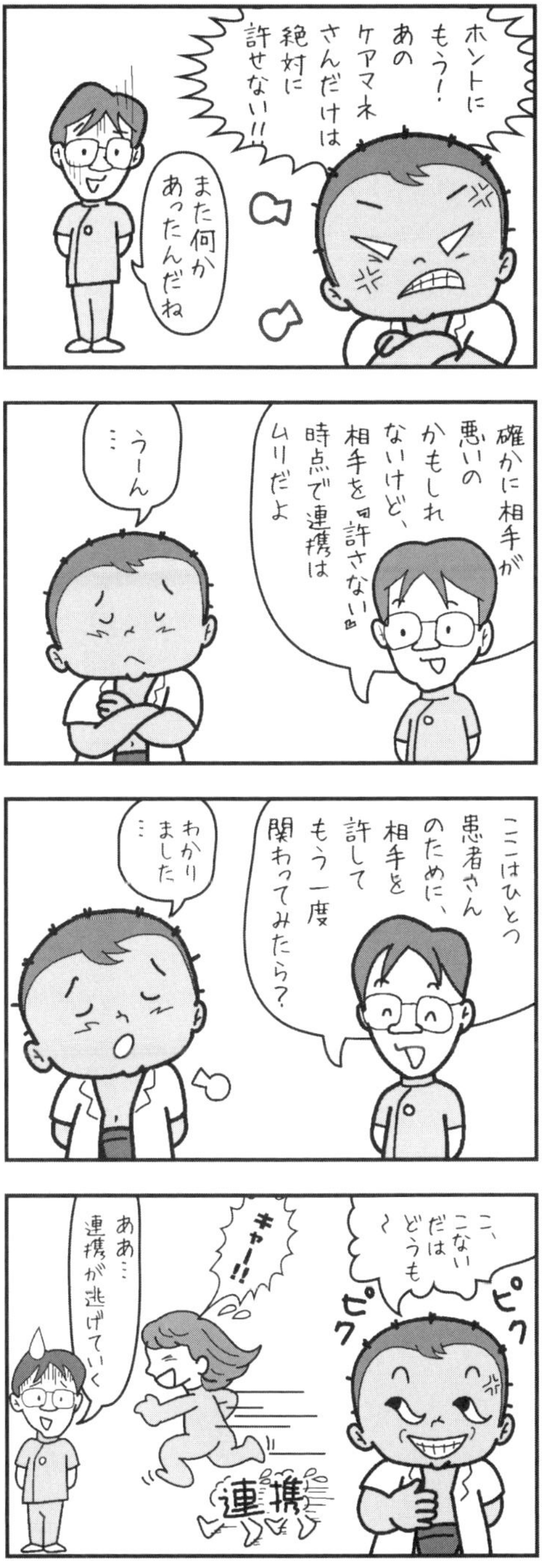
ホントにもう！あのケアマネさんだけは絶対に許せない!!
また何かあったんだね
確かに相手が悪いのかもしれないけど、相手を『許さない』時点で連携はムリだよ
うーん……
ここはひとつ患者さんのために、相手を許してもう一度関わってみたら？
わかりました……
こ、こないだはどうも〜
ピク
ピク
キャー!!
ああ…連携が逃げていく
連携

感情論では連携はできない。「許す」、「許さない」は相手の問題ではなく、自分の問題。

普段関わりのある多職種メンバーの中で、「あの人だけはどうしても許せない!」という人、いませんか?

私も医療介護連携に関わっていると、「あの人だけは許せない」という話を方々で耳に挟みます。きっと、信頼を失うようなことが幾度と発生したのでしょう。であれば、そう感じるのもやむを得ないかもしれません。

しかし、地域をより住み続けられやすく素晴らしいものに成長させたいと思っているあなたなら、ちょっと踏みとどまってほしいと思います。我々がどのようなメンバーとも協働関係を築くことができれば、恩恵を受けるのは地域の患者さんや利用者さん、住民です。

我々はつい、仲間の納得のいかない仕事や対応に「許せない」と感じ、非難や拒否・拒絶といった反応を起こしてしまいます。もちろん、悪いのは仕事の内容によっては相手なのかもしれません。しかし、「許せない」と思うほど距離感は生まれ、連携とはかけ離れてしまいます。もし相手を「許す」ことができれば、連携の可能性は残されます。

感情論では連携はできません。**「許す」、「許さない」という議論をしている時点で、連携は不可能**です。また、**悪いのは相手でも、許すのか許さないのかは自分の問題**です。感情を揺さぶられることが起こるとどうしても感情的になりがちですが、地域のため、目の前の患者さんや利用者さん、ひいては住民のために、一度「許して」みませんか?

三章　多職種連携編 18

IPE 互いの価値を高め合う

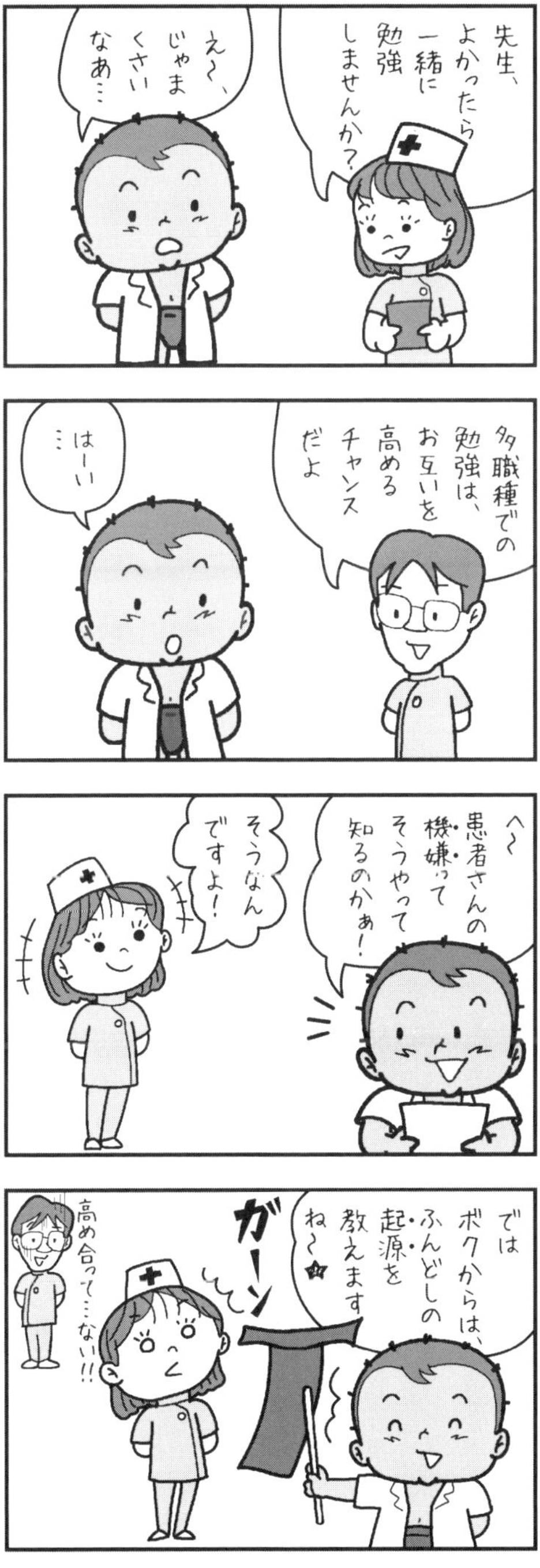
先生、よかったら一緒に勉強しませんか?
え〜、じゃまくさいなあ…
多職種での勉強は、お互いを高めるチャンスだよ
はーい…
へ〜患者さんの機嫌ってそうやって知るのかぁ!
そうなんですよ!
ではボクからは、ふんどしの起源を教えますね〜
ガーン
高め合って…ない!!

教え合うことで、高め合える。共に教えることで、つながれる。

多職種連携を磨き上げる機会といえば、患者さんや利用者さんの実際のケアについて、個別に相談・協議するときですよね。

もちろんそのチャンスは逃さないでほしいのですが、もう一つお勧めしたいのが、**多職種連携教育（Interprofessional Education：IPE）**の機会です。

世界保健機構によると、IPEとは、**異なる教育背景を持つ保健関連職種の学生・医療従事者が、健康増進、疾病予防、治療、リハビリテーションなどの業務を協調して提供できるようにするため、相互作用を重要目標として一定期間共に学ぶプロセス**のことをいいます。立場の違う専門職が一堂に会し、共に学び、互いに教え合います。ひょっとすると、「医師は医師の勉強をしていればよい」と考える方が、この本の読者にもいらっしゃるかもしれません。しかし、**IPEは他職種との心理的距離を近くし、保健・医療・福祉の全体像の中で自分の職種と他職種との相互役割を理解し、各成長の段階から自分の役割・責任を認識できる、絶好の機会**といえます。これを逃してはなりませんよね。近年では、多職種連携勉強会が各地で盛んに開催されるようになってきました。高浜町でも、「高浜町地域包括ケアネットワーク」、通称「たかケアネット」というIPEの企画が運営されており、「できるだけ負担を集中させず、それぞれの得意分野を活かして、無理なく、参加者も講師も楽しく実施でき、顔と心の見える関係がつくれる」こと（多い……）をモットーに、みんなでワイワイと、高齢者体験や嚥下食体験、ケアとしてのアロママッサージ、脳年齢測定、笑いヨガなどを学んでいます。自ら企画・運営しないにしても、そのような機会があれば積極的に参加し、参加者同士が互いによい学びを得られるように心がけたいものです。

話は少しそれますが、私は地域の現場で、地元中学生に対する地域医療介護特別体験授業や町民に対する健康連続講座に関わっています。このような場面でも、**多職種の仲間で教育を提供する企画の準備や実行の際に、仲間との一体感が生まれることや、地域への思いが深まることを実感**しています。自分たちのスキルアップのためのＩＰＥはもちろんのこと、他者に提供する教育での多職種協働(Interprofessional Work：IPW）も、どちらも有意義なものとなることでしょう。地域を、もっともっと教えてつながる場所にしていきたいですね。

三章　多職種連携編　19

人がいない？それなら連携広げよう

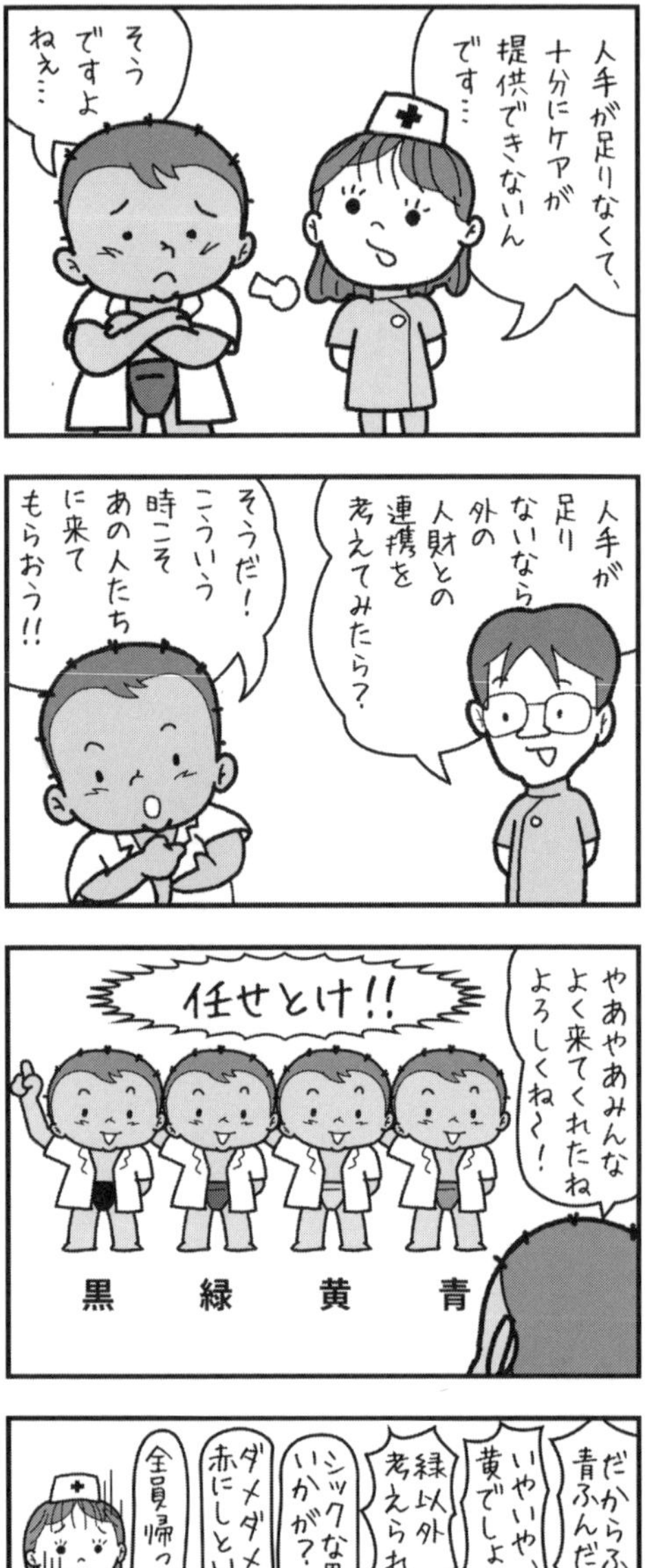
人手が足りなくて、十分にケアが提供できないんです…
そうですよねえ…
人手が足りないなら外の人財との連携を考えてみたら？
そうだ！こういう時こそあの人たちに来てもらおう!!
やあやあみんなよく来てくれたねよろしくね～！
任せとけ!!
黒
緑
黄
青
だからふんどしは青ふんだって！
いやいや、絶対黄でしょう!!
緑以外考えられんし!!
シックな黒はいかが？
ダメダメそこは赤にしといて!!
全員帰って…

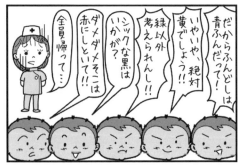

人がいなければ、広域の連携を考える。外の力は間接的にも大きな力となる。

日々忙しく勤務されている医療介護従事者の皆さん、本当にお疲れさまです。皆さんが多忙となっている背景には、人手不足が少なからず影響していることでしょう。地方で特に顕著といわれますが、都市部でも、今後の爆発的な医療・介護需要の高まりに対応できる人財が確保されているとはいえません。

人手不足に対する現場の適応として、二つ紹介したいと思います。一つは、「**広域の連携を考える**」です。普段ケアを提供している範囲での人財が不足しているなら、**隣の地域・まち・圏域との連携により、付加的な人財を得られる**かもしれません。広域すぎて移動にあまりに時間がかかる、不足している人財こそひっぱりだこで関わってくれないなど、実際にケアに関わっていただくことが難しい場合も少なからずあるでしょう。しかし、**互いに相談できる体制を組む、合同でカンファレンスを定期開催する、リクルート情報を共有するなどの方法で、広域の連携は何かしら実現できる**と信じています。

人手不足だから忙しい、忙しいから外部との連携をとっている暇がない、という悪循環に陥りがちですが、普段関わることの少ないメンバーとの交流は、新たな学びや気づきをもたらしてくれます。忙しい中でも何とか時間をつくって広域の連携をとることが、ゆくゆくは業務の質の向上につながることでしょう。

人がいない？それなら役割広げよう

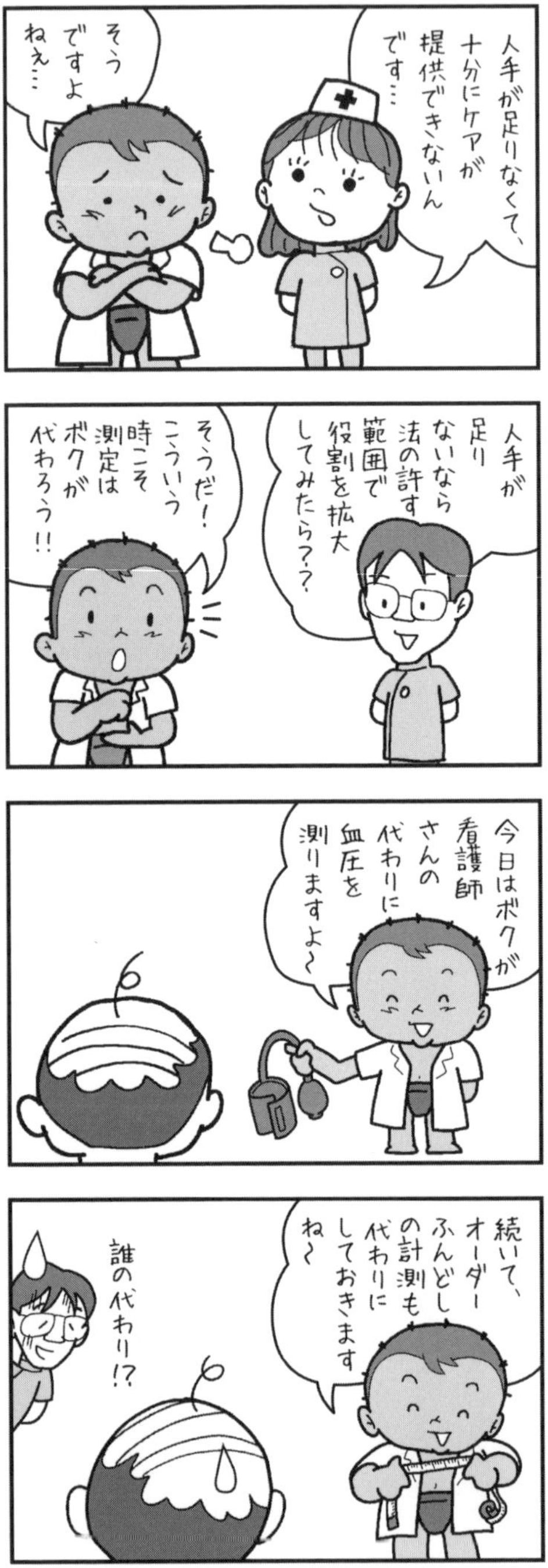
人手が足りなくて、十分にケアが提供できないんです…
そうですよねえ…
人手が足りないなら法の許す範囲で役割を拡大してみたら？？
そうだ！こういう時こそ測定はボクが代わろう!!
今日はボクが看護師さんの代わりに血圧を測りますよ～
続いて、オーダーふんどしの計測も代わりにしておきますね～
誰の代わり!?

人がいなければ、役割の拡大を考える。役割を補い合って地域のケア全体を支える。

人手不足に対する現場の適応としてもう一つご紹介するのが、「**役割に幅を持たせる**」です。これは、**職業ごとに決められた狭義の役割を、法の許す範囲で少し拡大する**というものです。例えば、訪問した介護福祉士が血圧を測定したり体の状態変化を医療職に報告したりすることや、主治医が居宅介護サービスについての情報提供を行うことなどです。ただ、介護職が勝手に医療的処置を実施する、医療職が勝手にケアプランを決めてしまうなど、職域を侵すことは禁物です……。

役割を広げる話は、何も医療・介護関係者に限ったことではありません。最近では、郵便・新聞の配達や、水道メーターの確認などの職務を担う人による見守りや、近所付き合いからの見守りなどの〝インフォーマル〟なサービスが取り沙汰されることが増えてきました。医療・介護保険を使ってのいわゆる〝フォーマル〟なサービスの提供が限界を迎えつつある中、民生委員・児童委員などのもともと役割を担っている人はもちろんのこと、そうでない人を含めた**住民との連携・協働は、今後ますます重要な位置づけとなる**と確信しています。互いの役割を認識しながら、そういった力をうまく引き出せれば、人手不足に対する大きな切り札となりそうです。住民だけでなく、各種活動団体、議会・議員、行政とも役割を分かち合いたいところです。

こちらから一方的に相手に役割を押しつけるわけにはいかないので、**役割を分かち合うには日々の連携と協働から生まれる信頼関係が必須**となります。皆さんの地域で互いの気遣いから自ずと役割を補完し合えることを祈ります。

四章 行政編

地域医療に従事するうえで避けられないのが、行政との関わりです。我々地域医療従事者が医療のスペシャリストとすると、行政関係者は〝地域〟のスペシャリスト。自分が関わった患者さん・家族だけでなく、地域全体に理想的な医療・ケアを実現するためには、行政との連携は不可欠です。本章では、独自の文化・ルールを持つ「行政」とうまく連携するためのエッセンスをお伝えします。

要求は突きつけずまず聞いてから

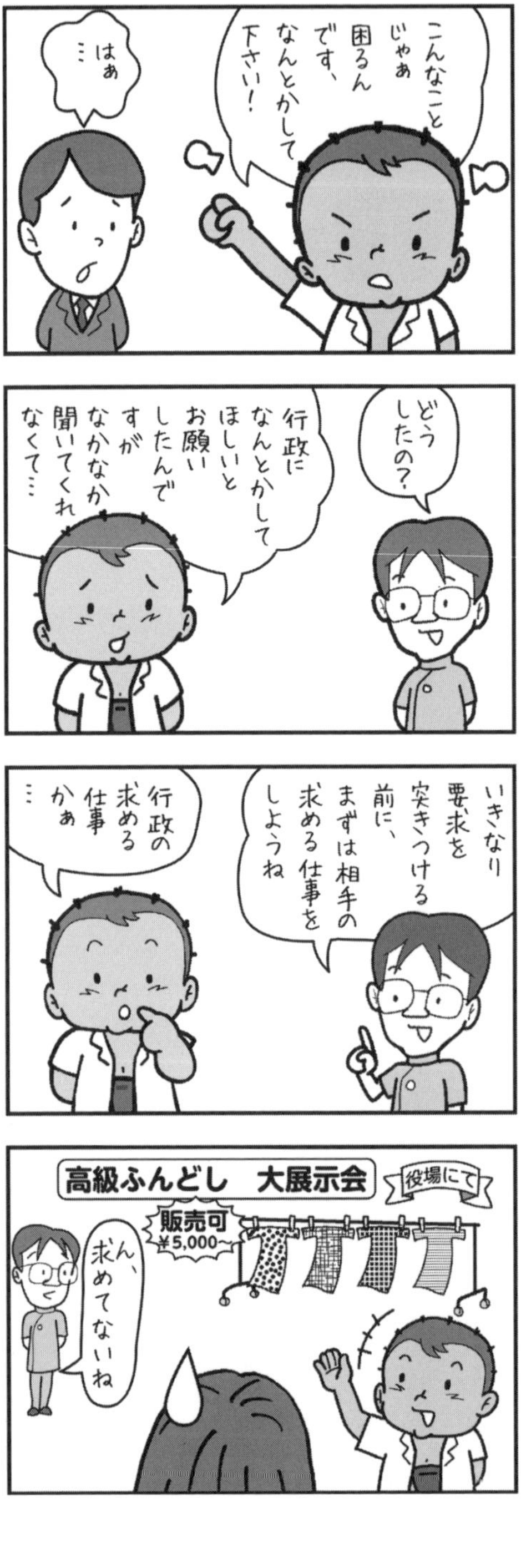
こんなことじゃぁ困るんです、なんとかして下さい！
はぁ…
どうしたの？
行政になんとかしてほしいとお願いしたんですがなかなか聞いてくれなくて…
いきなり要求を突きつける前に、まずは相手の求める仕事をしようね
行政の求める仕事かぁ…
高級ふんどし　大展示会
役場にて
販売可
¥5,000〜
ん、求めてないね

まずは、相手の求める仕事から。いきなり要求を突きつけない。

医療や介護、健康面で地域をよくしたい！　地域ぐるみでよいケアを提供したい！　地域医療の現場にいると、自然と頭に上ってくる考えだと思います。地域をよくする専門職といえば、行政関係者。行政は地域の主治医のような存在です。自ずと、地域医療従事者は行政関係者と関わる機会が多くなります。

ところが残念なことに、私の聞く範囲では、医療介護従事者（特に医師！）と行政関係者とのトラブル・揉め事の、なんと多いことでしょう……。そのような話を耳に挟むたびに、悲しく、またもったいなく感じます。地域をよくしたいという思いは、互いに同じはずなのに……。

行政関係者にアプローチするとき、いきなり要求を突きつけたりしていませんか？「地域の不備不足に対処するのが行政の仕事だから、行政職員はいわれた通りに動けばよい」という考えのあなた、その考えは行政職員のアイデンティティを無視する危険な考え方です。行政職員は何も考えず・動かずに地域の要望に対応できるのではなく、様々な要望の中から優先順位が高いもの、公的な介入余地があるものから、職員自らの地域をよくしたいという思いに行政ならではのルールを乗り越える数多の努力を重ね、ようやく対処されています。なので、**「この人が求めるなら、多くの困難に立ち向かってでも何とか実現させたい」と思ってもらう必要がある**のです。とにかく、**自分が「地域に欠かせない人財」になればよい**のです。

そうすると、まずは相手に自分の仕事に対して信頼感を持ってもらわなくてはなりませんが、互いに病院・施設の中、役所役場の中で勤務しているので、なかなか仕事を相互理解する機会はないですよね。そんなときはまず、**こちらの要求を伝える前に、相手が求めている仕事を探って先に行う**とよいかもしれません。健康分野に限らず、残念ながら行政に対して一方的に要求を突きつける人が少なくないので、まず行政の求める通りにこちらが動く時点で結構なアドバンテージになります。十分な信頼関係の上に、こちらの要求をのせるようにしたいところです。

ファーストタッチの大切な部分で関係を壊すと、後々に響きます。完璧な第一印象を目指していきましょう！

四章　行政編 2

行政に〝上から目線〟厳禁だ

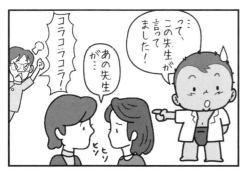

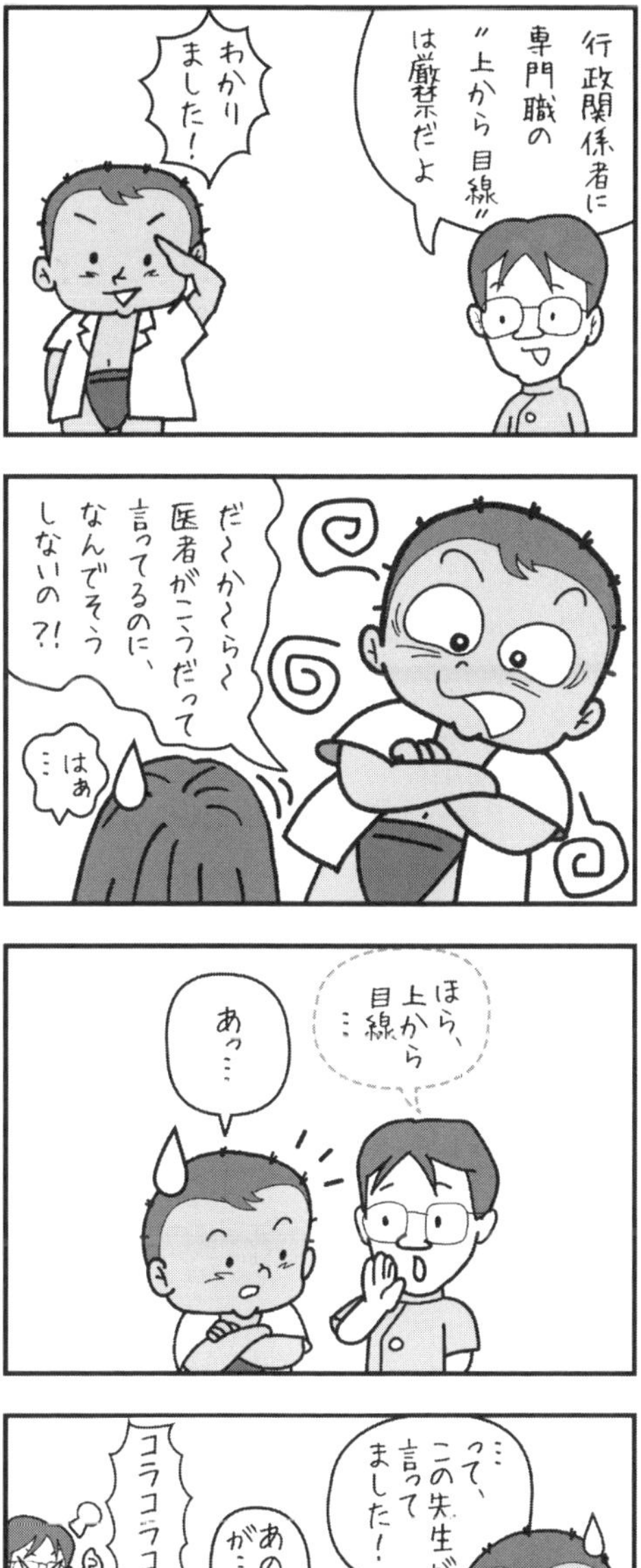
行政関係者に専門職の〝上から目線〟は厳禁だよ
わかりました！
だ〜か〜ら〜医者がこうだって言ってるのに、なんでそうしないの？！
はぁ……
ほら、上から目線……
あっ……
……って、この先生が言ってました！
あの先生が……
コラコラコラ！
ヒソ
ヒソ

行政関係者は専門職の〝上から目線〟に敏感。低姿勢を常に心がける。

皆さんは、行政関係者というと、どんなイメージを持ちますか？　住民として行政関係者と触れ合う機会といえば、窓口での諸手続などの対応でしょうか。その際のイメージはどうでしょう。丁寧に、物腰低く対応されているイメージを持つのは私だけでしょうか。役所役場の皆さんも、税金から給料をもらっているという意識のもと、住民からの視線には気を遣っているのだと思います。

一方、行政関係者からみた医療従事者、特に医師のイメージはどうでしょう。残念ながら決して同様ではないようです。偉そうで傲慢で、社会的常識がなく、相手を見下す、厄介なイメージを持たれていることが少なからずあるように思います。もちろん、すべての医師がそうではないはずですが、一部の医師がそのようなイメージを植えつけてしまっているのではないでしょうか。

実は行政の中で、健康関係の部署へ好んで配属になる職員は少ないといわれます。その理由は、関係する専門職が多いからです。医師や看護師、保健師、ケアマネジャーなどが、国家資格をもとに働いているのに対し、役所役場の一般事務職の皆さんは特別な資格を持つわけではありません。資格がなくても役所役場の職員さんは立派なまちの専門家で、そのことにプライドも持って働いていらっしゃいます。上下や優劣なく、対等に同じ方向を向いて仕事をすべきなのですが……。

ということで、とにかく、**専門職の〝上から目線〟に行政関係者は非常に敏感**です。決してにじみ出さないように気をつけましょう。人が知れて距離が近くなるまでは、低姿勢に気をつけすぎるくらいがちょうどよいのかもしれません。自分で気づきにくい場合は、周囲の人から指摘してもらうのも有効です。よい関係の第一歩、皆さんと共に歩みたいと思います。

四章　行政編　3

やったこと とにかくマメに 報告を

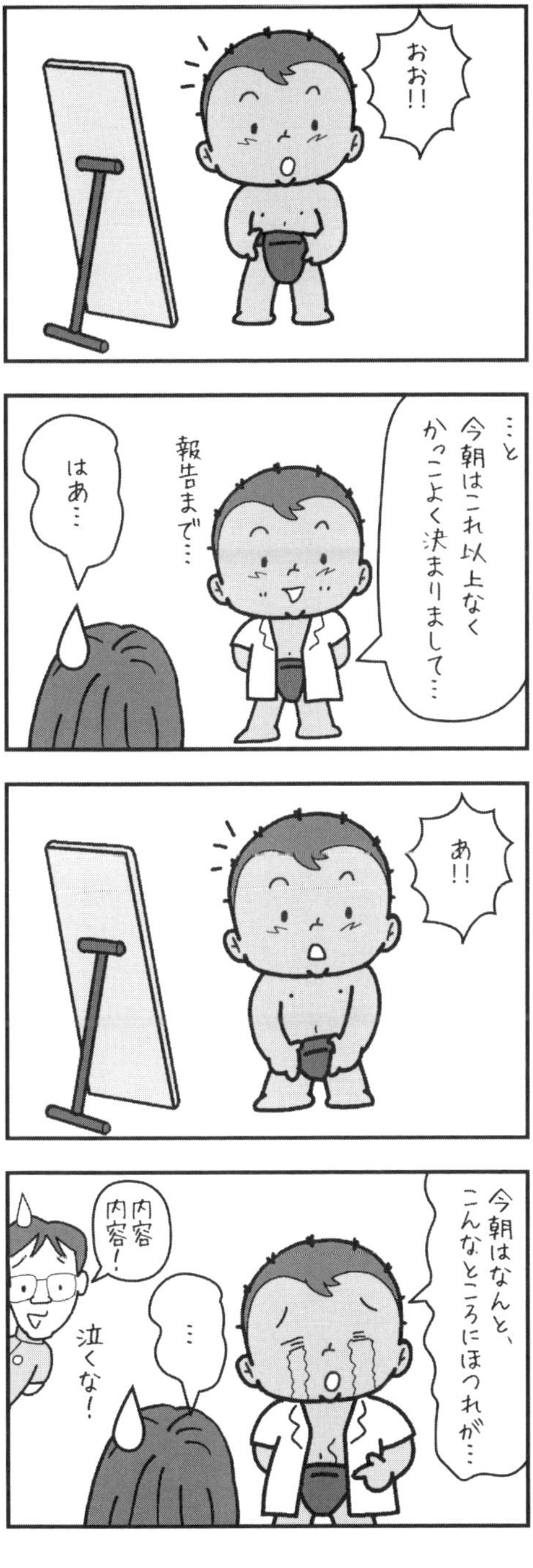
おお!!
…と今朝はこれ以上なくかっこよく決まりまして…
報告まで…
はあ…
あ!!
今朝はなんと、こんなところにほつれが…
内容内容!
泣くな!
…

とにかくマメに、報告を。協力と協働への感謝も忘れずに。

要求を突きつけないこと、低姿勢であること以外にも、行政関係者とよい関係を築くコツはあります。それは、とにかくマメに報告することです。

社会人として、報告することが重要であるのはいうまでもありません。しかし、我々医療従事者は緊急事態でない限り、忙しさにかまけて、報告は次に会ったときに……などになりがちです。ここは一つ、報告のために「こちらから」、「わざわざ」、「何度も」、「こまめに」働きかけていきましょう。

そうするとまず、「こちらが取り組んでやっている」という上下関係ではなく、一緒に取り組んでいるという対等な関係性を相手に感じてもらえるでしょう。こちらが〝上〟になることは厳禁です。

次に、仕事・取り組みへの誠実さを感じ取ってもらえるでしょう。誠実は連携の十二の要素の一つでもありましたね。誠実さを感じてもらえれば、次の協働にもつながりやすくなります。

そして、何度も会ってコミュニケーションをとることで、人と人として近しい関係性が生まれるでしょう。気軽にものをいい合える関係は、すべての協働の基礎となります。

最後におまけですが、ただ単に報告するだけでなく、日頃の感謝を伝えるようにすると、その効果は倍増します。感謝というのは、協力に対しての感謝と、協働させてもらっていることに対しての感謝です。感謝されればまた協力したくなり、次なる機会の獲得につながります。

報告する機会は、待っていても得られません。私も日頃から、進捗報告する場をいただけないか、対行政担当課、対議会、対首長など、お願いして機会を獲得しています。忙しい中でも優先すべきこととして、なるべく多くの報告の機会が調整されることを祈ります。

めいやー

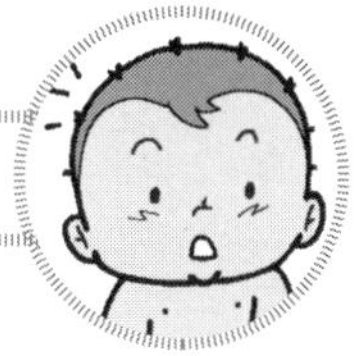

「めいやー、おつかれさまですー!」

「ああ、いか☆やん、おつかれさまです」

「いつもご支援いただきありがとうございます! 最近の取り組みの報告にお邪魔しました!」

私が高浜町に赴任したのは二〇〇八年ですが、町長の初当選も同じ二〇〇八年で、同期（?）なのです。正確には、私が四月で町長が五月のため、一か月先輩ですが（笑）。

「……ということでめいやー、住民、行政、医療の協働が注目されまして、全員参加のまちづくりがプラチナ大賞にノミネートされました! それもこれも、いつも活動をあたたかく見守っていただいているおかげです。今度の授賞式、お世話になりますが東京までよろしくお願いいたします!」

「了解〜。それは素晴らしいなあ! いつもみんなを引っ張ってくれてありがとうございます。また何かあったらいうてや」

「じゃあ、今度のセミナー修了式へのご出席をお世話になりたいんですが♪」

「おう、どんどん安使いしてや（笑）」

あだ名で呼び合っている仲間は複数います。もちろん人を選ぶ必要がありますが、うまく使うと近しい距離感で物事を進めることができてよい感じです。同じ思いで取り組める仲間に出会えたことに感謝し、相手をありがたく思うこと、また、相手にありがたく思われるよう努力すること。これが協働の根本に必要と感じる今日この頃です。

四章　行政編 4

あらかじめ周りに仲間つくっとく

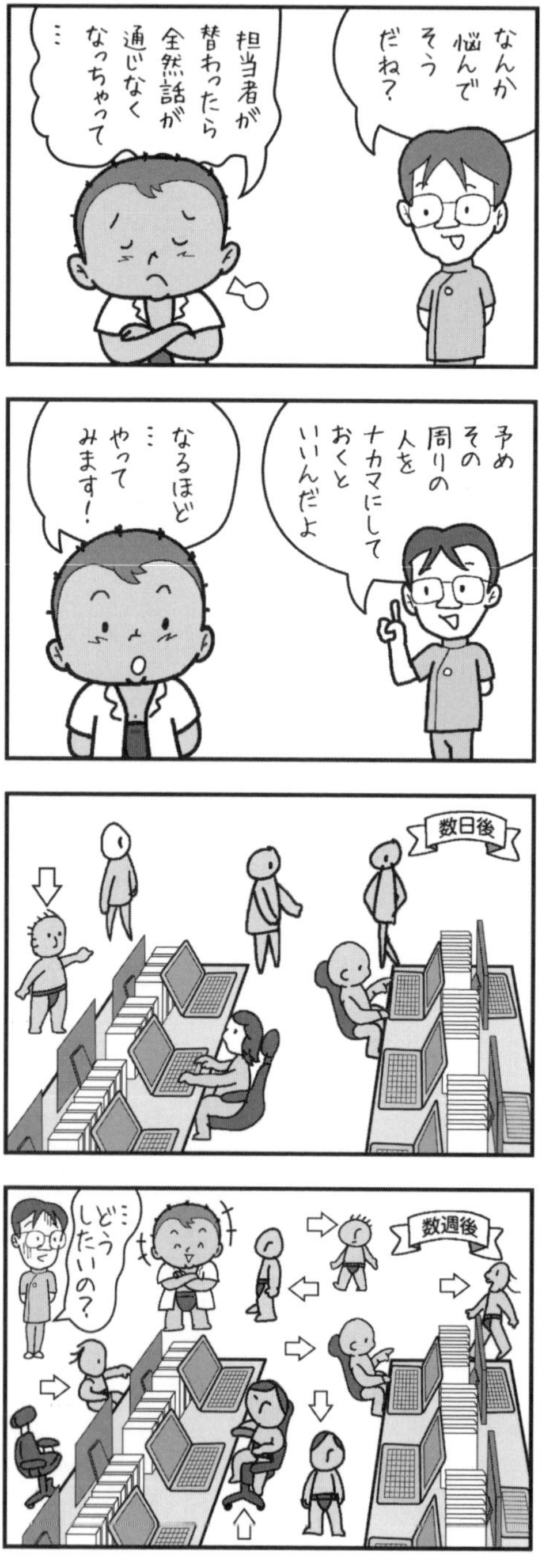
なんか悩んでそうだね？
担当者が替わったら全然話が通じなくなっちゃって……
予めその周りの人をナカマにしておくといいんだよ
なるほど……やってみます！
数日後
数週後
……どうしたいの？

キーパーソンの変更に耐え得る、要所要所の仲間づくりを。

私が行政の皆さんと一緒に取り組みを進めていることについて、町外の方からしばしば指摘されることの一つに、「町長や役場担当職員が替わったらどうするんですか?」というものがあります。

確かに、首長や担当者の変更は大きなインパクトがあります。首長や担当者が替わって推進力が落ちたり、また一からやり直しになったりという話もよくあることです。首長の交替や担当者の異動はある意味避けられない事態のため、その都度取り組みがリセットされるというのは大きな障壁です。では、どう対応すればよいのでしょうか。

一つには、首長や担当者だけでなく、その**周囲にできるだけたくさんの同じ思いの人をつくっておく**ことです。副首長さんや部長・課長さん、保健師さん、議員さん、有識者など、同じ思いで取り組んできた仲間が多いほど、一部のメンバーが交替しても同じ流れで進んでいく可能性が高まります。首長の交替には議員さん、担当者の交替にはその上司の仲間が特に重要であるように感じています。

もう一つ、取り組んでいることから行政がそっぽを向けないようにしておけば、たとえ首長や担当者が交替しても取り組まざるを得ませんよね。そのために有効なのは、**まちの「外」から、まちの「定評」をつけてもらう**ことです。世間一般から見て「このまちは○○に取り組んでいるまちだ」というイメージが定着すると、行政としてはそれを一転中止・変更することがしにくくなります。「定評」の具体的な手段としては、マスコミ報道や活動の顕彰、外部有識者からの評価、取材や視察などがあります。これらの機会があれば、ぜひ積極的に受けてみてはいかがでしょうか。

「要所要所の仲間づくり」と「定評の獲得」で、人財の変動に耐え継続的に取り組みましょう。

四章　行政編　5

行政のカネに頼ると危険なり

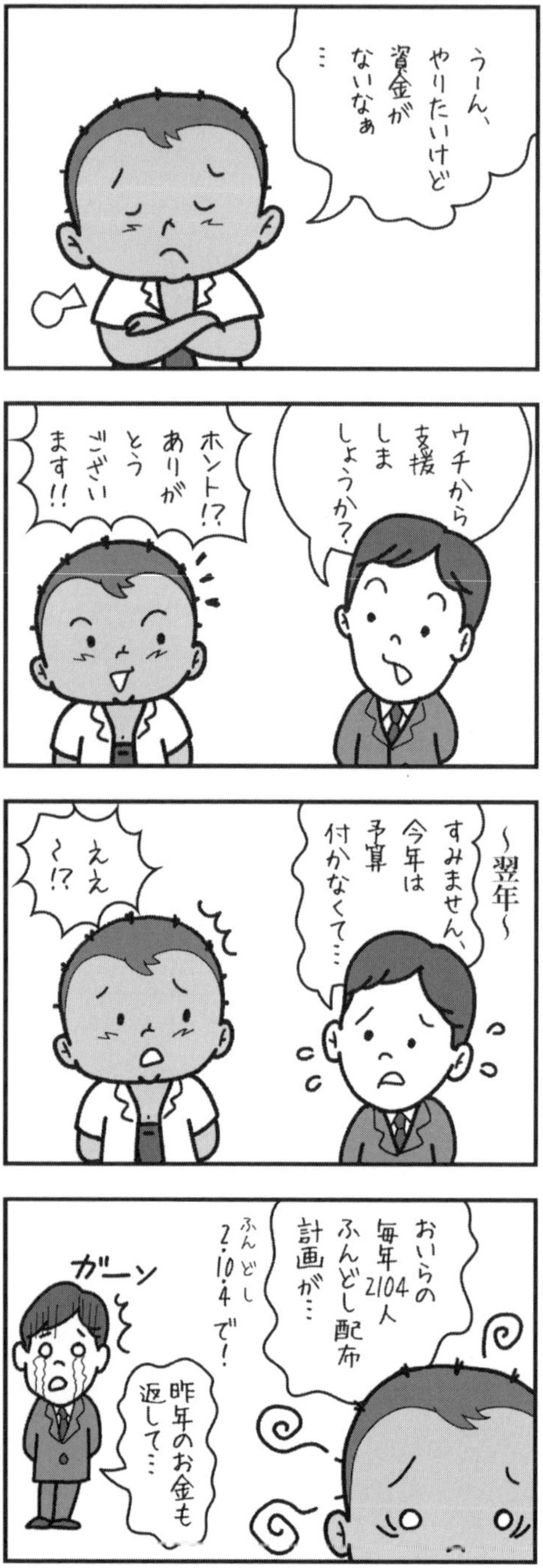
うーん、やりたいけど資金がないなぁ……
ウチから支援しましょうか?
ホント!? ありがとうございます!!
～翌年～
すみません、今年は予算付かなくて……
ええ～!?
おいらの毎年2104人ふんどし配布計画が……
ふんどし2・10・4で!
ガーン
昨年のお金も返して……

行政のお金をかけずにできることから。かける際には期限、制限、継続性に気をつけて。

地域で取り組み・活動を進める中でよく議論されるのが、資金繰りの話です。実際に活動に関わっていらっしゃるという方、どうされていますか？

活動資金を得る際によく協議対象に挙がるのが、行政の支援金です。国レベルから自治体レベルまで様々用意されており、獲得のチャンスも多く、まとまった資金となるので、利用しやすい身近な資金なのかもしれません。

しかし、行政の支援金には注意が必要です。まず、行政の支援金のほとんどに、使用期限が付いてきますし、余ったら返せばよいというものではありません。非常に計画的な利用が求められ、融通が利きにくい（使途が自由でない）ものです。場合によっては行政から活動を指定されることもあります。活動を指定されてしまっては、ほぼほぼ行政の下位組織と化してしまいます（実際に行政の下位組織と化している団体・組織はよくあります）。地域での活動から自主性や自由を奪うことはあまりよくありません。

そして最も注意すべきなのが、ほとんどの支援金が一時的であることです。今年もらえたお金は来年もらえるかわかりません。支援金ありきの活動計画を立ててしまうと、あるとき急に何もできなくなってしまいます。

以上から、筆者としては、**行政の支援金にお世話になる際には、あくまで一時的なものとわきまえ、使うにしてもイニシャルコスト（立ち上げ費用）として使い、普段の活動には使わない**ことをお勧めしています。

そうはいっても、活動にお金が必要だ！　という方。お金は自分たちで集めるのが基本かと考えます。近年ではいろいろな方法がありますね。ただ単に会費を徴収する以外にも、募金やクラウドファンディングで集める方法、物販に乗り出す方法もあると思います。筆者の関わっている高浜町の「たかはま地域☆医療サポーターの会」は、考案した救急チャートの配布時のわずかな手数料や、地元のイベントでのたい焼き販売でのわずかな収入をもとに活動しています。

しかし個人的には、あまり多額のお金が必要になる活動はお勧めしません。むしろ**お金のかからない取り組みから始めてみるべき**かと思います。自主製作のビデオなどの媒体や病院清掃整備ボランティアなど、お金ではなく人の力で取り組めることは少なくありません。

「金の切れ目が縁の切れ目」とならぬよう、よからぬ方向性の支援が少しでも減ることを祈っています。

四章　行政編　6

行政の重い腰上げる"ストーリー"

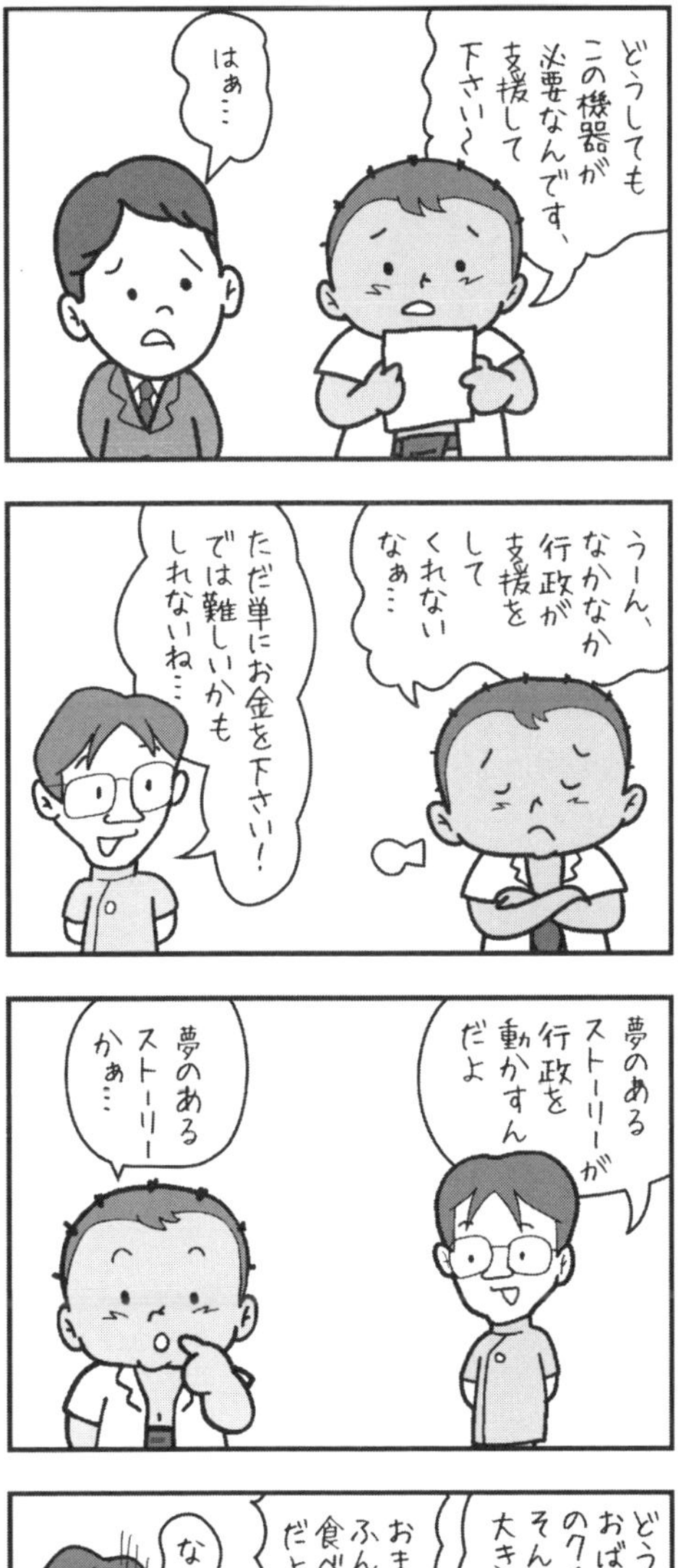
どうしてもこの機器が必要なんです、支援して下さい〜
はぁ…
うーん、なかなか行政が支援をしてくれないなぁ…
ただ単にお金を下さい！では難しいかもしれないね…
夢のあるストーリーが行政を動かすんだよ
夢のあるストーリーかぁ…
どうしておばあさんのクチはそんなに大きいの？
おまえのふんどしを食べるためだよー!!
…
なんと夢のない…
赤ふんどしちゃん
T

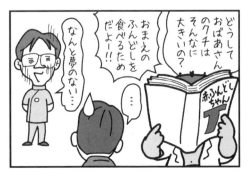

行政のお金を頼る際には、相手の立場を十分に理解して、ストーリーを重視した提案を。

前項で、行政のお金に頼らないことについてお伝えしました。しかし、イニシャルコストや大型機械類の購入、経営面の補助など、どうしても行政の支援を頼りたい場面があるのもまた事実かと思います。その場合はもちろん頼ることになるわけですが、注意したいことがあります。

「まちにとって医療は必要なものなのだから、その維持のために必要な支援はしてもらって当たり前」、と考えていませんか？

「まちにとって医療は必要」という理屈はもちろん間違ってはいませんし、首長さんや行政職員の皆さんも必要だと考えてはいます。しかし実際は、必要だから捻出、という単純なものではありません。担当する行政職員さんは、まず上司（課長や首長）を説得する必要があります。役所役場の中はいわば限られた予算の取り合い状態です。同じ担当者や部署だけがいつも予算を獲得していると同僚や他部署からにらまれるかもしれません。そもそも医療以外にもまちにとって必要なことはたくさんあります。そして、役所役場内のレースに勝ち抜いても、議会という壁が立ちはだかります。議会はまちの予算が適切に使用されるかを確認し方向づける役割を担うので、議員さん（多くの場合は医療や健康についてのプロではありません）に対して、なぜその予算が必要なのか、予算がつけばどうなるのか、説明し理解してもらう必要があるのです。このように、**行政の予算が確定するには行政担当者のたゆまぬ努力が土台となっていることを理解する**必要があります。

そして、この修羅の道をスムーズに通りやすくするもの、それは〝ストーリー〟です。「お金が足りないから」、「医療機能の維持に必要だから」、ではなく、「その予算をつけることでまちの医療がどう発展できるのか」、「どのような可能性を秘めているのか」といった**前向きな夢を描けることが重要**なのです。「うちはそんなストーリーなしにお金をつけてもらえた」というあなた、それは行政職員さんが自分でストーリーを考えて役所役場内の話を進めてくれたのかもしれません。

もう一つ、いきなり行政のトップである首長さんに物申すという手段があります。この場合、首長の理解があれば、比較的スピーディーに、いわゆるトップダウンで予算補助が決まることもあります。しかし私は、**トップダウンは乱発せず、本当の最終手段にとどめておくべき**と考えます。

トップダウンで話がおりてきた場合、担当者や担当部署にどのようなことが起こるのかを考えてみてほしいのです。行政職員さんは、自分たちがまちのために働いている、まちの担当責任者であるという、よい意味でのプライドを持って働いています。なのに、自分の担当していることが勝手に決められてくると、当然おもしろくはありません。それに、何度もそのようなことがあると、前述の通り予算獲得競争をしている他の部署から、外部の力を利用する常套手段だと攻撃され、担当者や担当部署の役所役場内での立場が危うくなってくるかもしれません。

「そうはいっても、うちのまちは担当者にやる気がなくまちをよくする気がないし、何も変わっていない」という方。それは本項の内容以前の問題で、コミュニケーションを重ねて互いを理解し、心をより近しくする必要がありそうです。相手のせいにするのは簡単ですが、それでは話の好転は望めません。

行政の立場を十分に理解し対応すれば、道は開けると信じています。困難は多いですが諦めずに、立場が十分理解できているか自問自答しながら進んでみませんか。

行政の信頼得たりマスメディア

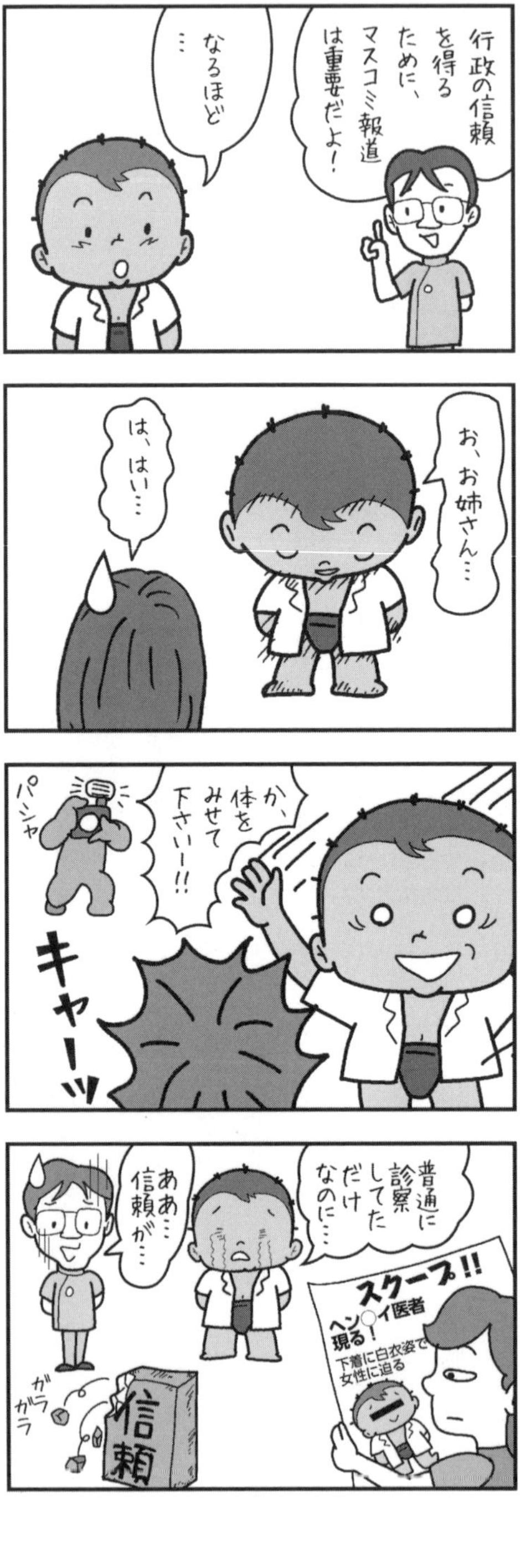
行政の信頼を得るために、マスコミ報道は重要だよ！
なるほど……
お、お姉さん……
は、はい……
か、体をみせて下さいー!!
パシャ
キャーッ
普通に診察してただけなのに……
ああ…信頼が…
スクープ!!
ヘン○イ医者現る！
下着に白衣姿で女性に迫る
ガラガラ
信頼

マスコミ報道などの外部の評価は、行政の信頼獲得の絶好のチャンス。

行政と一緒に仕事をするときや、行政から仕事を任せてもらいたいとき、いきなりそれを実現させるのは大変かもしれません。それは、人と人でも部署と部署でも、信頼関係が成り立たないうちからの協働が難しいからです。もちろん、信頼は三章で述べた通り、誠心誠意仕事に取り組んでいく中で次第に芽生えてくるものですが、うまくいけば信頼の獲得につながる方法を一つご紹介します。それは、マスコミの報道です。

医療従事者の皆さんの中には、マスコミは医療のことをわからずに、不確定で間違った内容を報道するから困る、取材も断っている、という方がいらっしゃるかもしれませんね。実際に私も事実と異なる報道をされてしまった経験があります。しかし、**新聞やテレビに取り上げられること、それはすなわちまちの〝外部〟から評価してもらうこと**にほかなりません。この外部評価は非常にインパクトがあります。普段我々は医療従事者も行政関係者も住民も、まちの〝内部〟で過ごし活動しています。内部の人間は、客観的に物事を評価することが難しくなっています。そこを、第三者的な立場であるマスコミから評価を受けることで、気づけなかった価値を感じることができますし、一般的に評価に値する取り組みをまちで実施できている根拠となります。多少リスクはあるものの、私は積極的にマスコミの取材に応じるようにしています。

他にも、視察の受け入れや各種顕彰は同様の効果を持ち合わせると考えています。これらの機会があれば拒否せず、それをもとに行政との関係を強化してはどうでしょうか。数字で測りにくい部分の多い分野だからこそ、外部の評価を大事にしていきましょう。

取り組んだ成果は皆と分かち合え

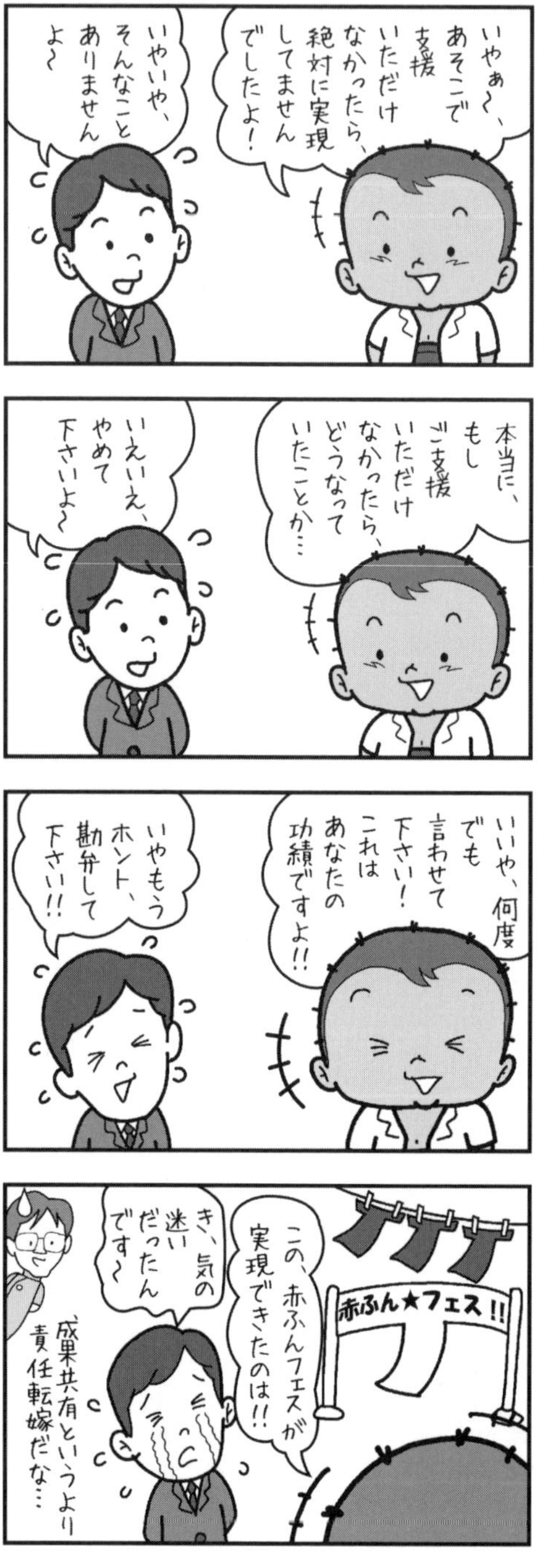
いやぁ〜、あそこで支援いただけなかったら、絶対に実現してませんでしたよ！
いやいや、そんなことありませんよ〜
本当に、もしご支援いただけなかったら、どうなっていたことか…
いえいえ、やめて下さいよ〜
いいや、何度でも言わせて下さい！これはあなたの功績ですよ!!
いやもうホント、勘弁して下さい!!
この、赤ふんフェスが実現できたのは!!
き、気の迷いだったんです〜
赤ふん★フェス!!
成果共有というより責任転嫁だな…

自分の手柄は、みんなの手柄。取り組みの成果を、行政その他と分かち合おう。

晴れて、行政の支援を受けられたあなたは、取り組みを推進できたとしましょう。あなたの活躍で、まちはよい状況に近づきました。これはもちろん、あなたの業績です。

しかし、ここで将来のためにできることがいくつかあります。一つは、前述した**報告をこまめに行うこと**です。行政から完全に任された仕事であっても、折を見てこまやかに報告を繰り返すとよいでしょう。

もう一つは、**業績を共有する**ことです。どういうことかというと、あなたが実働し、行政は何も動かなかったとしても、**行政の支援を受けたあなたの活動成果を、行政の業績でもあると認め分かち合うこと**です。ここで意固地になって、「行政は何も動いてくれなかった、これは私だけの手柄だ！」と張り合っても、何もよいことはありません。行政の支援があったから活動できた、そのことに感謝し、一緒に取り組んだと認め合うことで、次の取り組みの突破口が開くことでしょう。これは何も、資金面の支援があったからということではなく、たとえ具体的な支援がなかったとしても、相手を立て、「行政（に限ったことではありませんが）の理解と協力があってのこと」と、**みんなの業績にすることで、立場の違いの壁がグンと低くなります。**

自分の手柄は、みんなの手柄。この気持ちが、あなたとあなたの周りのやりとりをスムーズにしてくれることでしょう。

横串は外からだから刺しやすい

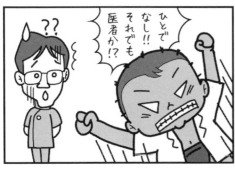

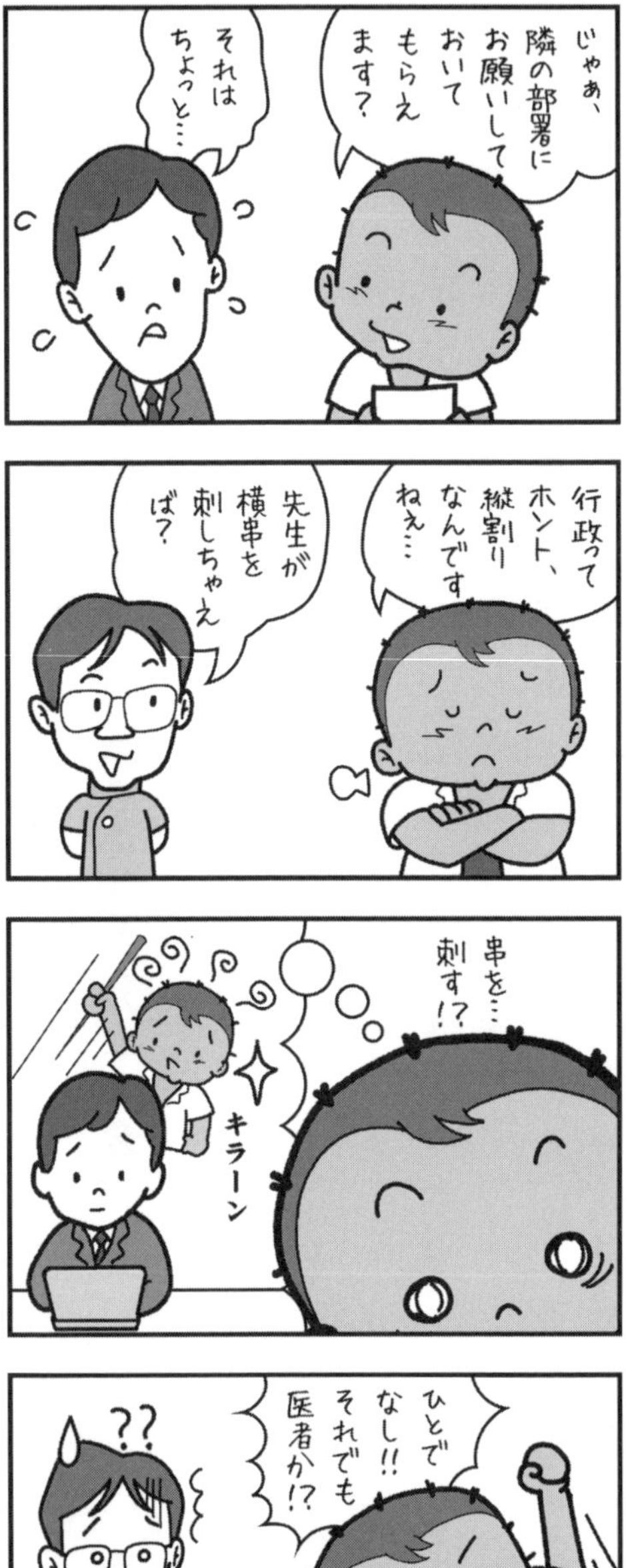
じゃあ、隣の部署にお願いしておいてもらえます？
それはちょっと…
行政ってホント、縦割りなんですねぇ…
先生が横串を刺しちゃえば？
串を…刺す!?
キラーン
ひとでなし!! それでも医者か!?
??

行政の外からだからこそ、横串を刺しやすい。調整役の可能性を探ろう。

皆さん、行政関係者と一緒に取り組んでいて、「どうして同じ役所なのに担当が違うと話が通じないの?」、「どうして隣の部署の仕事には何も干渉してくれないの?」など、いわゆる「縦割りの壁」を感じることはありませんか?

縦割りとは、組織において担当部署の違いによって取り組みの整合性および意思疎通、協働に支障をきたしている、横の連絡を持たない状況をいいますが、行政組織では特に顕著に表れやすいといわれています。行政組織の規模が大きくなるほど、健康分野も多くの部署に分かれており、縦割りの弊害を実感する機会が増えるのではないでしょうか。

縦割りはあまりよくないものとして取り沙汰されることが圧倒的に多いような気がしますが、組織の体制を維持するためには、ある程度は仕方のないことなのかもしれません。違う所属の者の口出しを許していたら、立場がなくなってしまいますので……。

近年、縦割りの弊害をなくそうと、行政組織内でも部署横断的な取り組みが盛んになってきましたが、まだまだうまくいっていないという自治体を多く見聞きしています。行政関係者がある所属を持ちながら役所役場に横串を刺すのは、なかなか難しいのではないでしょうか。

このようなとき、意外と**役所役場の外にいる医療関係者からのほうが、横串を刺しやすい**ことがあります。役所役場内に所属があると、横断的といってももともとの所属部署の取り組みと捉えられてしまいがちですが、外からだとそのようなことを気にすることなく取り組めます。地元医師会や医療機関の立場から、健康分野などの部署横断的な取り組みを働きかけることは、うまく機能すればまちのためによいことでしょうし、意外と役所役場内からもそのようなことを望まれているかもしれません。

無論、誰の意見も聞かずいきなり外から串を刺すと驚かれますが、事前の調整を経て、丁寧に串を刺せば、これ以上ない成果が生まれることでしょう。このような、**地域における自分と違った立場の調整役も、地域医療従事者の重要な役割**であると感じています。

四章　行政編　10

毎年の目標設定不可避なり

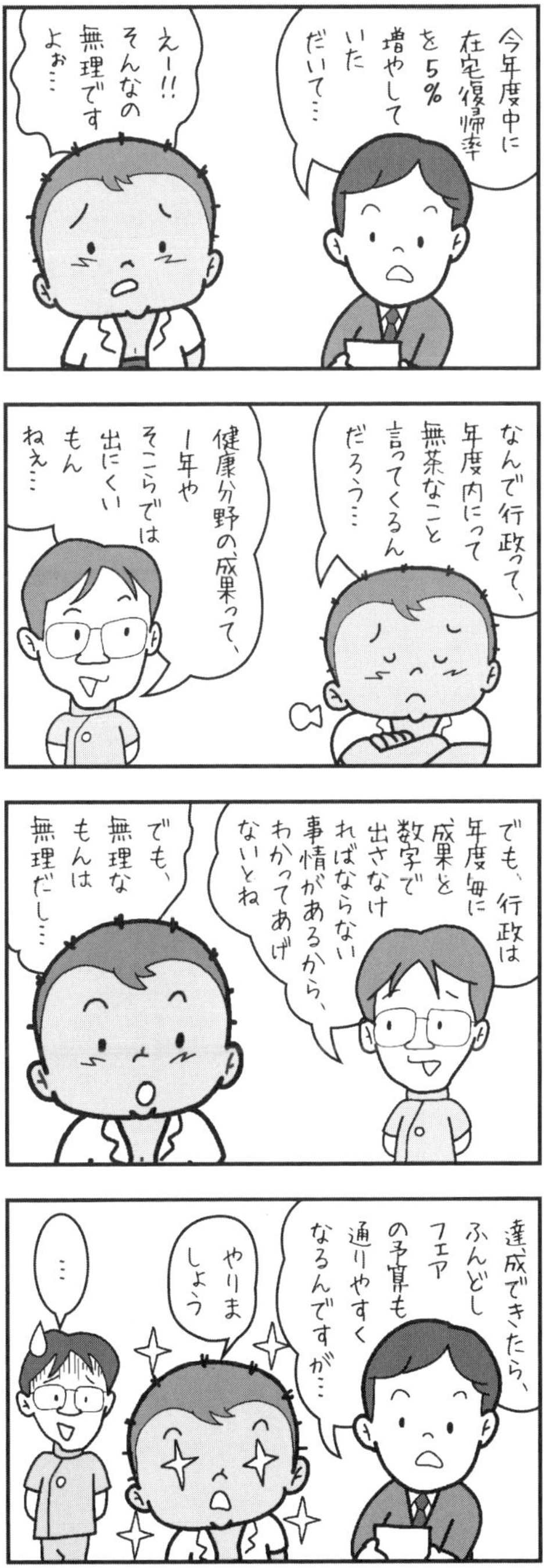
今年度中に在宅復帰率を5%増やしていただいて…

えー!!そんなの無理ですよぉ…

なんで行政って、年度内にって無茶なこと言ってくるんだろう…

健康分野の成果って、1年やそこらでは出にくいもんねえ…

でも、行政は年度毎に成果と数字で出さなければならない事情があるから、わかってあげないとね
でも、無理なもんは無理だし…

達成できたら、ふんどしフェアの予算も通りやすくなるんですが…

やりましょう
…

年度ごとに成果を求められるのはナンセンスだが、そうせざるを得ない行政の事情にも配慮を。

行政と一緒にお仕事されている皆さん、担当者からやたら、「今年度中にどれだけよくなりそうですか?」、「今年度の目標と成果はいかがでしょうか?」と聞かれることはありませんか?

「単年度で健康分野の成果なんて出せるはずがない!」と憤慨される方もいらっしゃるかもしれませんね。確かに、健康分野の取り組みが成果に結びつくまでには多くの時間を要するので、年度ごとに成果を求めるほうが無茶というものなのかもしれません。

だったら、単年度ではなく三年や五年、十年といったスパンで目標を立てればよいと思いますよね。ところが、そうもいかないのが行政の仕組みなのです。役所役場は基本的には単年度の予算で動いているので、たとえまちの総合計画や健康分野の行政計画で三か年・五か年のくくりで取り組んでいるにしても、単年度ではどこまで進捗があったということを、目に見える形、すなわち数字で示す必要があり、それぞれの取り組みにＫＰＩ（Key Performance Indicator、重要業績評価指標）が定められています。それをクリアしていないと、議会などからなぜ達成していないのかを問われてしまうのです。「今年度は準備段階あるいは取り組み途中だから、成果は三年後」という理屈は通用しないのです。

「これだから行政は融通が利かないんだ!」とはねのけることは簡単ですが、それでは行政と協働関係は結びづらいですよね。ここは一つ、**行政の事情も配慮し、無理なく計画的に達成できる取り組みと目標・評価指標を共に考えていく**というのはどうでしょう。互いの事情を理解し合えば、きっと二者の距離をグンと近づけてくれることでしょう。

四章　行政編　11

前例をつくりノウハウ受け継ごう

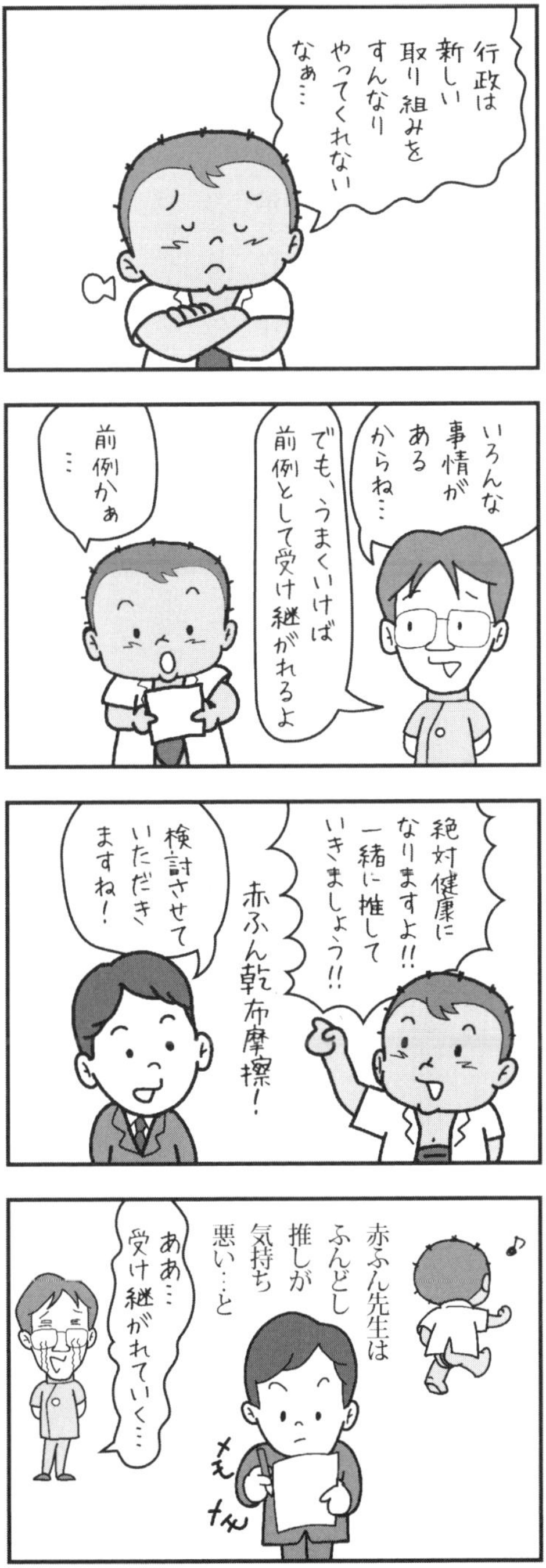
行政は新しい取り組みをすんなりやってくれないなぁ…
いろんな事情があるからね…
でも、うまくいけば前例として受け継がれるよ
前例かぁ…
絶対健康になりますよ!! 一緒に推していきましょう!!
赤ふん乾布摩擦!
検討させていただきますね!
赤ふん先生はふんどし推しが気持ち悪い…と
メモ
メモ
ああ… 受け継がれていく…

行政に「前例」をつくり、ノウハウを未来につなげるための後押しを。

行政と仕事されたことのある方で、初めて取り組むことに対して非常に動きが鈍いと感じたことはありませんか？　口では絶賛された取り組み案も、結局実際の動きには反映されない……。口先だけだとか、何も動いてくれないとか、不平不満につながることもあろうかと思います。

ここで、一度行政の立場を想像してみましょう。行政には行政なりのルールややり方があります。縦割り、決裁、議会の存在などが特徴的ですね。行政の立場で新しい、つまり前例のないことを始めて進めていくのは、これらの難関（?）を突破しないといけないため、非常に大変なことなのだと思います。それを、前述したプリンシプルを適宜用いながら、我々医療従事者側からうまくプッシュでき、新しい動きが生まれたとしたら、まちにとって本当に素晴らしいことですね。

それだけではありません。新しく取り組めたことの功績は、取り組みの実現そのものだけでなく、「前例」をつくったところにもあるのです。前例があると、行政は動きやすくなり、首長や担当者が替わっても取り組みやすくなるでしょう。それに、行政の仕事はすべてきちんとした決裁書類にまとめられるので、代々書面で受け継がれていきます。このような**「ノウハウの継承」が、行政に残る一番の財産**であるように感じています。

誰でも、初めてのことに挑戦するには後押しが大事ですよね。本章を読まれた方が、上手に行政をプッシュされていくことを願ってやみません。

五章

住民編

人手不足の中、住民が率先して理想の医療の実現のために動いてくださることほど、地域医療従事者として心強いものはありません。しかし、地域医療従事者の立場でどのように住民と関わるべきかを示す文献は多くありません。本章では、地域の主役である「住民」に、「患者さん」としてではなく、共に理想の医療を目指すパートナーとして関わっていただくためのポイントをお伝えします。

五章　住民編 1

あくまでも医療の主役は住民なり

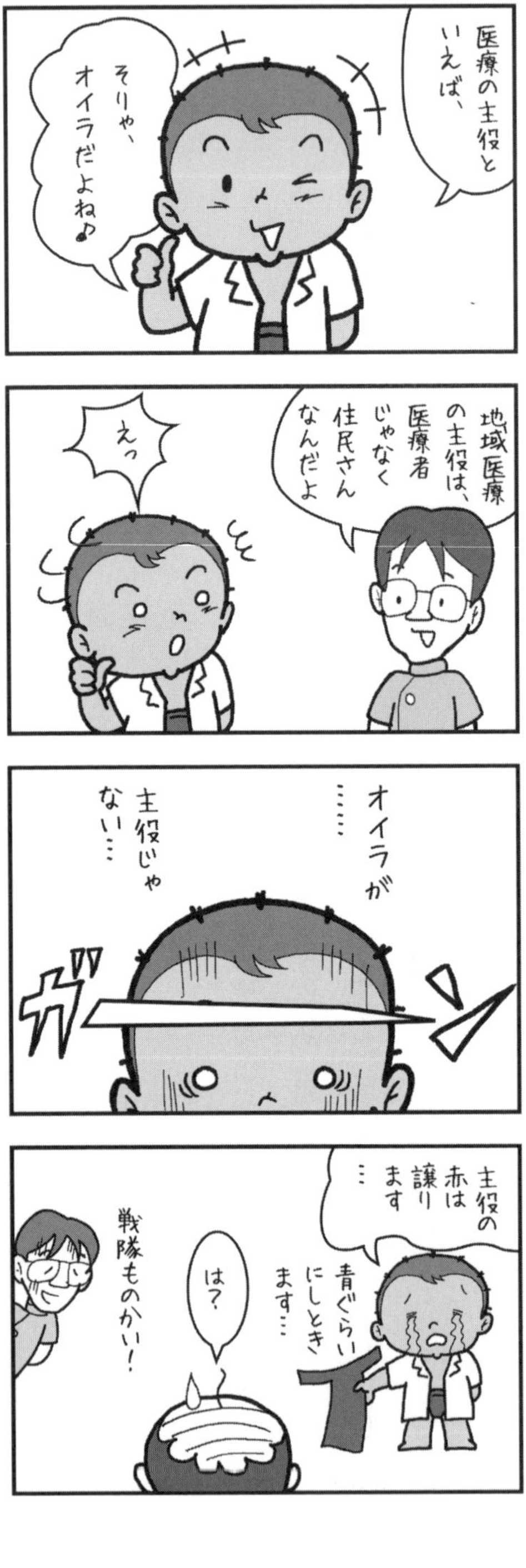
医療の主役といえば、
そりゃ、オイラだよね♪
地域医療の主役は、医療者じゃなく住民さんなんだよ
えっ
オイラが……
主役じゃない……
ガーン
主役の赤は譲ります……
青ぐらいにしときます……
は?
戦隊ものかい!

地域医療の主役は医療従事者ではなく、「住民」。住民との連携・協働が不可欠の社会へ。

医療は社会を形成する諸分野の中でも専門性が高く、一般の方にとっては「難しい」、「とっつきにくい」分野です。そこで働く専門職の専門性も高く、また、多岐にわたり、我々は日々その専門性に磨きをかけています。そのことは、我々専門職にとって必要不可欠のことで、それがひいては社会全体に恩恵をもたらしていることに疑いの余地はありません。しかし、だからこそややもすると陥りがちなのが、医療従事者が医療の主役であるという解釈です。

そもそも医療とは何なのでしょうか。

医療は、人の健康の維持、回復、促進を目的とした社会保障です。つまり、**医療は住民のためのものであり、医療の主役は住民**です[24]。この観点から、いくら我々医療従事者や行政関係者が奮闘したとしても、**住民を無視した医療は理想の医療とはいえない**と考えます。また同時に、住民は医療従事者や行政関係者に期待するだけではいけません。自分たち住民も医療を形成する一員であるという自覚をもとにした行動が求められます。

住民が医療に何を望むか、それを表出し具現化できる場と人があること……。人口減少社会において、地域医療にますます追求されるのが、「住民との連携・協働」なのです。

待つよりもまずは地域に飛び込もう

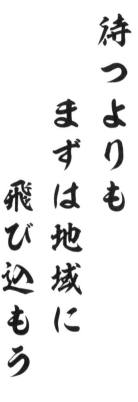

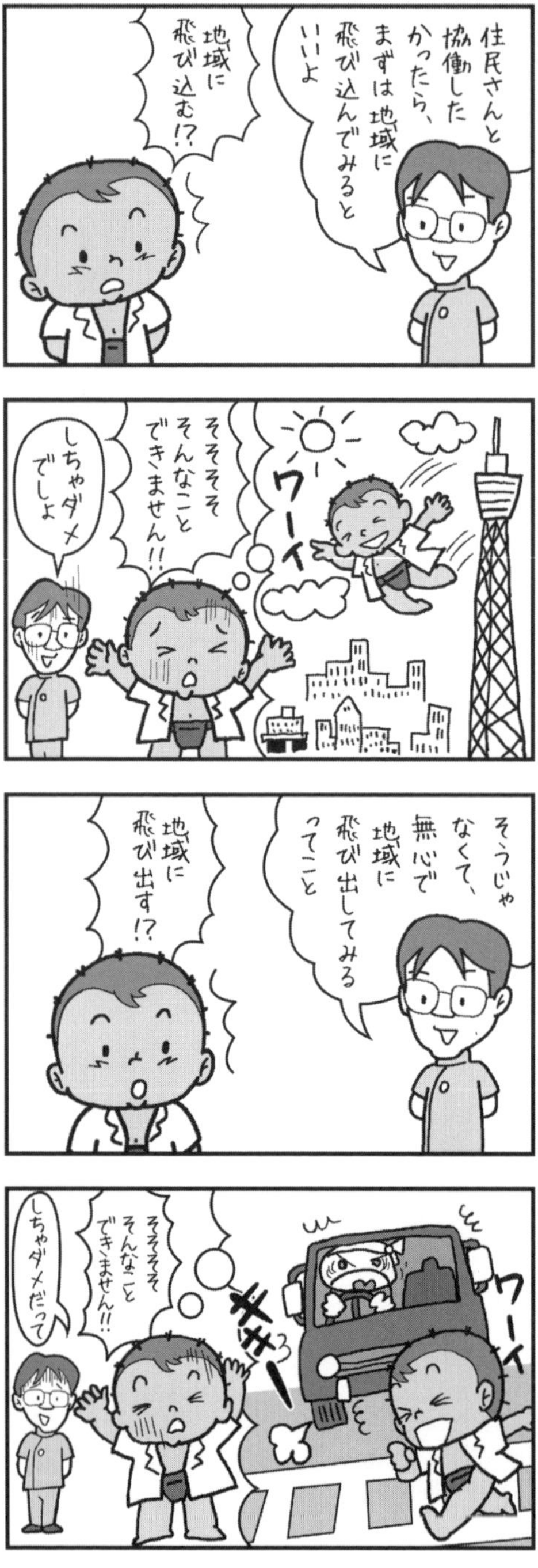
住民さんと協働したかったら、まずは地域に飛び込んでみるといいよ
地域に飛び込む!?
ワーイ
そそそそんなことできません!!
しちゃダメでしょ
そうじゃなくて、無心で地域に飛び出してみるってこと
地域に飛び出す!?
ワーイ
キキー!
そそそそんなことできません!!
しちゃダメだって

待っていても住民との連携・協働は得られない。まずは地域の中に飛び込んでみる。

地域医療の現場では、住民との連携・協働が大事……。そうは思っても、どうすればよいのか、何から始めたらよいのか、なかなか難しいですよね。しかも、医療の現場は本当に忙しく、時間をとって何かをすることが難しいこともまた事実です。

しかし、だからといって病院・診療所の中で待っているだけでは、事は進みません。なぜなら、住民の立場からすると、医療機関というのは気軽には近寄れないところだからです。専門性の高い医師や看護師らが忙しく働いている、迷惑をかけたくないと思っています。患者としてならまだしも、臨床業務外でアプローチするのは気が引けて当然かもしれません。

だからこそ、**医療従事者側から地域に出て行く必要**があります。忙しくても、月一回でも、土日・休日でも、ほんの少しでもよいので、地域を歩いてみましょう。目的がないと抵抗がある場合は、地域のイベントやお祭り、地元の店に出かけてみてはいかがでしょうか。きっとそこでは、診察室で会う同じ患者さんの違った一面が見られるはずです。ぜひ言葉を交わしてみてください、診察室ではいいにくかったことも、そこではフラットな立場で話してくださるかもしれません。あなたは新たな気づきと出会いを得ることでしょう。それが、住民との連携・協働の第一歩にほかなりません。

仕事とプライベートはしっかり分けたい、そうお考えの方も少なくないかもしれません。私もかつてはそうでした。しかし、住民との連携・協働を実現させるためには、地域に背を向けてばかりもいられません。まずは一歩を踏み出す勇気を持ってください。

住民はどんな人でもプロバイダー

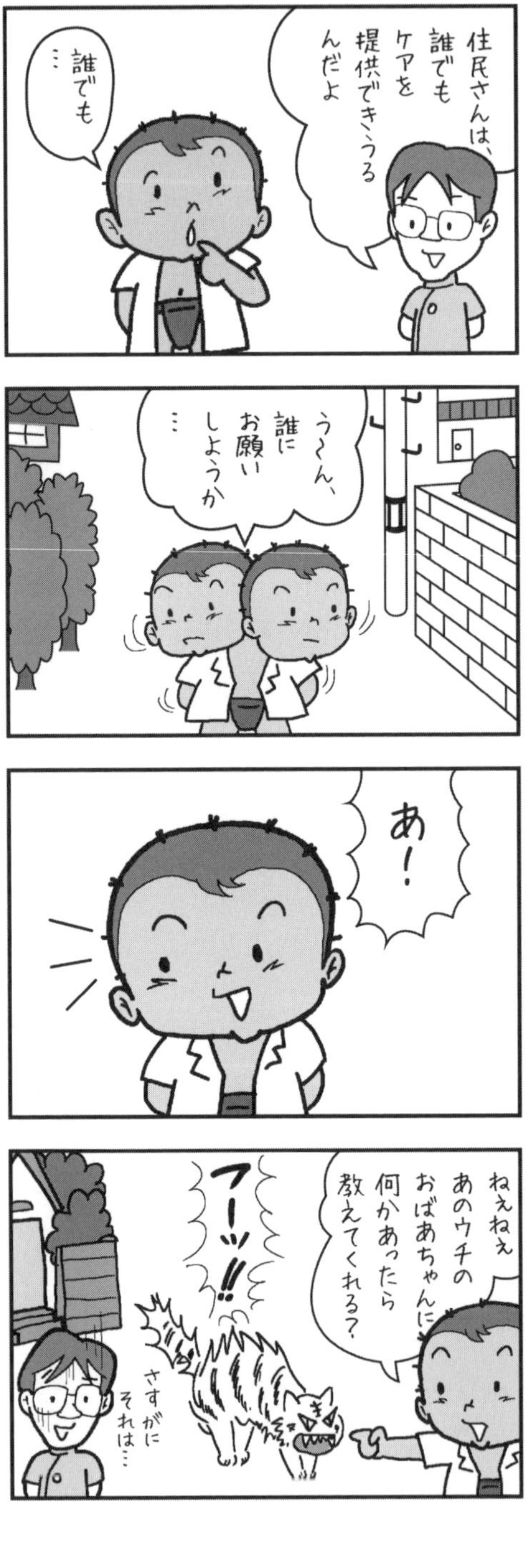
住民さんは、誰でもケアを提供できうるんだよ
誰でも……
う〜ん、誰にお願いしようか……
あ！
ねえねえあのウチのおばあちゃんに何かあったら教えてくれる？
フーッ!!
さすがにそれは……

住民の力を得よう。どんな立場の住民でも、ケアシステムの立派な一員である。

住民との連携・協働。具体的に、我々は住民に何を期待すべきなのでしょうか。その答えは主に二つ。**ケアシステムの一端を担うこと**、および、**地域課題を主体的に解決すること**、です。本項では前者について述べていきます。

ケアシステムの一端を担うとは、医療介護従事者と共に、ケアプロバイダーの一員として地域の中で役割を持つこと、すなわち、地域医療・介護分野のタスクシフティングのことをいっています。三章で述べましたが改めて書くと、専門職の人手不足が問題となる中、**住民がケアの受け手に回るだけではなく、ケアの提供者として地域の中で役割を持つ**ことが求められています。例えば、民生委員のみならず、郵便・新聞の配達や、水道メーターの確認などの職務を担う人、もっというと一般の住民による、独居や認知症の方の見守り・支援活動があります。配食ボランティアなどの奉仕活動や、近所の支え合い・助け合いも、それが必要な方にとっては重要なケアであるといえます。これらは、医療・介護保険を利用しての〝フォーマル〟なサービスに対して、〝インフォーマル〟なサービスといわれ、今後ますますニーズが増えると予想されます。

これらの役割を住民に持っていただくために、我々はどうすべきなのでしょうか。一つのやり方として、行政などからアプローチしてもらい報酬や責務を持たせるという方法があります。シルバー人材センターや民生委員などが該当すると思われますが、このやり方は場合により〝やらされ感〟やケアの受け手の過剰な期待を招きやすいため、注意が必要です。どうしても労力を確保しなければならないときは、やむを得ず「依頼」せざるを得ないこともありますが、理想的には、住民から「自主的に」役割を担っていただくほうがよいと感じています。そのために、次項から述べる方略で上手に〝きっかけ〟をつくっていきましょう。三章で述べた協働のエッセンスも存分に盛り込んで、住民との連携・協働に花を咲かせましょう！

五章　住民編 4

きっかけをつくって動きを期待する

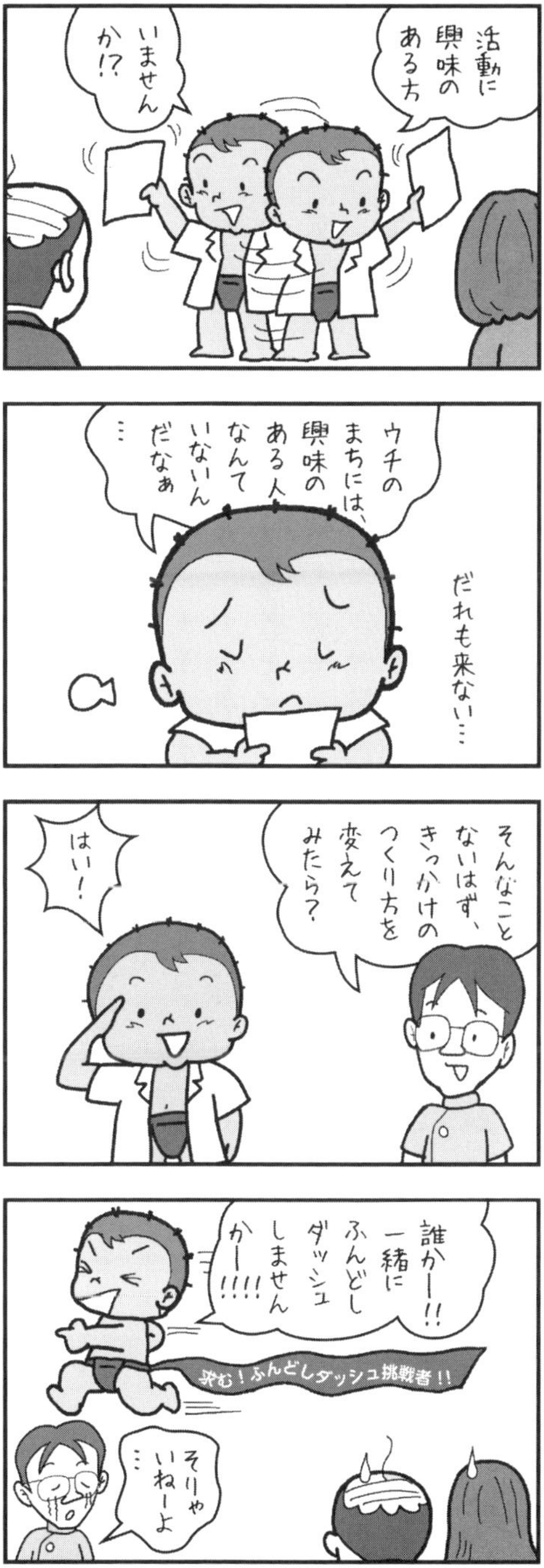
活動に興味のある方
いませんか!?
ウチのまちには、興味のある人なんていないんだなぁ…
だれも来ない…
そんなことないはず、きっかけのつくり方を変えてみたら?
はい!
誰かー!! 一緒にふんどしダッシュしませんかー!!!!
求む!ふんどしダッシュ挑戦者!!
そりゃいねーよ…

何でもかんでもやってしまわない。きっかけをつくって、住民主体の動きを待つ。

住民との連携・協働のもう一つの期待に、**地域課題を主体的に解決すること**があります。地域医療の現場には様々な問題が山積しています。地域の健康問題から、医療従事者不足、考え方の偏り、情報の不足や情報伝達不足、などなど。それらに対し、行政や医療介護従事者は全力で取り組みますが、すべての問題が解決するわけではありません。特に、価値観や考え方、文化、風習、地域性、世間体などに関する問題については、いくら行政や医療介護従事者が奮闘しても、住民がそこに問題意識を持ち、主体的に解決しようと動き出さなければ、真の解決は実現しないでしょう。

本書を手に取っていただいたほど地域に思いを寄せている皆さんなら、課題解決のために自分で動くことはたやすいことかもしれません。しかし、医療従事者からの働きかけだけではどうしても行き届かないところが発生しますし、継続性も担保できません。ここは一つ、**住民が自ら気づき、自ら問題意識を持ち、自ら動き出すのを、それらのきっかけをつくりながら待ってみませんか**。

こういうと、「自分の地域にはそんなやる気のある住民はいない」とおっしゃる方がいるのですが、私が今まで全国各地に関わらせていただいた感覚からすると、それはまだまだ人財発掘不足のように思います。どんなに人の少ない地域でも、地域への思いを持つ人が皆無の地域に、まだ出合ったことはありません。広く地域住民に住民主体の活動の必要性を訴えかけてみる、やる気のある人の伝（つて）を頼るなどの方法で、きっと地域活動のパートナーは見つかると思います。あなたの地域の運命を決める住民との出会いを期待したいと思います。

女性のパワー

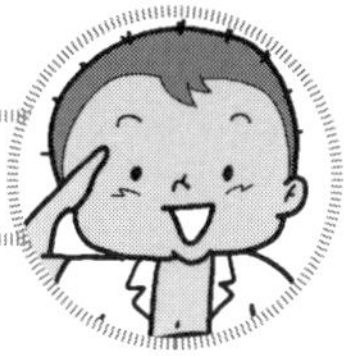

たかはま地域☆医療サポーターの会は、地域の医療や地域そのもののために、住民の立場でできることを模索し実行する、住民有志団体です（http://acahun.main.jp/）。

　地域医療のイノベーションには住民活動が必要だと感じていたものの、人口一万人のまちでは難しいのでは……と疑っていた二〇〇九年夏、様々な会合にお邪魔しては住民活動の必要性を呼びかけていき、少しずつ賛同者が増えていきました。

　一番強烈だったのは、婦人会総会にお邪魔したときです。立派な仕出し料理にデザートとして巨大なホイップクリームのせプリンと小倉あんのせプリンが一人一人に用意される中、盛り上がり最高潮のご婦人の皆さまに訴えかけ。

「……ということで、皆さん、ご賛同いただけましたら幸いです。よろしくお願いいたします！」

「先生、一緒に踊ってくれたら、うちらみんな賛同するでー！」

「えっ……、踊りって……？」

「ほな、みんなで総踊りや～！」

参加のご婦人全員で数珠つなぎに踊る高浜音頭に入れられ会場を回ることしばし……。無事多くの方に賛同いただけました。女性の賛同者の存在は大きく、様々な方面にその影響力を及ぼしてくださいます。家族や別のサークルでもお声がけいただき、最終的にたかはま地域☆医療サポーターの会を設立しようという自主的な動きにつながりました。サポーターの会は三十五人までメンバーが増えました。

　体を張って仲間を探すのも、地域の洗礼を受けるのも、地域の楽しみの一つですね。

五章　住民編　5

きっかけは押し引きバランス考えて

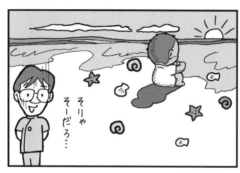

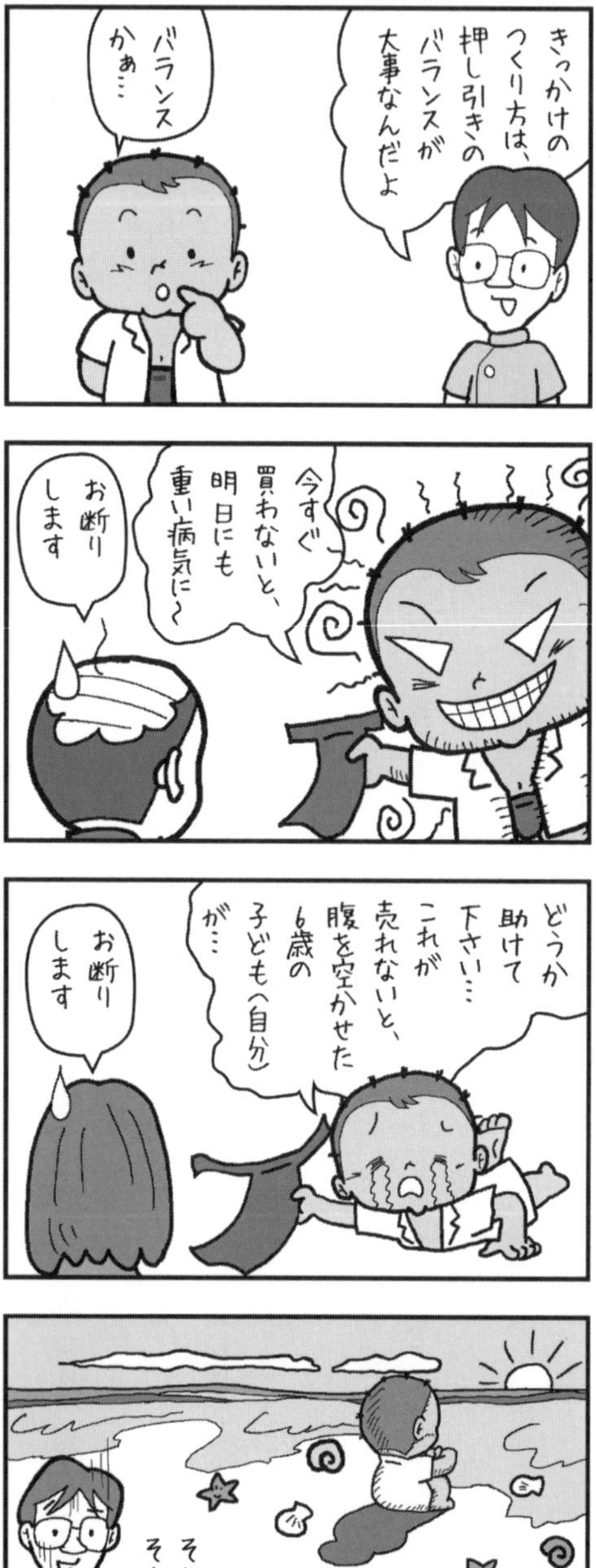

きっかけのつくり方は、押し引きのバランスが大事なんだよ
バランスかぁ…
今すぐ買わないと、明日にも重い病気に〜
お断りします
どうか助けて下さい…これが売れないと、腹を空かせた6歳の子ども(自分)が…
お断りします
そりゃそーだろ…

「きっかけづくり」に精通して、目的と対象を鑑みたきっかけを。

住民に動いていただくためには、「きっかけづくり」が重要と述べました。ここでは二つのきっかけ、**「活動の必要性や整合性を認知するきっかけ」**と**「活動のヒントを得るきっかけ」**を考えます。

前者は、新しく活動を始めたい場合やメンバーを広く募集したい場合につくるきっかけです。具体的には、住民が集まっている場所（講演会やイベント会場など）で時間をもらって訴えかける、広報誌やチラシ、ホームページやＳＮＳなどのインターネット上で訴えかける、口コミで訴えかけるなどの方法です。いずれもその対象や広がりの範囲、訴えの届きやすさ／届きにくさが違ってきます。ここで気をつけたいポイントは、**危機感と切実性のバランス**です。あまり危機感に訴えかけすぎると、場合により脅迫的に伝わってしまいますし、助けてほしいことに訴えかけすぎると、ある意味医療従事者のエゴになってしまいます。

後者については、活動を始めたけれど何をしたらよいかわからず戸惑っている場合や活動に新規性を得たい場合につくるきっかけです。具体的には、視察や勉強会で知識を提供する、地元の課題に気づく機会を提供するなどの方法があります。ここで気をつけたいポイントは、**具体性と創造性のバランス**です。あまりに具体的に事例などを伝えると、オリジナリティに欠ける活動ややらされ感のある活動につながりがちですし、完全に自主的な気づきに任せていると、具体的な活動につながらない危険をはらみます。

同じことをやっても反応は地域によって違うと思いますし、アプローチする人によっても違うと予想します。諦めなければきっとあなたの思いに反応してくれる仲間は現れるはずです！

五章　住民編　6

活動は無理しなければ長続き

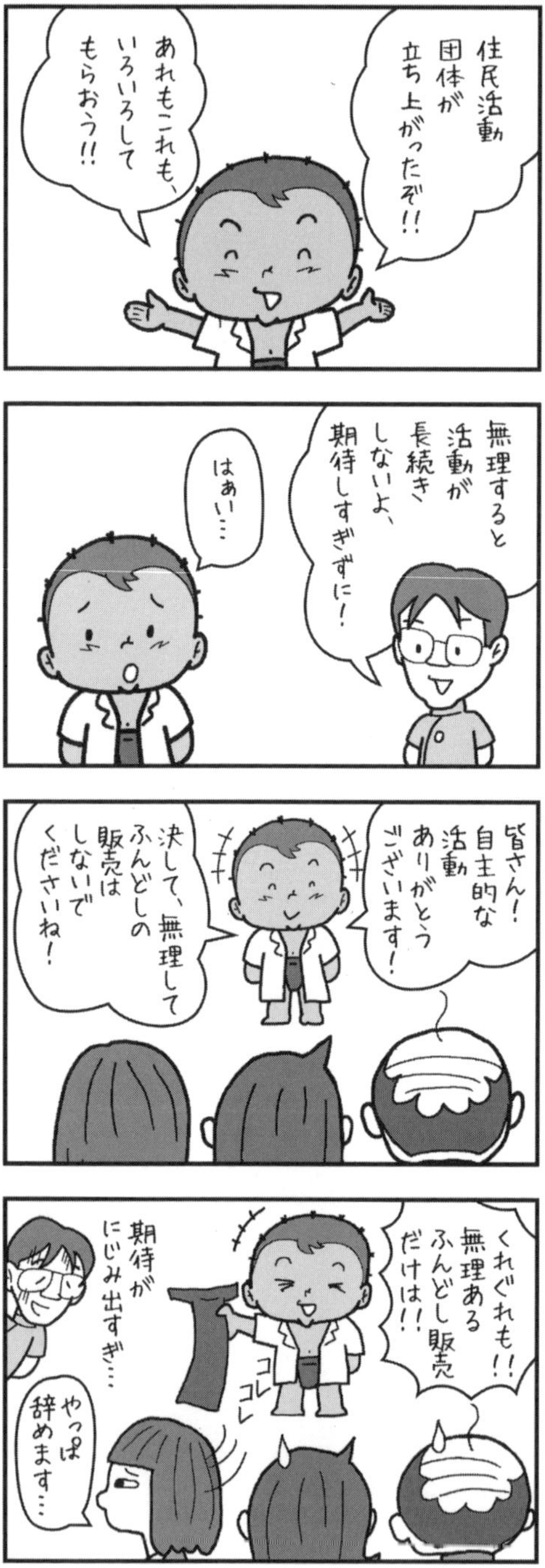

住民活動団体が立ち上がったぞ!!
あれもこれも、いろいろしてもらおう!!
無理すると活動が長続きしないよ、期待しすぎずに!
はぁい…
皆さん!自主的な活動ありがとうございます!
決して、無理してふんどしの販売はしないでくださいね!
くれぐれも!!無理あるふんどし販売だけは!!
期待がにじみ出すぎ…
コレコレ
やっぱ辞めます…

期待は押しつけると重圧に。「無理しない」活動が地域に恩恵をもたらす。

せっかく立ち上がった住民活動、ぜひぐいぐい頑張ってほしいと思いますよね。しかし、焦りは禁物です。活動が最初だけにとどまったり、マンネリ化したりして、実に多くの住民活動が長続きしないという現実があります。本項からは、住民活動継続のためのコツをいくつか紹介します。

本項でまず紹介するのが、「**無理をしない**」ことです。ここでの「無理」とは、様々な意味を含みます。例えば、入会にあたっての義務のようなもの。定例会に必ず出席しなければならない、活動には必ず参加しなければならないなど、人は義務を負うと、せっかくの奉仕の心がしぼんでつらい体験となってしまいます。他にも、入会にあたって発生する費用（入会金や年会費など）のこと。少額ならよいかもしれませんが、大きな負担は活動の継続を妨げます。

また、活動を支援する活動資金にも留意が必要です。しばしば行政からこの手の住民活動への活動支援金があてがわれますが、いつでも自由に使ってよいものではなく、多くは使用期限と使途制限がかかっています。その場合、このお金は支援ではなく責務に早変わりしてしまいます。私個人としては、まずはお金のかからない活動から始めてみることを勧めています。

活動したい人が、したいときに、したいだけ。自由な活動にはハードルが低いため多くの仲間が集まります。過度な期待は抑え、適度な期待といきいきとした活動を支援することで、結果的には多くの恩恵が地域にもたらされることでしょう。

諦めずコツコツ続け花開く

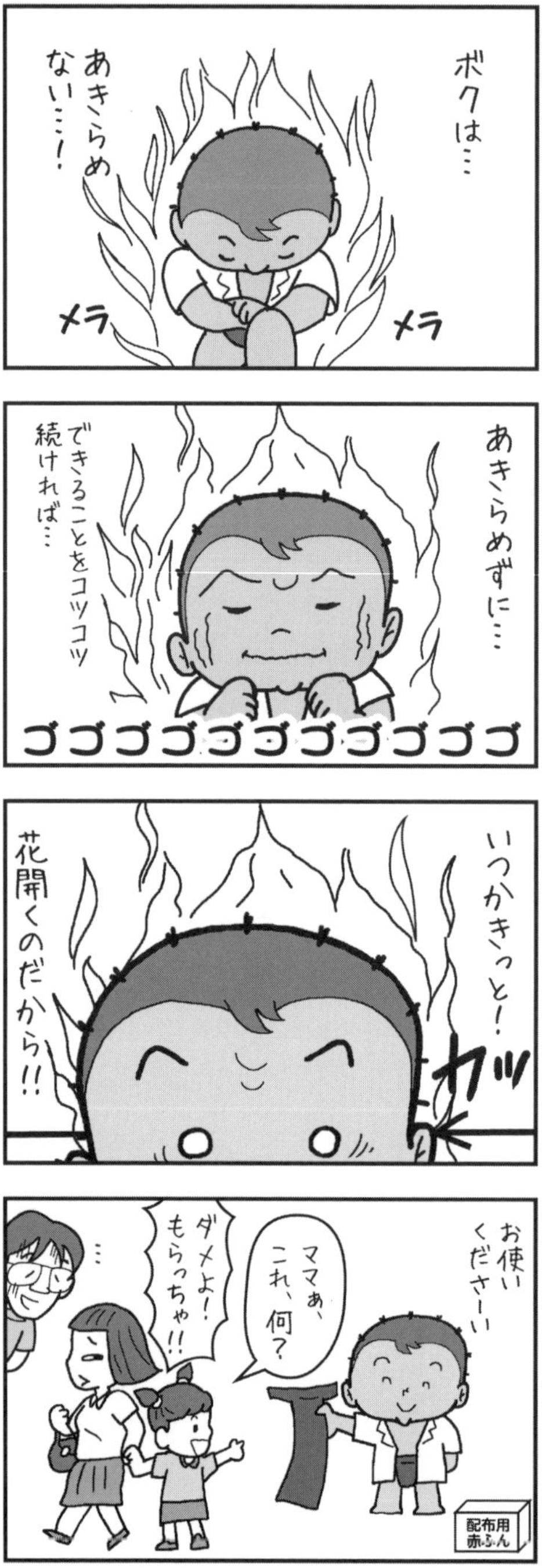
ボクは…
あきらめない…!
メラ
メラ
あきらめずに…
できることをコツコツ続ければ…
ゴゴゴゴゴゴゴゴゴゴゴ
いつかきっと!
花開くのだから!!
カッ
お使いくださ～い
ママぁ、これ、何?
ダメよ!もらっちゃ!!
…
配布用赤ふん

とにかく諦めない。できることをコツコツ続ける、それを見守る。

住民活動は、住民の皆さんに精一杯頑張ってもらっても、医療介護従事者や行政関係者が精一杯支援しても、うまくいくとは限りませんよね。失敗したり、成果が目に見えなかったりすると、やる気が失せ楽しさが減少してしまいます。

しかし、そもそも地域医療の分野で、住民が活動してすぐに見違えるような変化や賞賛される成果を生み出すほうが、圧倒的に珍しいことです。私も地域医療関係の住民団体を支援していますが、トライ&エラーの繰り返しで、十三年前から活動を支援し続け、六年目にしてようやく住民の行動に数字上の変化が少し出てきた程度です（住民団体の活動内容を知っている人は、知らない人に比べて、かかりつけを持っている人や健診を毎年受診している人、健康づくりに取り組んでいる人が多いというもの）[25]。

なので、**とにかく諦めない**ことが重要です。諦めれば変わるものも変わるはずがありません。**無理なく続けられることを、コツコツ続けていただく**こと、そしてせっつくのではなく、**あたたかく見守る**こと、それが大事なのではないでしょうか。

危機的な状況の中、慌てて成果を求めたくなる気持ちはわかりますが、焦ってもよいことはありません。健康に関係する専門職、行政、住民すべての中での共通認識として、〝焦らず諦めず〟が定着すると、心置きなくのびのびとした取り組みにつながることでしょう。

貢献で活動意欲維持できる

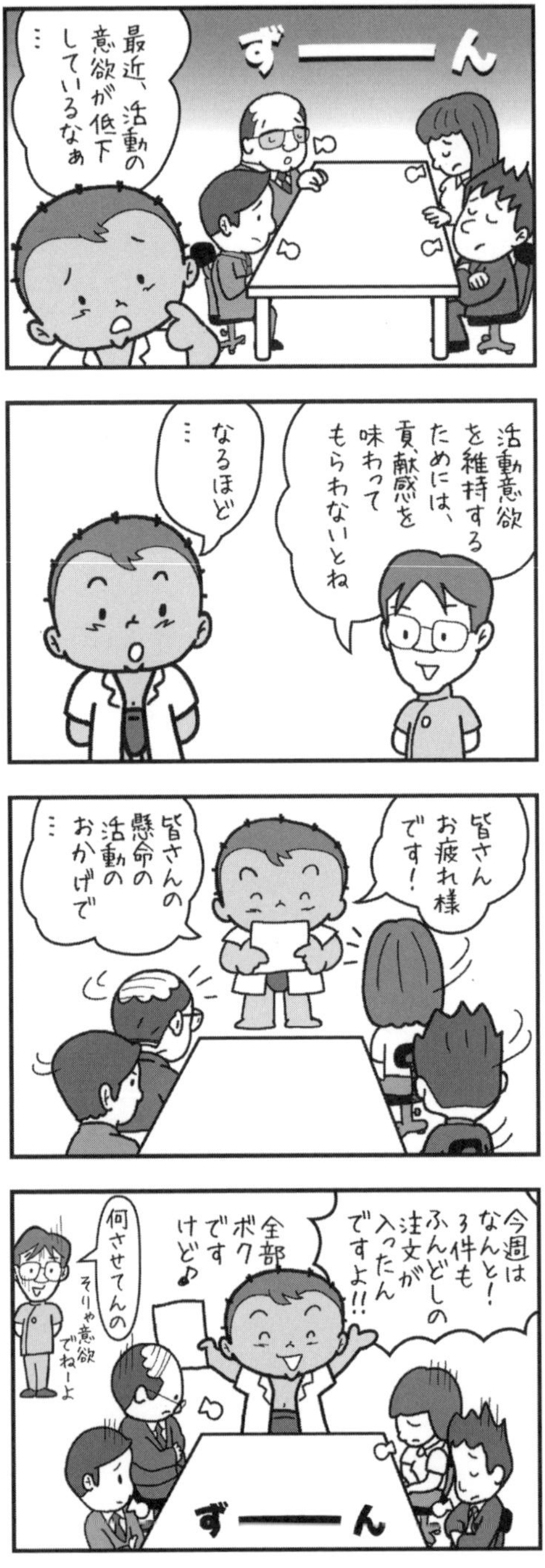
ずーーん
最近、活動の意欲が低下しているなぁ……
活動意欲を維持するためには、貢献感を味わってもらわないとね
なるほど……
皆さんお疲れ様です！
皆さんの懸命の活動のおかげで……
今週はなんと！3件もふんどしの注文が入ったんですよ!!
全部ボクですけど♪
何させてんの
そりゃ意欲でねーよ
ずーーん

達成感、貢献感を演出して、活動への意欲を維持。

住民活動は、うまく軌道に乗るものばかりではありません。最初は盛り上がってもすぐにしぼんでしまったり、次第にマンネリ化して意欲が低下してきたりと、活動意欲を維持してもらうことは想像以上に難しいことです。もちろん、せっかく住民が活動してくださるのだったら、医療介護従事者としてはそれを応援したいですよね。住民の活動意欲維持のために、我々が気をつけるべきことややるべきことはあるのでしょうか。

私が十三年間支援を続ける住民活動団体の会員の皆さんに、活動開始から五年経ったとき、なぜ五年もの長きにわたり活発な活動を継続できているのか、アンケートをとってみたことがあります。その結果判明した、活動意欲維持の要素に、「**達成感**」、「**貢献感**」があります。

医療介護従事者が、目の前の患者さんや利用者さんのためにキュアやケアを提供し、それが患者さん・利用者さんに貢献できていると感じたときに仕事への意欲が湧くのと同じように、住民も、自分たちの活動が地域に貢献していると実感できてこそ、次なる活動への意欲が湧くというもの。しかし、我々の場合は目の前の患者さんや利用者さんがみるみるよくなることでそれを実感しやすいですが、住民活動は目に見えるような変化が得られないこともしばしば……。だからこそ、意欲の持続が難しいのです。

そこで我々にできることといえば、まずはとにかく**些細なことでも変化と思わしきことを伝える**ことです。患者さんで活動に影響を受けて変わった人がいた、利用者さんから活動の話を聞いたなど、どのようなことでも直接伝えてあげましょう。余裕があれば、アンケートをとるなどして変化を数字で提示することも非常に効果的です。

その他にも、内部評価で改善を体感しにくいときは、外部評価、つまり、**マスコミ報道や活動顕彰によって達成感を創出する**という方法もあります。マスコミを含めた外部への発信や、顕彰企画への挑戦支援も、非常に重要な活動継続のツールとなるでしょう。

意欲は活動の源です、上手に意欲維持を支援していきましょう！

五章　住民編　9

自分にも役立つ活動を持続する

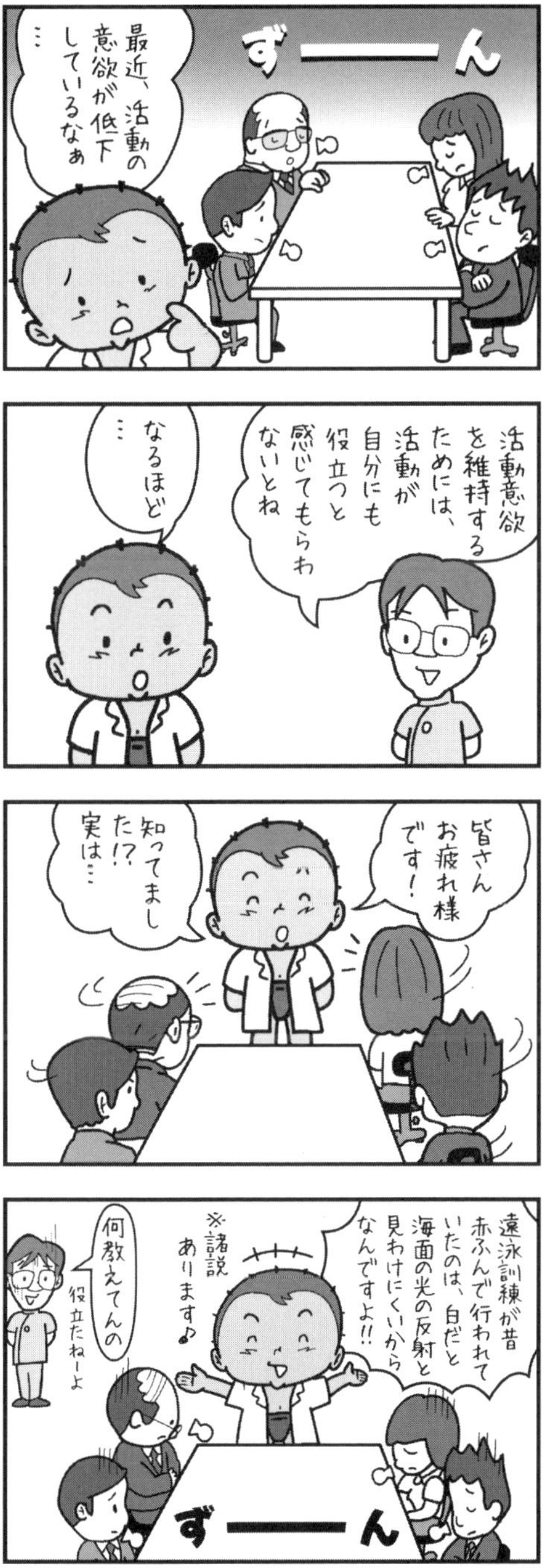
ずーーーん
最近、活動の意欲が低下しているなぁ……
活動意欲を維持するためには、活動が自分にも役立つと感じてもらわないとね
なるほど……
皆さんお疲れ様です！
知ってました!? 実は……
遠泳訓練が昔赤ふんで行われていたのは、白だと海面の光の反射と見わけにくいからなんですよ!!
※諸説あります♪
何教えてんの
役立たねーよ
ずーーーん

役立ち感、お得感を後押しして、活動への意欲を増加。

住民活動の意欲を引き出す要素、続いては、「**自身の生活への役立ち感**」、「**お得感**」です。当然のことながら、住民は暇なわけではなく、仕事や家事など、忙しく過ごされています。その中でも、何か自分にできることがないかと、住民活動に関わっていただいているのです。どうせ活動に関わるなら、少しでも自分の生活にプラスになるとよいですよね。例えば、活動することで有益な情報が手に入るとか、体を動かして健康になれるとか、生活に有利な関係性を構築できるとか……。

地域医療に関わる住民活動の場合、医療や介護の情報が手に入って勉強になることや、自分たちの地域の医療や介護の状況を把握できること、そして、活動の中で関わる医療介護従事者との心理的な距離を近しくできることが、住民活動への意欲に好影響を及ぼしていると思われます。医療介護関係の活動の場合は、医療介護従事者が特段の支援などを行わなくとも、自ずとそのようになることがほとんどかと思いますが、強いていえば、**知って得する医療界関係の情報を提供したり、医療介護従事者との交流の機会を持ったり**すると、意欲の向上を後押しできる可能性があります。日々の業務は忙しいですが、なんとか時間を見つけて情報提供や交流機会の創出を検討したいものです。

我々のために活動していただいているのですから、少しでもお得感で恩返ししたいですね！

五章　住民編　10

医療者の思いが活動鼓舞しけり

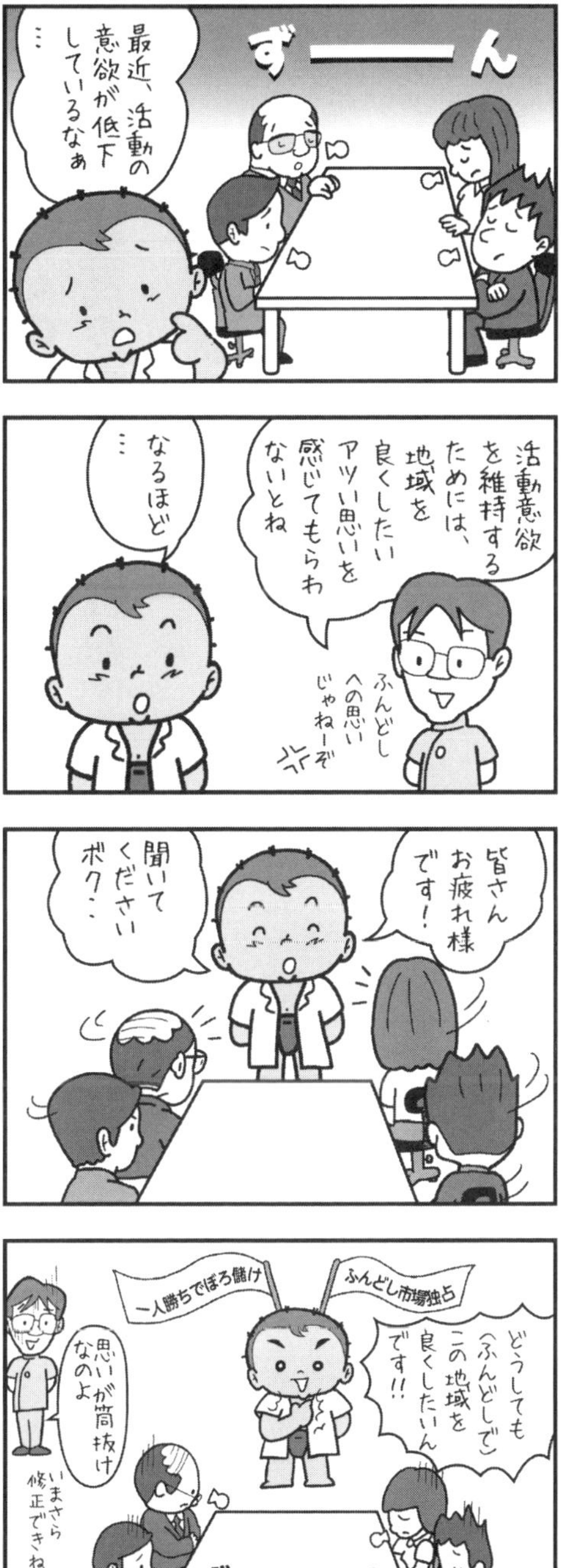
ずーーん
最近、活動の意欲が低下しているなぁ……
活動意欲を維持するためには、地域を良くしたいアツい思いを感じてもらわないとね
なるほど……
ふんどしへの思いじゃねーぞ
皆さんお疲れ様です!
聞いてくださいボク……
ふんどし市場独占
一人勝ちでぼろ儲け
どうしても〈ふんどしで〉この地域を良くしたいんです!!
思いが筒抜けなのよ
いまさら修正できねーよ
ずーーーん

我々の「地域をよくしたい」というアツい思いが、住民の活動意欲を鼓舞する。

住民活動の意欲を引き出す要素、最後は、「**コーディネーターの意欲**」です。ここでの住民活動の「コーディネーター」とは、住民の立場ではなく、例えば医療介護従事者や行政関係者で、活動にヒントを提供したり他の立場と住民団体をつないだりする機能を持つ人物や団体をいいます。医療介護従事者が、住民活動に直接関われる数少ない意欲増進の機会です。

例えば我々医療従事者も、患者さんのケアにあたる際、ケアマネジャーさんが「この方の困難を何としてでも解決してあげたいんです！」と意欲的に関わってくださる場合、逆にあまり思い入れを感じない場合よりも、こちらも何とかしてあげたいという気持ちが強く湧いてきますよね。住民活動でもそれは共通の部分があり、「この地域を何としてでも救いたい！」という**強い思いを持っている医療介護従事者や行政関係者が活動を支援・橋渡ししてくれると思うと、活動への意欲が増す**ものです。

注意すべきなのは、地域への思いと住民活動への期待をはき違えないことでしょうか。「この地域を何とかよくしたい」と、「あなたたちにおおいに期待している」は、似て非なるものです。期待は悪くないですが過度の期待につながると重圧となり、むしろ逆の効果になることすらあります。期待するのではなく、自分の地域への思いを伝え、「私たちもこのように頑張っている」と、態度を示すのです。そうすれば、住民の皆さんはその思いに反応して報いようとしてくれます。住民活動に関わろうとされる方々は、少なからず地域への共通の思いを持っているはずなので……。

地域への共通の思いをもとに、共に地域をよくしていこうではありませんか！

五章　住民編　11

居心地がよければ活動継続す

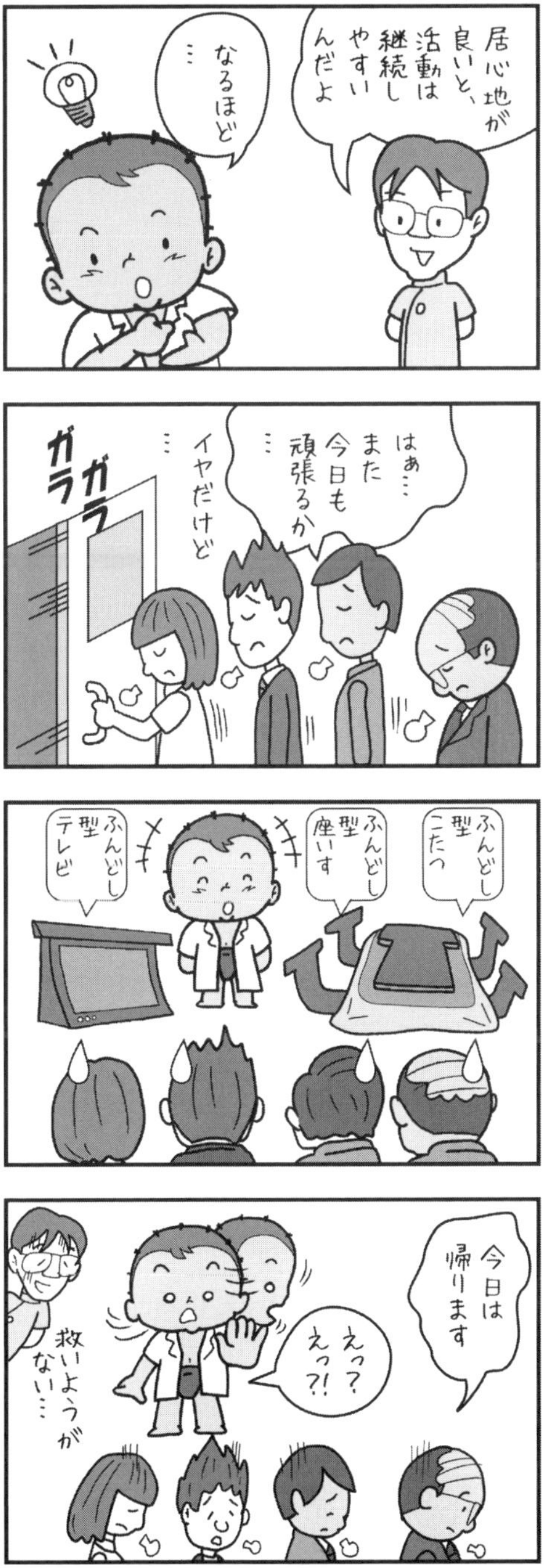
居心地が良いと、活動は継続しやすいんだよ
なるほど…
ガラガラ
はぁ…また今日も頑張るか…
イヤだけど…
ふんどし型こたつ
ふんどし型座いす
ふんどし型テレビ
今日は帰ります
えっ？えっ?!
救いようがない…

居場所、仲間、交流が、居心地のよさを生み、活動は継続する。

住民活動の継続のために重要なものは、活動への意欲だけではありません。もう一つ重要なのが、「居心地のよさ」です。

皆さんは、居心地のよい場所と聞いて、どこを想像しますか？　また、そこはどのような場所でしょうか？　なぜ居心地がよいのでしょうか？

「居心地のよさ」とは、**自分の居場所があること、参加していて落ち着くこと、仲間がいること、対立がないこと、無理しなくてよいこと、交流そのものが楽しめること**などを複合する概念です。皆さんの想像も、このような特徴を持つ場所だったと思います。それはすなわち、**参加すればメンバーがメンバーとして認めてくれていて、自分の得意分野を活かせるなどの求められる役割があり、落ち着いて楽しく活動できる状況が望ましい**ということになります。

住民活動は熱が入ってくると、メンバー同士の思いが衝突したり、役割をうまく分担できなかったり、誰かに無理がかかったりすることがあります。そうなると居心地は悪くなり、参加する足が止まってしまいます。医療介護従事者の立場からは制御できないことも少なくないかもしれませんが、例えば**活動開始時に一般論として前述の居心地の話をしておく、ルール決めをしておく**など、居心地を悪くしないために我々にできる工夫はあります。

時にはレクリエーションを楽しむぐらいの心の余裕が必要なのです。我々医療従事者の仕事と同じですね。心に余裕がなくなると、仕事にも影響が出る……。我々が住民に心を救われるだけでなく、我々も住民の心を救いたいものです。

五章　住民編　12

活動を時代に合わせて進化させ

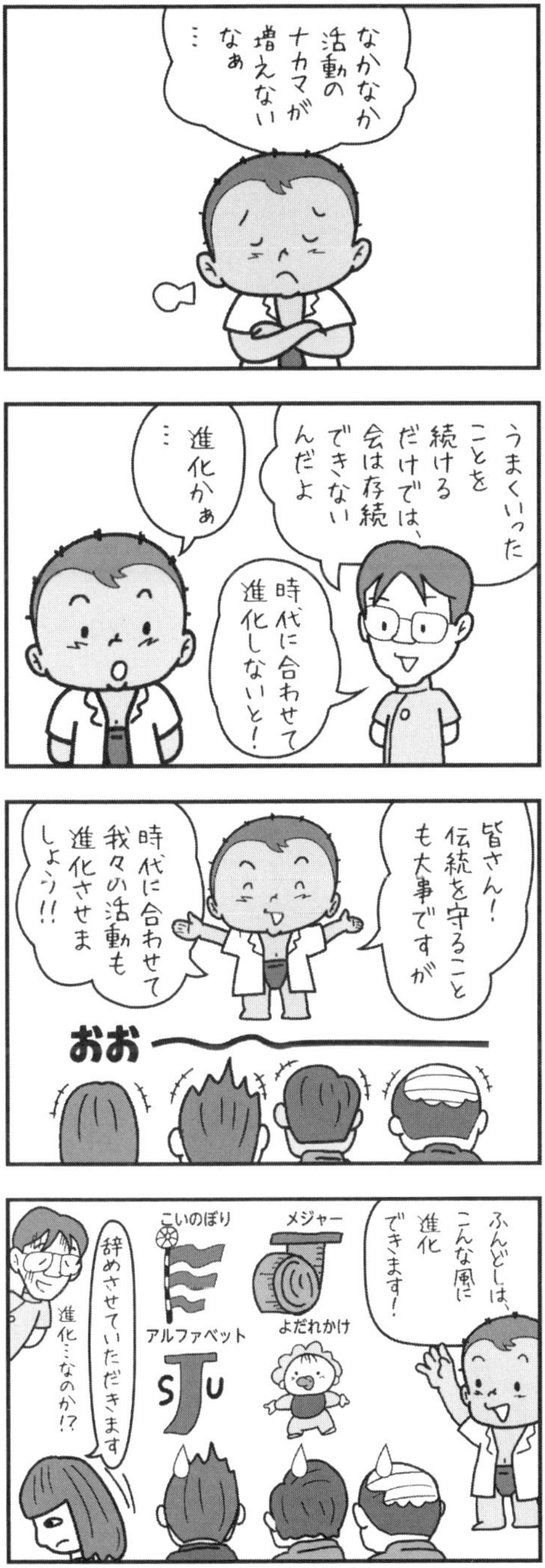
なかなか活動のナカマが増えないなぁ…
うまくいったことを続けるだけでは、会は存続できないんだよ
時代に合わせて進化しないと！
進化かぁ…
皆さん！伝統を守ることも大事ですが
時代に合わせて我々の活動も進化させましょう!!
おお〜
ふんどしは、こんな風に進化できます！
メジャー
こいのぼり
よだれかけ
アルファベット
辞めさせていただきます
進化…なのか!?

地域は、生き物。変わりゆく地域に活動を合わせられてこそ、住民活動の意義はある。

住民活動に長年寄り添って共に歩んできた経験や住民団体の活動の重要性を講演などで伝えると、しばしばコメントされることに、次のようなものがあります。

「住民活動の重要性をよく理解しました！　うちの会、なかなか入会者が少なくて困っているのですが、これまで通りの活動を絶やすことなく、何としても遵守していきたいと思います！」

これは、ちょっと注意が必要です。ある一つの活動が成功したからといって、それを続けていればよいというものではありません。その理由は、**地域は生き物で、時の流れは、人も地域も変えてしまう**からです。つまり、活動を始めた当時は、その時代の課題のために、その時代の人の努力により活動が興隆したとしても、五年、十年も経てば、メンバーも変われば、地域の抱える課題も変わります。動くべき人や取り組むべき課題も移り変わっているのです。それなのに、かつての成功体験に固執し、時代の変化に合わせて自身を変えられない活動は、いずれ無理が生じてくることでしょう。

住民活動を支援する立場では、支援する団体が**過去の栄光にとらわれていないか、常に新しい課題に向き合おうとしているか見守っていく**ことが、大きな支援につながることでしょう。新しい課題や取り組みが、もとの取り組みとあまりにかけ離れた取り組みとなる場合は、場合によっては団体の名称を変更したり解散・再結成したりすることもまた、一つの方法かもしれません。団体の外からだからこそ気づきやすいこのことに、上手に気づいてもらいましょう。

五章　住民編　13

外に出て意欲的な人見つけよう

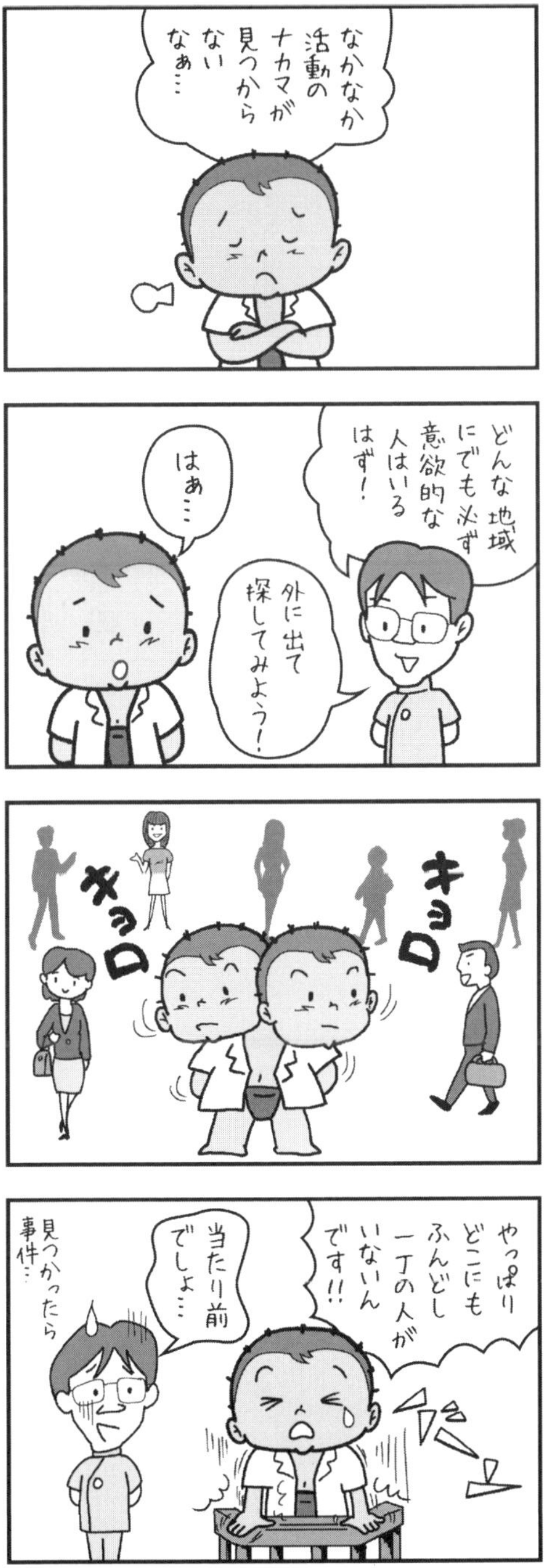
なかなか活動のナカマが見つからないなぁ…
どんな地域にでも必ず意欲的な人はいるはず！
外に出て探してみよう！
はぁ…
キョロ
キョロ
やっぱりどこにもふんどし一丁の人がいないんです!!
当たり前でしょ…
見つかったら事件…

どのような地域にも必ず積極的・意欲的・協力的な住民や行政関係者はいるもの。まずは小さな活動母体を形成。

これまでに、行政や住民の立場の皆さんとの協働の重要性について伝えてきました。しかし、いきなり協働できる関係性や体制を実現することは容易ではありません。どのような段階を経て、協働の輪を広げていくべきなのでしょうか。

読者の皆さんの中には、「住民と協働といっても、なかなかそう動いてくれる人なんていない」、「行政は新しいことには見向きもしてくれない」などと感じている方も少なからずいらっしゃるのではないでしょうか。確かに、医療やまちをよくする活動に積極的に関わってくださる住民や行政関係者は、マジョリティではないかもしれません。しかし、中には非常に意欲的で協力的な住民・行政関係者もいらっしゃるはずです。「いやいや、ウチの地域にはそんな人はいない」というあなた。それはきっと、まだ見つけられていないだけだと思います。経験的に意欲的な方はどんな小さなコミュニティにもいらっしゃいます。これ以上は動けないのでは……と思うぐらい忙しそうな人に限って、話に乗ってくださったりするものです。住民では、NPO法人などで既に活動されている方や、婦人会・高齢者クラブなどの地域の役割を積極的に受けていらっしゃる方、議員の方などである場合が多いです。

皆さんがこのような積極的・意欲的・協力的な方と出会われたならば、まずはそれらの方々とつながって、**活動母体となる「プラットフォーム」を形成**しましょう。それが、協働の輪を広げる第一歩にほかなりません。この出会いは待っていてもなかなか訪れません、忙しいとは思いますが積極的に**皆さん側から地域や役所役場に出向き、様々な方と出会われることを期待**します。

五章　住民編 14

住民へ伝えるべきは住民なり

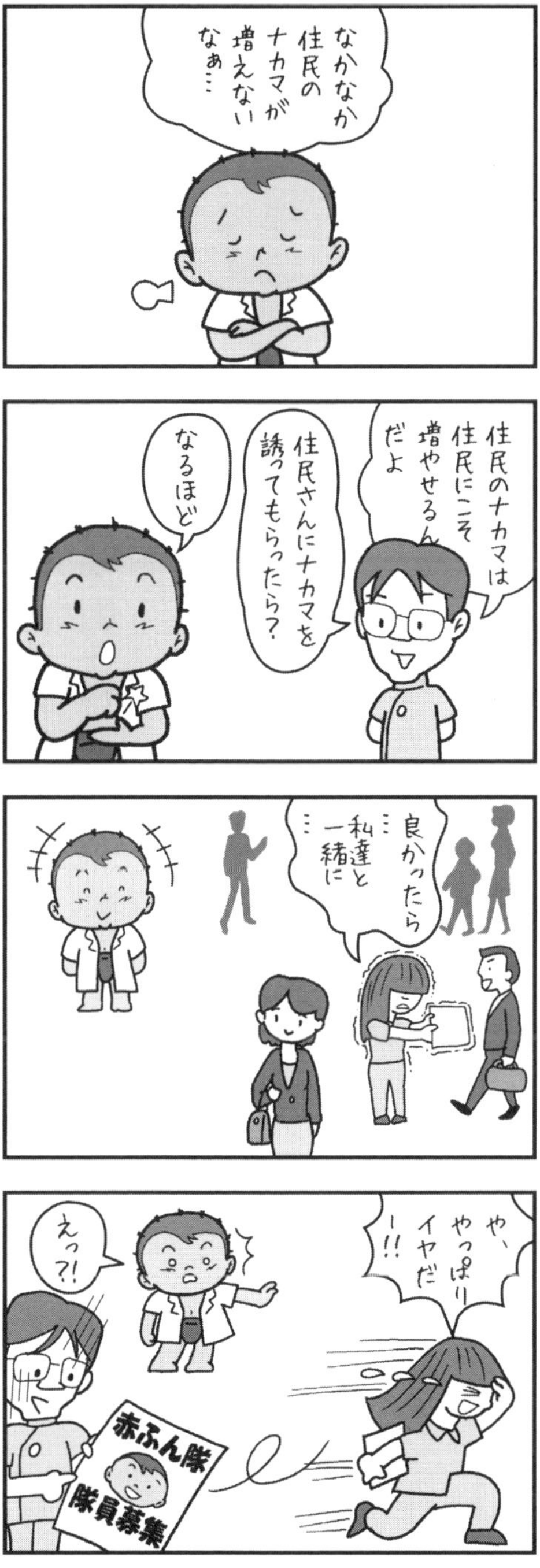
なかなか住民のナカマが増えないなぁ…
住民のナカマは住民にこそ増やせるんだよ
住民さんにナカマを誘ってもらったら?
なるほど
良かったら私達と一緒に…
や、やっぱりイヤだー!!
えっ?!
赤ふん隊
隊員募集

同じ立場から伝えるほうが伝わりやすいもの。それぞれの立場の仲間を増やそう。

前項で、住民や行政関係者の中でも、特に意欲的で活動的な、どちらかというと少数派の(!?)仲間を見つけてつながることをお伝えしました。しかしもちろんのことながら、このつながりをもって、住民・行政との協働体制を整えた！　とするのは、無理があります。同じ思いの人を増やしていって、仲間の輪を広げていく必要があります。

その際、**立場を越境して仲間を増やそうとすることは、難しい**場合があります。その理由は主に一つあり、一つは、声の届きやすさの問題があります。医療従事者からの呼びかけは、医療に関心のない人には届きにくいのです。もう一つの理由は、どうしてもエゴの要素が排除しきれない点です。例えば、医療従事者の立場で住民の仲間を増やそうとする場合、自分を助けてほしいというふうに伝わりかねません。

そこでお勧めは、**同じ立場から伝える**ことです。医療従事者から医療従事者、住民から住民、行政関係者から行政関係者の仲間を増やすように呼びかけていくことで、話がわかりやすく、また、無駄にエゴを感じることなく、比較的スムーズに仲間を増やしていけます。特に、住民の場合は、医療に関心のない人に医療従事者から伝えようとしても難しいですが、お隣の○○さんが関わっている活動と聞くと、医療に興味がなくても、知ろうとしてくれることがあります。

これら、**仲間を見つけること**と**仲間を増やすこと**を、それぞれ、「**和の拡大**」、「**輪の拡大**」と呼んで[26]、常に心がけるようにしています。皆さんの地域でも、協働の和と輪が拡大することを祈ります！

何屋さん？

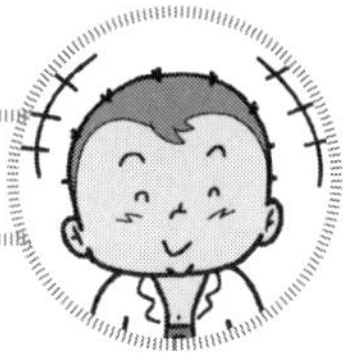

たかはま地域☆医療サポーターの会では、医療を守り育てるために地域住民が守るべき行動を五か条にまとめ、住民から住民へと発信されました。

一、かんしん（関心）を持とう。
一、かかりつけを持とう。
一、からだづくりに取り組もう。
一、がくせい（学生）教育に協力しよう。
一、かんしゃ（感謝）の気持ちを伝えよう。

その手段は、ポスター、チラシ、動画、機関紙、救急受診チャートなど様々。どれも効果がありましたが、数年経つと効果も薄れ、活動もまんねりに。

「そろそろ、新しい活動、したいですねえ……」

「何か、よい案ある人？」

オブザーバーとして、きっかけと気付きを提供しないと！

「あのー、皆さんの得意なことや楽しいことを活かすのが一番かと思いますよ！　伝えることや意識づけることに振り回されないでくださいね！」

「あ、ほんなら、ワシ、たい焼き器持っとるんやけど、たい焼きでも売ってみる？」

その次の町のイベントの日、そこには五か条のチラシを抱き合わせてたい焼きを売るサポーターの姿が。その後、サポーターの会のたい焼きは、地域のイベントの定番の店に。

「あ、私保育士やから、人形劇の人形やったらあるけど？」

「ほんならワシ、学生時代に演劇部で脚本書いとったし、作ろかな」

次の定例会、プロ顔負けの手作りセットで劇を練習するサポーターの姿が。その後、本格的に撮影され、YouTubeに劇がアップされています（https://youtube.be/ber7At-uzrw）。

もはや何屋さんなのかわからなくなっていますが、住民の手作りの会だからこそ、メンバーが楽しそうだからこそ、住民に伝わる、仲間が増える。そんな現場に関わらせてもらうと、こちらまで楽しく。楽しさの輪、広がれ広がれ。

六章 ヘルスプロモーション編

我々地域医療従事者が臨床の現場で関われる患者さんには限りがあります。しかし、地域にはたくさんの医療やケアを必要とする人がいます。地域に関わる者として、地域全体の健康増進は大きな役割の一つ。本章では、関心のない人が目立つ健康分野において、地域全体を健康にするための「ヘルスプロモーション」の手法と要点を考えます。

目の前の人から地域想起する

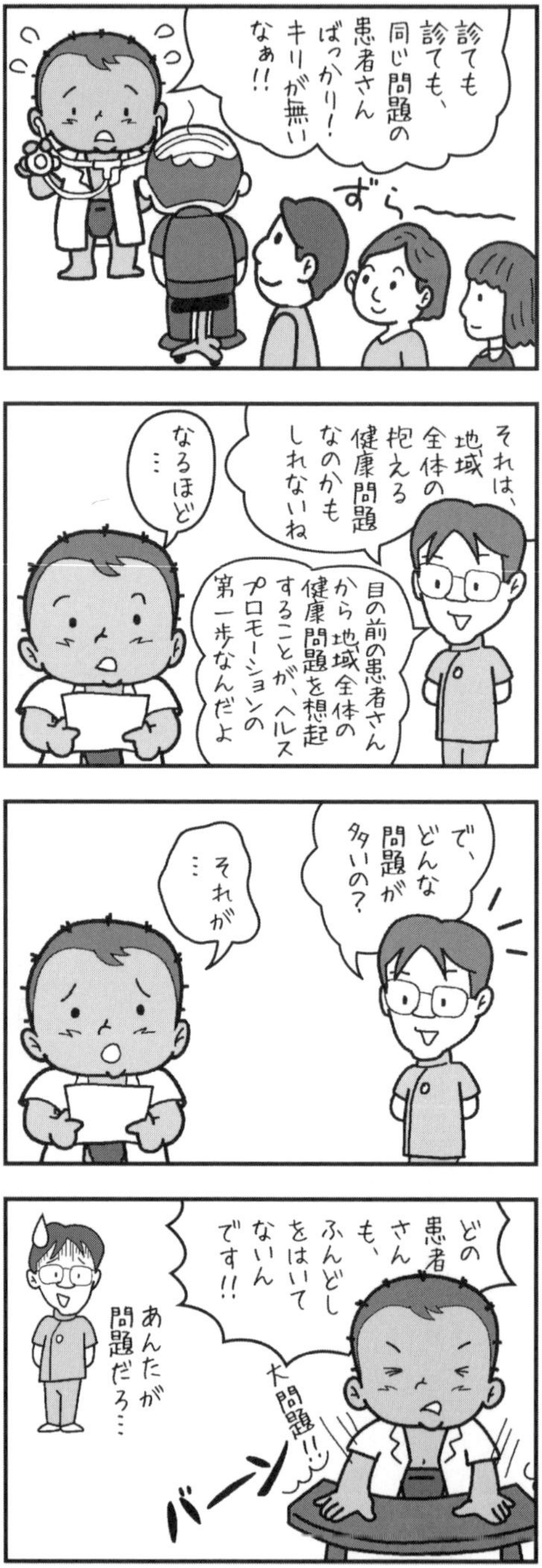
診ても診ても、同じ問題の患者さんばっかり!キリが無いなぁ!!

ずら〜〜〜

それは、地域全体の抱える健康問題なのかもしれないね
目の前の患者さんから地域全体の健康問題を想起することが、ヘルスプロモーションの第一歩なんだよ
なるほど…

で、どんな問題が多いの?

それが…

どの患者さんも、ふんどしをはいてないんです!!

大問題!!

バーン
あんたが問題だろ…

ヘルスプロモーションの第一歩は、目の前の患者さんから、地域全体の健康課題を想起することから。

あなたが川沿いを散歩していると、川上から人が溺れて流されてきました。あなたは通報したり人を集めたりして、適切な方法でその人を助けます。喜びも束の間、また川上から溺れた人が流されてきます。あなたは再度同様に助けます。すると、ひっきりなしにどんどん人が溺れて流されてくるではありませんか。あなたは懸命に全員を助けようとしますが、キリがありません。

そんな状況あり得ないし……と思われたかもしれませんが、実は実際にあなたの目の前で日々起こっています。あなたは外来診療で、高血圧の患者さんを診ます。薬剤はどう選択しようか、食事の指導をどうしようかなど、最善を尽くして医療を提供し、その患者さんの血圧が改善します。ホッとする間もなく、次の患者さんを招き入れると、その方も血圧が高い患者さんです。あなたはまた頭をひねり、最善の医療を提供し、患者さんを救います。すると、次の患者さんも血圧が高いではありませんか。まさに、「高血圧」の川で溺れる患者さんを救っている行為といえます。

高血圧に限らず、医療従事者として目の前で溺れる患者さんを諦めたり無視したりするわけにはいかないため、もちろん助けなければなりません。しかし、「なぜこれほどまで溺れる人が多いのか」、「川の上流に何か原因があるのでは？」というふうに、川の上流が気になりますよね。**目の前の人を救いつつも上流の対策をとらないと、問題の根本的な解決にはつながりません。**この〝上流対策〟こそが、地域における「ヘルスプロモーション」にほかなりません。

人が頻繁に溺れる川があったら、あなたならどう対策をとりますか？　柵を張りめぐらせたり、注意喚起の看板を立てたり、周辺の人々に情報提供したりと、様々な対策ができそうです。実はそれらの対策がそのままヘルスプロモーションの取り組みにつながります。健診で未然に防ぐ(柵を張る)、高血圧に関するポスターを掲示する(注意喚起の看板)、地域住民への健康講話(情報提供)などが、その実際です。

このように、**ヘルスプロモーションの考え方の基本は「川の上流対策」**です。本章では地域全体の健康課題に向き合っていきますが、**ヘルスプロモーションの第一歩として、目の前の患者さんから地域の課題を想起することがまず重要**です。忙しい毎日ですが、ふと地域全体に思いを馳せる癖をつけてみませんか。

地域課題　地域診断で浮き彫りに

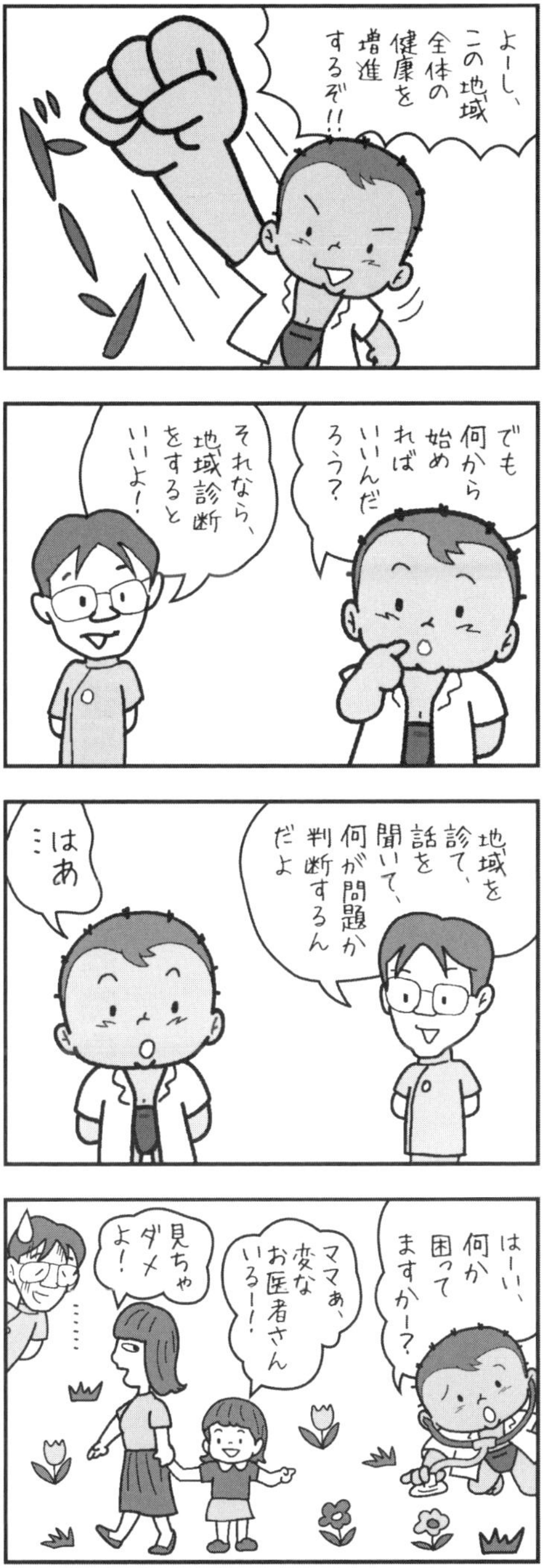
よーし、この地域全体の健康を増進するぞ!!
ドーン
でも何から始めればいいんだろう?
それなら、地域診断をするといいよ!
地域を診て、話を聞いて、何が問題か判断するんだよ
はあ…
はーい、何か困ってますかー?
ママぁ、変なお医者さんいるー!!
見ちゃダメよ!
……

まずは地域を知ろう。地域総出の地域診断で、課題の把握と協働の関係づくりを推進しよう。

地域全体の健康の底上げをしたい！　と思っても、一体何から始めればよいのかわからない……という方もいらっしゃるでしょう。そういう方にまずお勧めしたいのが、地域診断です。

地域診断とは、その言葉の通り、**地域がどのような問題を抱えているのかを「診断」して明らかにすること**です。その地域で生活を営む人々、自然環境、社会的環境、年齢構成、伝統や風土などをよく観察し、集団と捉えて、健康の切り口から正しい判断を導きます[27]。**「量的データ」と「質的データ」を統合して解釈**して、地域の抱える問題点を浮き彫りにします。量的データとは、市区町村や都道府県、国、医療保険の保険者（社会保険事務所など）が持っている、健診データや介護保険給付のデータ、医療費、死亡データなど、数字でわかるデータのことです。昔と今を比較したり、近隣自治体や都道府県と比較したりします。質的データとは、実際に地域に暮らす方のアンケートの自由記載やインタビューなど、数字では計り知れないデータのことです。満足度や価値観、効果の実際、地域性、伝統や文化、つながりや助け合いなどを確認できます。

このようなことは、もちろんですがあなた一人でできることではありません。量的データを保持している役所役場や保険者はもちろんのこと、医療介護従事者や住民の代表など、**幅広く地域診断に関わっていただくことで、より本質的な診断につながります。**ぜひ幅広く声をかけ、地域総出で取り組みたいものです。

声をかける方法にも配慮が必要です。通常このような地域診断は、役所役場の健康関連部署においいて、保健師（地域全体の健康増進などに関わる看護系スペシャリスト）を中心として既に実施済みであることがほとんどです。それなのに「地域診断をするから協力してください」と声をかけるのは得策ではありません。まずは、これまでの地域診断の状況を教えてもらうところから。わからないことや新しい問題などについて、地域診断を「一緒に」企画していく、あるいはできることをお手伝いさせていただく。このような**対等ないし下からの立場で、関わる全員が気持ちよく作業できるように配慮**しましょう。

一般住民の参加は、特に質的データの収集において重要です。しかし、ややもすると地域診断の作業は非常に堅苦しく真面目で専門的で、一般の方にはとっつきにくいもの。**専門的な知識がなくても気軽に楽しく参加できる工夫が理想的**です。

地域診断のプロセスは、地域を把握できるだけでなく、協働の関係づくりにも一役買うことでしょう。皆さんの愛する地域が、想像通りの地域なのか、意外な側面を持っている地域なのか、ぜひ楽しみながら診断してくださいね。

クイズ大会

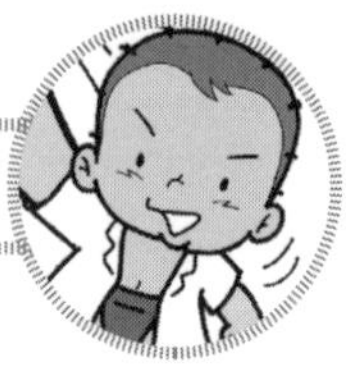

地域の課題把握に重要な地域診断ですが、前述の通り、何というか、やることが結構堅苦しいんですよね（笑）。できれば専門職や行政職だけでなく、住民の皆さんにも参加してもらえたらと思うのですが、とても呼べるような空気ではありません。専門職や行政職でもだらりと疲れてしまいがちです。

そこで高浜町では、地域診断を前向きで楽しいものにするため、往年のクイズ番組をもじり、「クイズ！ 一〇〇人に聞きたいな」と題して、クイズ大会ふうに地域診断を開催することに。

開催にあたっては、まず全身タイツにカボチャ頭の怪しいハロウィン男（筆者）があなたの職場に現れ、「トリック・オア・トリート！」と季節外れもよいところの四月に叫びながら、チロルチョコと引き換えに皆さんから大事なお金（カンパ）を奪っていきます（笑・もちろん無理強いはしていません！）。そのお金をもとに、運動グッズや減塩みそなど、健康関係の商品を購入します。データを提供していただく町役場、県、病院、大学には、ただ単にデータを提示いただくの

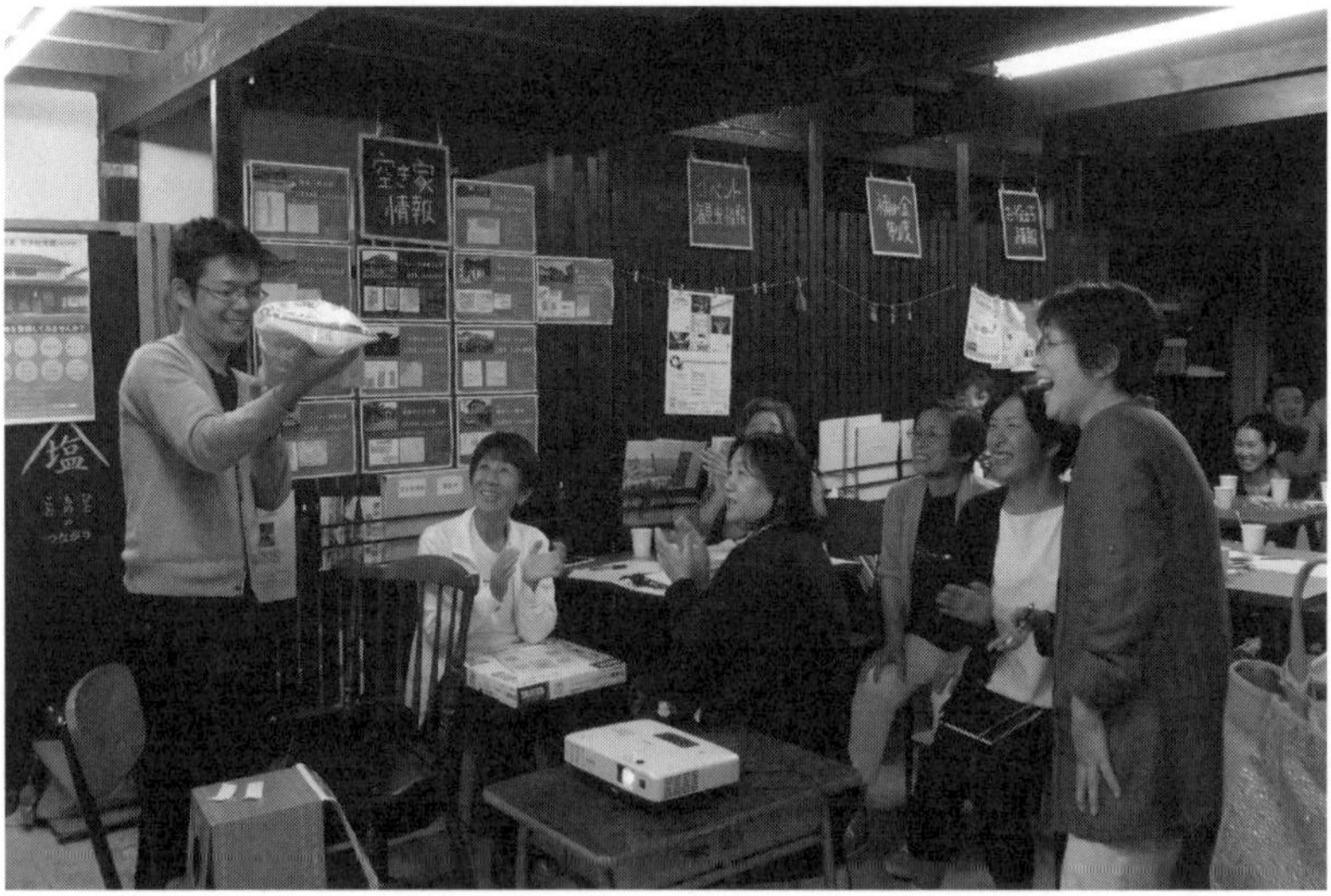

ではなく、四択のクイズ形式で提示していただき、その正解率上位の参加者には、カンパで購入した健康関連商品が景品として贈られるという仕組みです。通常の地域診断では、おもしろみのない資料を閲覧し、ほとんどの参加者が死んだ目をしているのに対し、こうすることで、誰一人寝ることなく、目を見開いて参加します。そして、参加者も本気なら、出題者も本気です。簡単に正解されてたまるかと、専門職でもわからないような難易度の高いクイズを出してくるため、四択なのに正解率は三割程度と、出題者の本気度がわかります（笑）。余った景品は最後に大抽選会をして、参加者に還元されます。

クイズの後はおしゃべりをして、いわゆる質的なデータを収集します。クイズ（量的データ）を知ってどう思ったか、普段生活していてどう感じているかという質的なデータを加味して、最終的に何が町の課題なのかを導き出します。

そんなこんなで盛り上がる地域診断クイズ大会、これなら継続して毎年開催できます。町の名物となることを目指して、楽しく続けていければと思います。

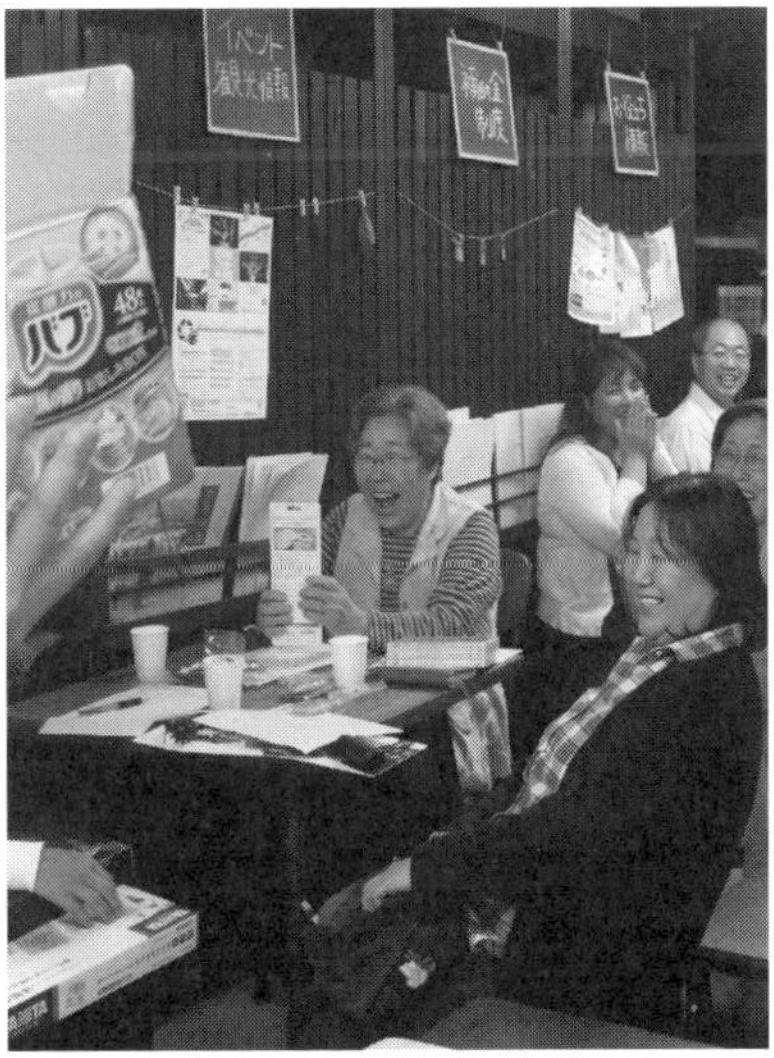

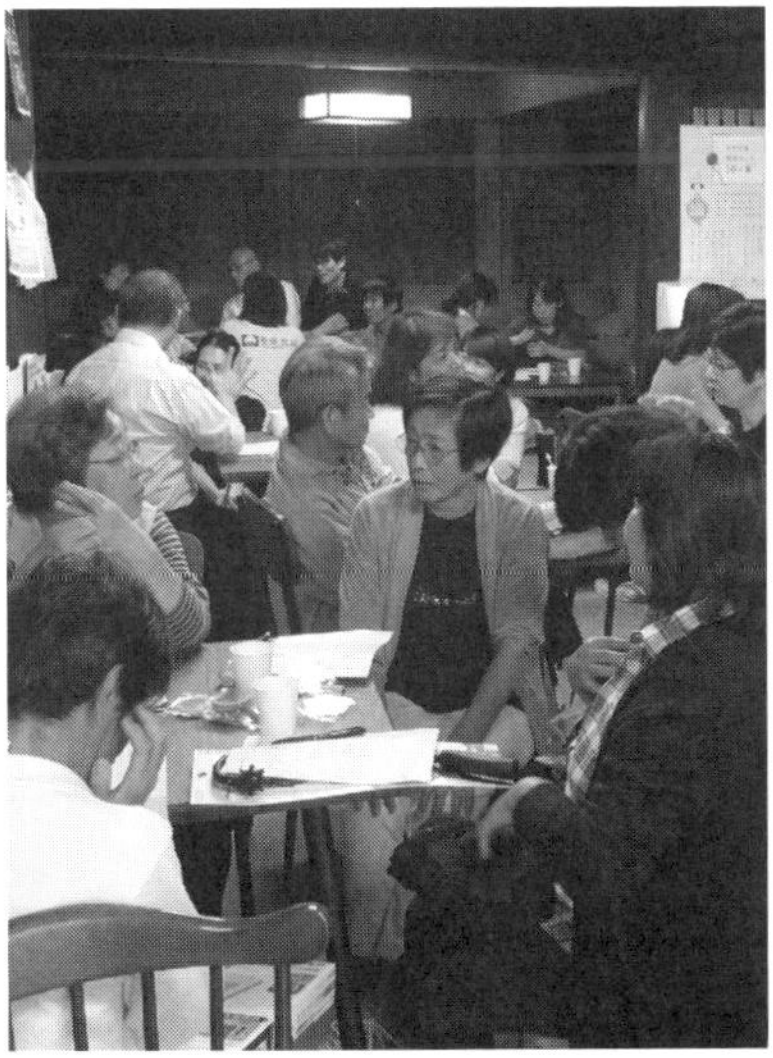

サイクルを何度も回し健康に

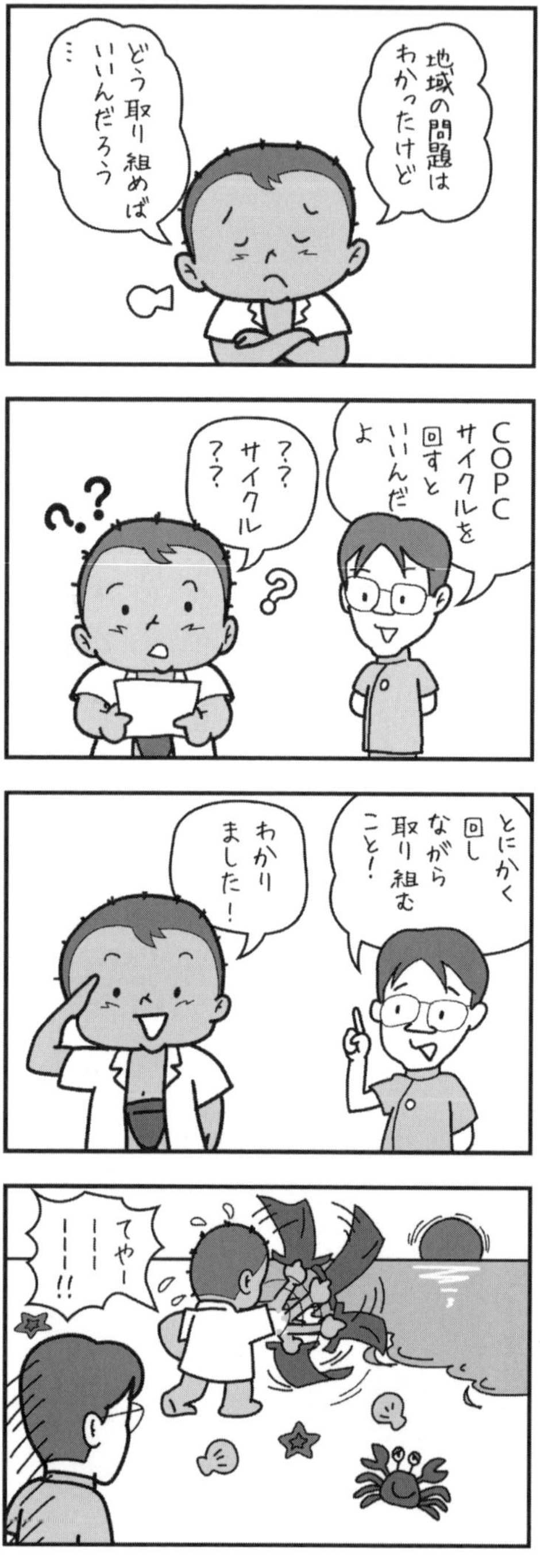
地域の問題はわかったけど
どう取り組めばいいんだろう…
COPCサイクルを回すといいんだよ
??サイクル??
とにかく回しながら取り組むこと!
わかりました!
てやーーーーーーー!!

ヘルスプロモーションは、計画、実施、効果測定、評価のサイクルを回して推進。

地域の抱える課題が明らかになったら、いよいよそれをもとに事業計画を進め、地域に介入していきます。といっても、これをどのように進めるかがまた問題ですよね。

私のような地域医療に従事する医師に、地域の課題を解決していく手順としてよく紹介されるのが、**地域志向型プライマリ・ケア（Community-Oriented Primary Care：COPC）**です[28)]。図に示すように、地域診断の後、優先順位の高い問題について評価を行い、介入計画を立て、計画を実施、その効果を判定して問題について再評価を行うというサイクルを繰り返します。我々はこれをＣＯＰＣサイクルと呼んでいます。地域課題解決におけるいわゆるＰＤＣＡサイクル（Plan-Do-Check-Act）に通ずるものがありますね。

このサイクルを回すうえで重要なのは、介入の結果変化するであろう事象について、**何を測定してどう評価し、それをどのように次につなげていくのかを、計画段階からあらかじめ定めておく**ことです。取り組む期間にもよりますが、あまり壮大な目標を掲げてしまうとつらい結果に陥ってしまいがちですので、何度もサイクルを回すことを前提に、**無理なくできることから計画する**ことがお勧めです。

少しずつでもサイクルが回って地域が変わってくると、取り組みの楽しさもどんどん増していきます。皆さんの地域でも楽しみのサイクルが回ることを祈ります。

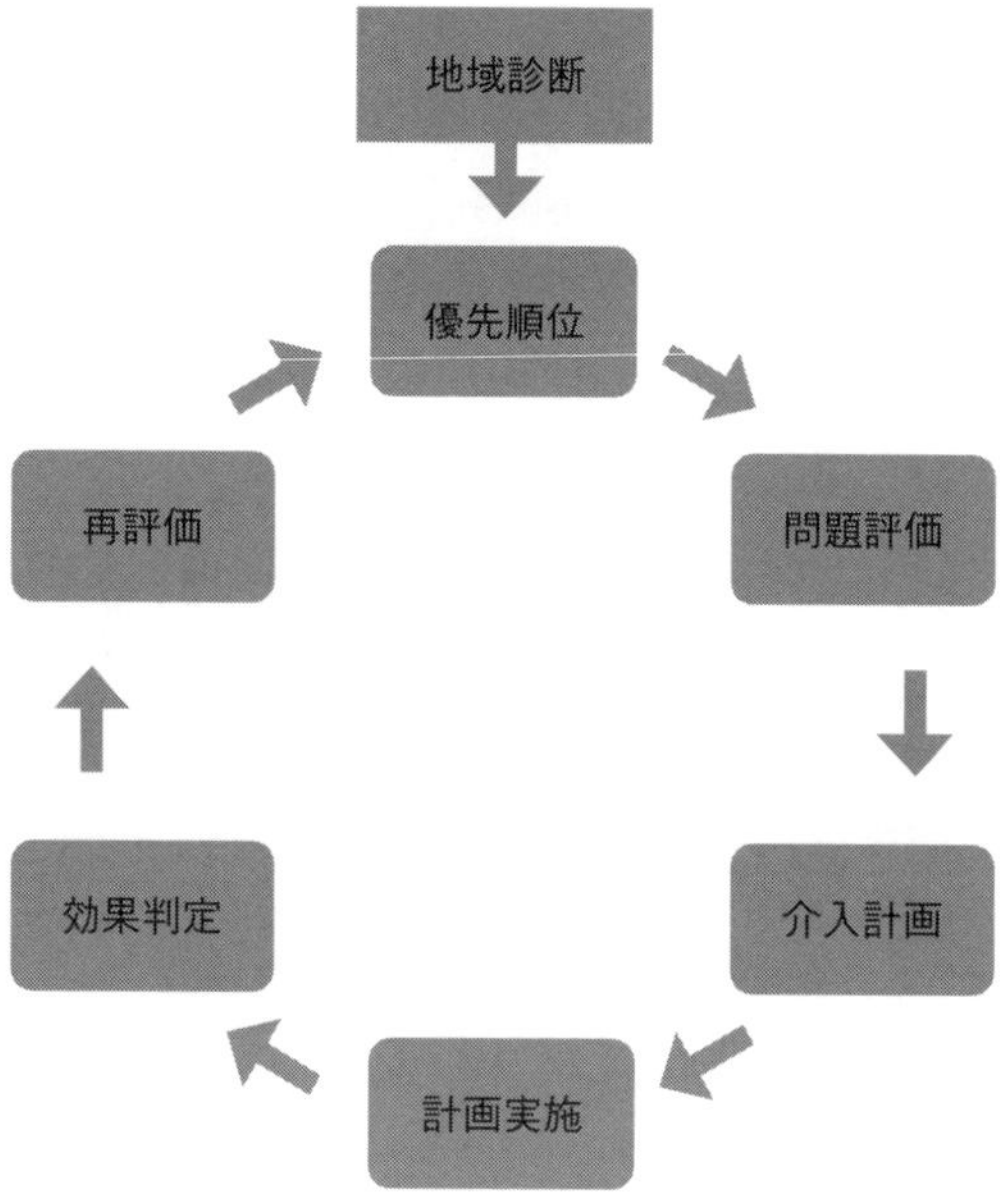

図　COPCサイクル

（Iliffe S, et al. Integrating primary care and public health: learning from the community-oriented primary care model. Int J Health Serv. 2003; 33: 85-98. を参考に作成）

患者にも健常者にもアプローチ

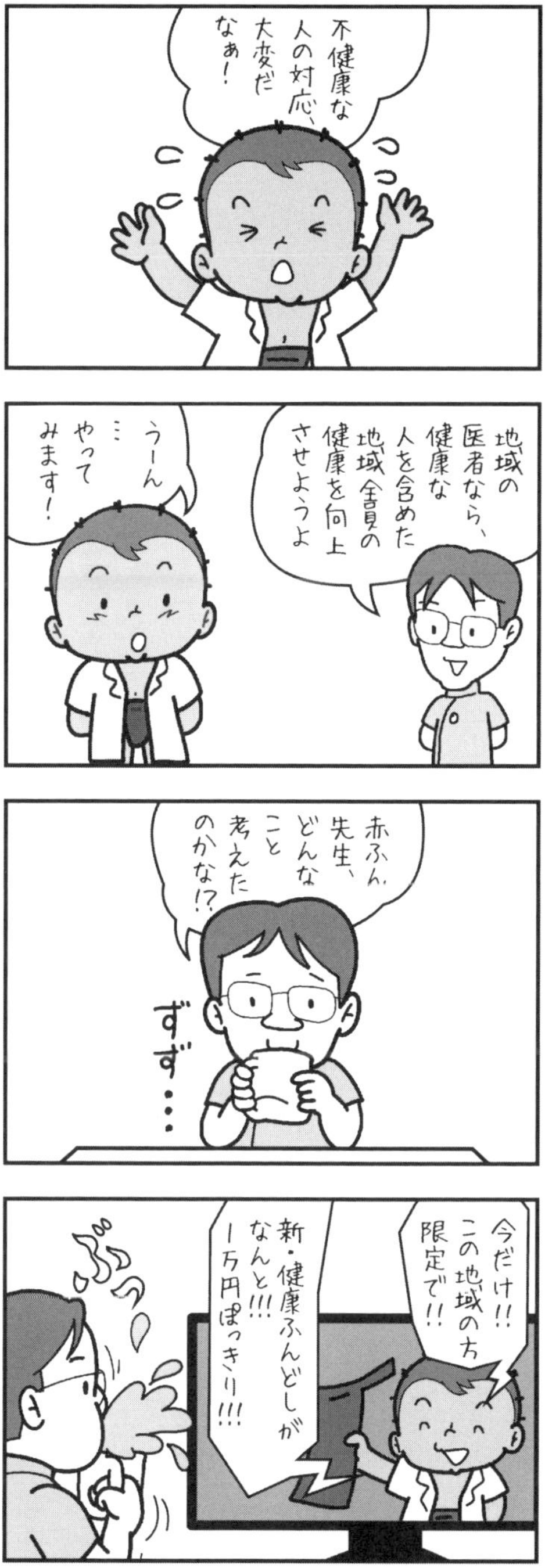
不健康な人の対応、大変だなぁ！
地域の医者なら、健康な人を含めた地域全員の健康を向上させようよ
うーん…やってみます！
赤ふん先生、どんなこと考えたのかな!?
ずず…
今だけ!! この地域の方限定で!!
新・健康ふんどしがなんと!!! 1万円ぽっきり!!!
ぶっ

リスクのある人だけでなく、地域全体にもアプローチして、健康増進に相乗効果を生み出そう。

我々医療従事者が医療現場で出会う住民（患者さん）は、血圧が高かったり、コレステロールが高かったりと、将来心臓や脳などの大事な臓器の病気になりやすい、リスクのある方である場合が多いですよね。よく行われる対策としては、そのような方を対象にしたパンフレットやチラシの作成・配布、講習や指導などでしょうか。皆さんのまちでも行われている「特定健診」と呼ばれる健診がまさにそれで、血圧やコレステロールの高い人、メタボの人を発見し、保健指導（健康指導）する取り組みです。リスクの高い人にアプローチすることは、「**ハイリスクアプローチ**」と呼ばれます。**病気になりやすい人の危険を回避するという点で、効率的なアプローチ**といえます。

一方で、心臓や脳の病気のリスクというのは、血圧に全く問題のない人には病気が発生し得ないというものではありません。ということで、病院や診療所に来ないような健康な人や、健康に関心のない人を含めた、地域全体に働きかけ、地域全体の病気のリスクを下げるというアプローチもあります。地域人口全体に働きかけるということで、「**ポピュレーションアプローチ**」と呼ばれます。健康に関心のある人はより健康になり、関心のない人はそうでもないという、「健康格差」を生みがちなので、後述する無関心層へのアプローチの工夫も重要となりますが、ポピュレーションアプローチはうまく進むと**社会規範や個人の選択、人々の関係性を改善することができるので、有用な方法**です。

この**二つのアプローチ**[29]**は、相乗効果を生む**とされています。ついつい前者の視点になりがちですが、双方のバランスのとれた視点を身につけ、地域をより健康に導けるようになりたいものです。

六章　ヘルスプロモーション編　5

地域とは八つの顔持つパートナー

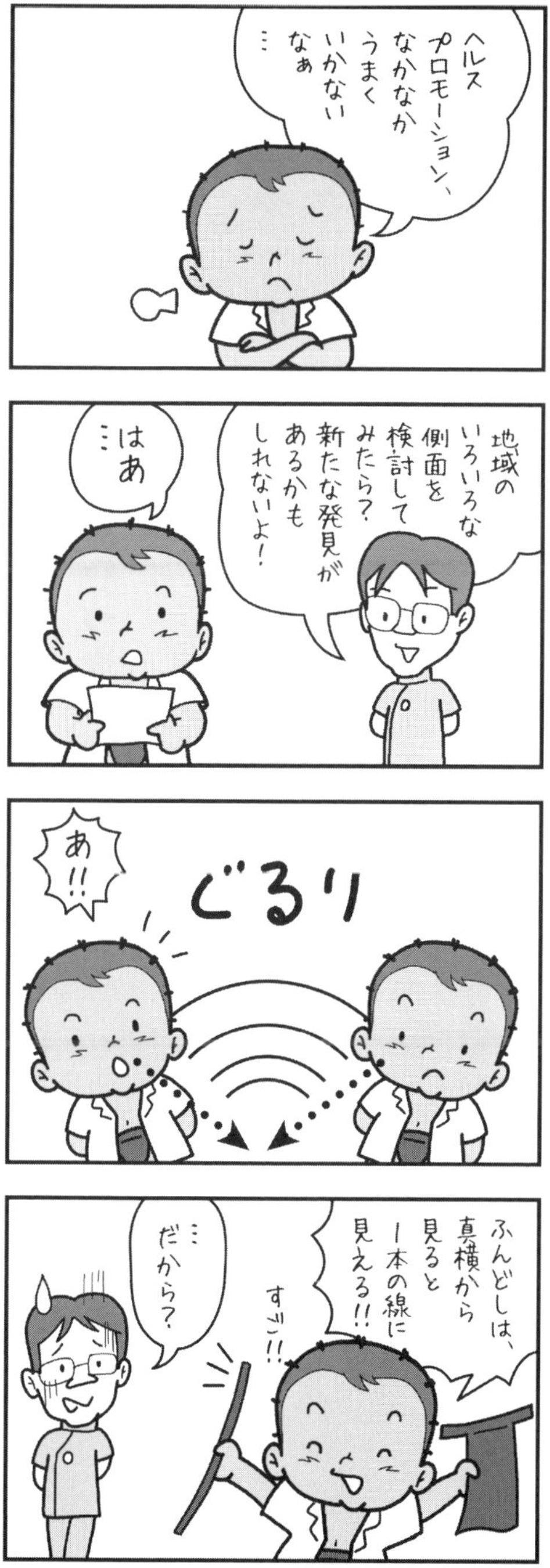
ヘルスプロモーション、なかなかうまくいかないなぁ…
地域のいろいろな側面を検討してみたら？新たな発見があるかもしれないよ！
…はあ
あ!!
ぐるり
ふんどしは、真横から見ると1本の線に見える!!
すご!!
…だから？

地域は生き物。みんなで八つの側面をアセスメントして、本質的な取り組みにつなげよう。

この章ではここまでで、地域診断で地域の抱える健康面の課題を浮き彫りにし、COPCサイクルを回すことで地域の課題に取り組んでいくことを伝えてきました。これらをより系統立て、特徴を付加したうえでモデル化して提案されているプリンシプルがいくつかあるので、紹介したいと思います。

本項で紹介するのは、Community As Partner モデル[30]です。その名の通り、コミュニティを一つの生物体とみなします。地域の情報収集、アセスメント、計画を住民と専門家が共同で進めていく流れは、これまでと共通ですが、特徴としては、**コミュニティを形成する人々（コア）と八つの側面から地域をアセスメントする**点が挙げられます。八つの側面とは、物理的環境（宅地や集会場所など）、教育（教育資源の種類や場所など）、安全と交通（消防、警察、公衆衛生、交通手段など）、政治と行政（政策決定過程のキーパーソンなど）、保健医療と社会福祉（場所、スタッフ、利用者など）、コミュニケーション（新聞、電話、口コミなど）、経済（財政力、産業、失業など）、レクリエーション（施設の利用状況、満足度など）です。これらをそれぞれ個別にアセスメントし、統合された見解を導き出します。アセスメントの方法は、前述の地域診断に準じ、数字でわかる指標（データ）と数字でわからない指標（アンケートやインタビュー、ディスカッション）とを総合的に解釈します。

Community As Partner モデルは、八つの側面から本質的に地域を咀嚼できる点と、みんなで取り組める点、そして、地域を「生き物」、「パートナー」と捉えて向き合う点が素敵なモデルです。その一部でも参考にすると、あなたの地域のヘルスプロモーションに新たな展開があるかもしれません。

六章　ヘルスプロモーション編 6

理想からブレない取り組み逆算す

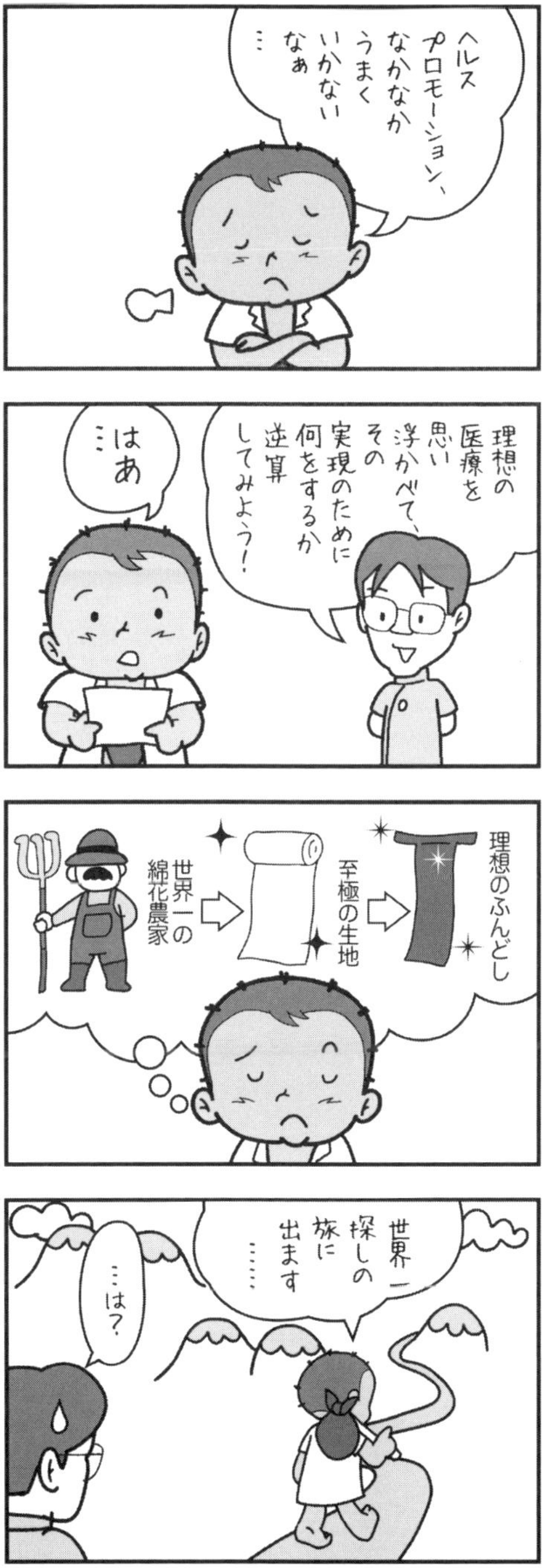
ヘルスプロモーション、なかなかうまくいかないなぁ……
理想の医療を思い浮かべて、その実現のために何をするか逆算してみよう!
……はあ
理想のふんどし
至極の生地
世界一の綿花農家
世界一探しの旅に出ます……
……は?

理想の地域を念頭に、後ろ向きに取り組み方を考える。目的・目標のブレない取り組みで、仲間を得ながら取り組もう。

ヘルスプロモーションに取り組んでいると、何のためにやっているのかがぼやけてきたり、何をどこまでやるのか先行きが見えなくなったりすることが珍しくありません。目的・目標を見失ってしまうと効率的な取り組みは実現しにくくなってしまいます。

そこでお勧めするのが、**Precede-Proceedモデル**[29]です。このモデルでは、**地域のあるべき理想の姿をまず想定**し、そのために**やるべきことについて手順を追って組み立てます**(Precede)。そして、それを地域で実際に実行して評価していくのです(Proceed)。そうすることで、当初見定めた目的・目標を見失うことなく、**計画性あるブレない取り組みが実現できる**という利点があるモデルです。

実際の流れは、インタビューなどを通じて地域のニーズを理解し(社会評価)、様々な地域の健康データを収集・分析(疫学評価)、健康問題に寄与する要因を評価し(行動・環境評価)、変化・維持を促す要因を評価(教育・組織評価)、政策での促進阻害要因を評価する(行政・政策評価)という流れがPrecede部分、取り組みを実施し(実施)、進捗を評価(プロセス評価)、前提要因・実現要因・強化要因を評価し(影響評価)、健康や生活の質の指標を評価する(結果評価)という流れがProceed部分になります[31]。このモデルを忠実に実施するのは楽な作業ではありませんが、その考え方の一部でも……。例えば、先に望ましい理想的な結果を想定して、後ろ向きに目的を達成するための戦略を組み合わせていくことなどは、参考になります。**ブレない取り組みは、賛同者・協力者を得やすい**という利点もありそうです。

皆さんの地域でも「ブレない」取り組みが展開されることを期待します。

六章　ヘルスプロモーション編　7

取り組もう 地域主体に 対等に

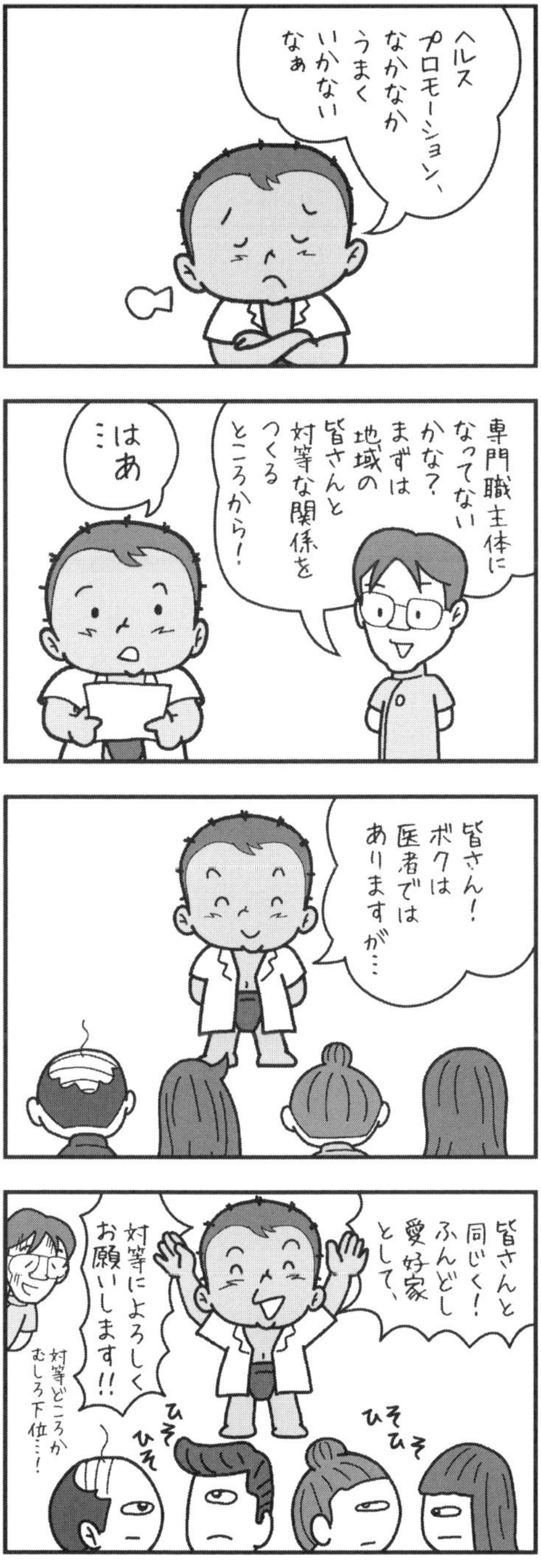
ヘルスプロモーション、なかなかうまくいかないなぁ
専門職主体になってないかな？まずは地域の皆さんと対等な関係をつくるところから！
はぁ…
皆さん！ボクは医者ではありますが…
皆さんと同じく！ふんどし愛好家として、
対等によろしくお願いします!!
ひそひそ
ひそひそ
対等どころかむしろ下位…！

コミュニティメンバーの一員として対等な関係性で、地域主体に地域課題に本質的に向き合い続ける。

地域でヘルスプロモーションに取り組むとき、よくあるのが、いわゆる「アドバイザー」の外部からの招へいです。別にこの「アドバイザー式」を否定するものではありません。有識者が推奨する効率的で今までにない取り組みにより、素人で考えているよりも地域課題が解決しやすいでしょう。

しかし、「アドバイザー式」にはいくつかの限界があります。まず、地域主体の取り組みになりにくい点です。アドバイザーの推奨通りに地域が動くので、当然かもしれません。しかしひょっとするとその取り組みや成果は、効率的であっても地域の求める本質ではないかもしれません。それに、アドバイザー式は問題ごとにアドバイザーを招へいし、メンバーを選定し、それぞれ取り組んでいく必要があり、キリがありません。しかし、**地域主体に健康課題に向き合う体制・システムづくりができれば、問題ごとに集まり直す・招へいし直す必要はなく、自ずと議論され取り組まれる**でしょう。

そんな地域主体の健康課題解決の方法としてお勧めするのが、**地域社会参加型研究（Community-Based Participatory Research：CBPR）**という方法です[32]。我々健康分野の専門職がアドバイザー・助言者的に関わるのではなく、**コミュニティメンバーと対等な関係をつくり、共に取り組む**というものです。対等な立場で検討するので、どのような取り組みにつながるのか予想できません。成果や効率性を期待するというより、取り組む体制づくりに重きを置いた方法だと理解しています。一つ一つの成果にパワーがなくても、**体制づくりができれば継続性が担保され、結果、本質的で効果的な取り組みにつながる**のではないでしょうか。皆さんの地域は、専門職主体になっていませんか？

六章　ヘルスプロモーション編 8

問題は「ありき」ではなく「所在から」

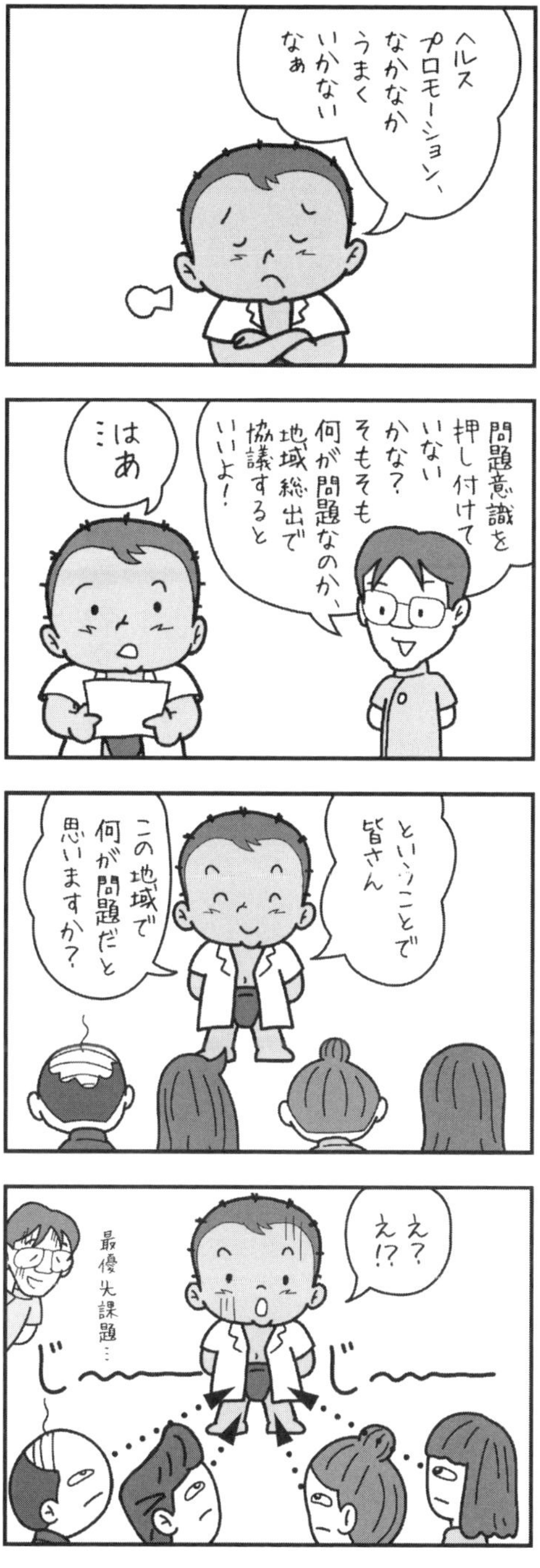
ヘルスプロモーション、なかなかうまくいかないなぁ
問題意識を押し付けていないかな？ そもそも何が問題なのか、地域総出で協議するといいよ！

はあ…

ということで皆さん
この地域で何が問題だと思いますか？

え？え!?

最優先課題…

じ〜〜〜

じ〜〜〜

「問題ありき」ではなく、「問題の所在から」。そもそも何が問題なのか、コミュニティメンバーと共に考える。

前項で、地域課題に取り組む際に「アドバイザー式」で進めることの限界をお伝えしました。実はアドバイザー式にはもう一つ別の限界があります。それは、「問題ありき」であることです。どういうことかというと、アドバイザーが呼ばれること自体が、その地域にそのアドバイザーの関連分野の問題があると、誰か（多くは行政？）が判断した結果であるということです。注意しなければならないのは、その判断が地域の思いを十分に反映したものであればよいのですが、時には一方的な立場からの判断である場合があるということです。そのとき、そもそも取り組んでも地域へのインパクトが少ない、協力者が得られにくい、本質的な解決につながりにくい、などの残念な結果になってしまいます。

そこで再度、地域社会参加型研究（Community-Based Participatory Research：CBPR）[32]をお勧めしたいと思います。ＣＢＰＲには「対等な関係性」、「地域主体」以外に「問題の所在から」という特徴があります。**地域でどのようなことが真の問題なのか、問題がどこにあるのかから話し合いを始める**ということです。専門職や行政の一方的な視点での問題ではなく、実際に地域に住むメンバーの問題意識を引き出せたとき、地域にとって本当に意味のある取り組みの突破口が開くのだと思います。行政や研究者の立場からすると、取り組みの方向性が事前に想定できないという困惑もあるのですが、これ以上なく地域主体なＣＢＰＲ、ぜひ皆さんもご考慮ください！

おしゃべりするだけで

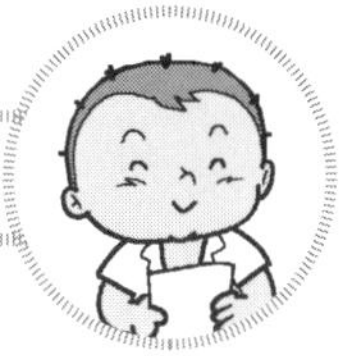

福井県高浜町で実際にどのように地域主体のヘルスプロモーションを実践しているかをご紹介します。CBPRを意識したまちなか市井会議、「けっこう健康！　高浜☆わいわいカフェ」（通称「健高カフェ」）の取り組みです（http://kenko-machizukuri.net/kenkocafe/index.html）。「けっこう」には「結構」と「決行」の二つの意、「わいわい」にも「ワイワイ楽しい」と高浜弁で自分を意味する「わい」と「わい」、つまり「自分たち」の二つの意を込めており、「自分たちで楽しく健康のまちづくりを決行しよう！」という方針を打ち出したものになります。

やっていることはいたってシンプルで、月一回自由参加でコミュニティスペースに集まり、テーマに沿って前半は話題提供を聞き、後半は自由におしゃべりをする、ただそれだけの会です。テーマ選びに関してCBPRを意識しており、主宰者側でテーマを決定するのではなく、参加者の話したいテーマを順に取り上げるようにしています。健康に特化していないので、「花見」をテーマに実際に夜桜のもとで

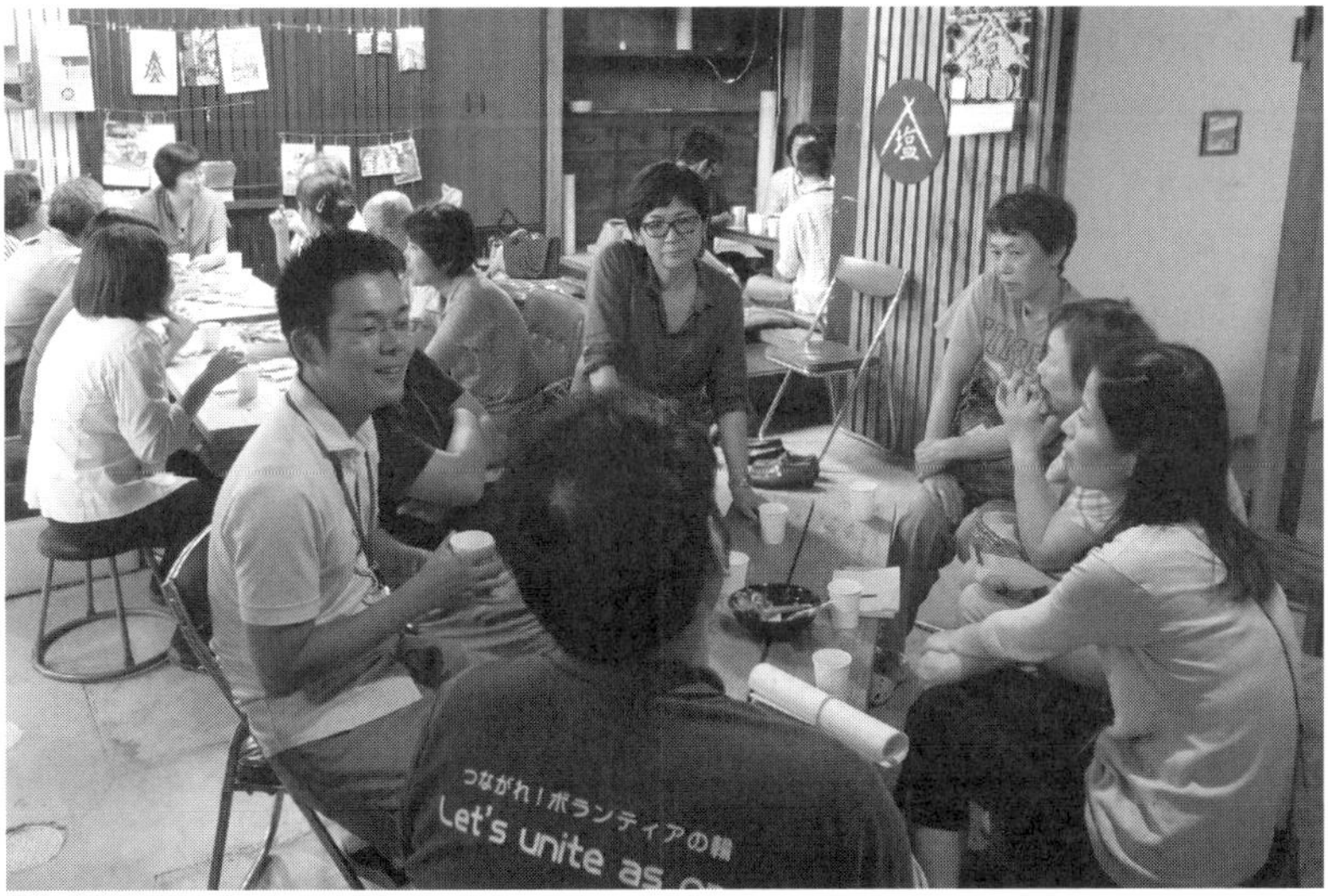

開催したり、「お酒」をテーマにアルコール持ち込み可で実際したりと、かなり自由な雰囲気の会合となっています。ですが、一見健康と関係ないと思われるようなテーマであっても、しゃべってみると実に関係が深いことがわかります。町への思いがあふれる参加者が自ずと気づき、出会い、仲間を見つけ、それぞれの仕事・活動・生活に活かしていくことで、大小様々二十以上の施策が町で実現しています。

ＣＢＰＲをもとに進めているので、いつ何が実現するか、どのような方向に話が進んでいくかは、全くわかりません。しかし、「おしゃべりするだけで」、すなわち、少しずつでも無理なく本質的な形で、ヘルスプロモーションが進んでいくこの方法に、健康の未来を託したいと感じています。

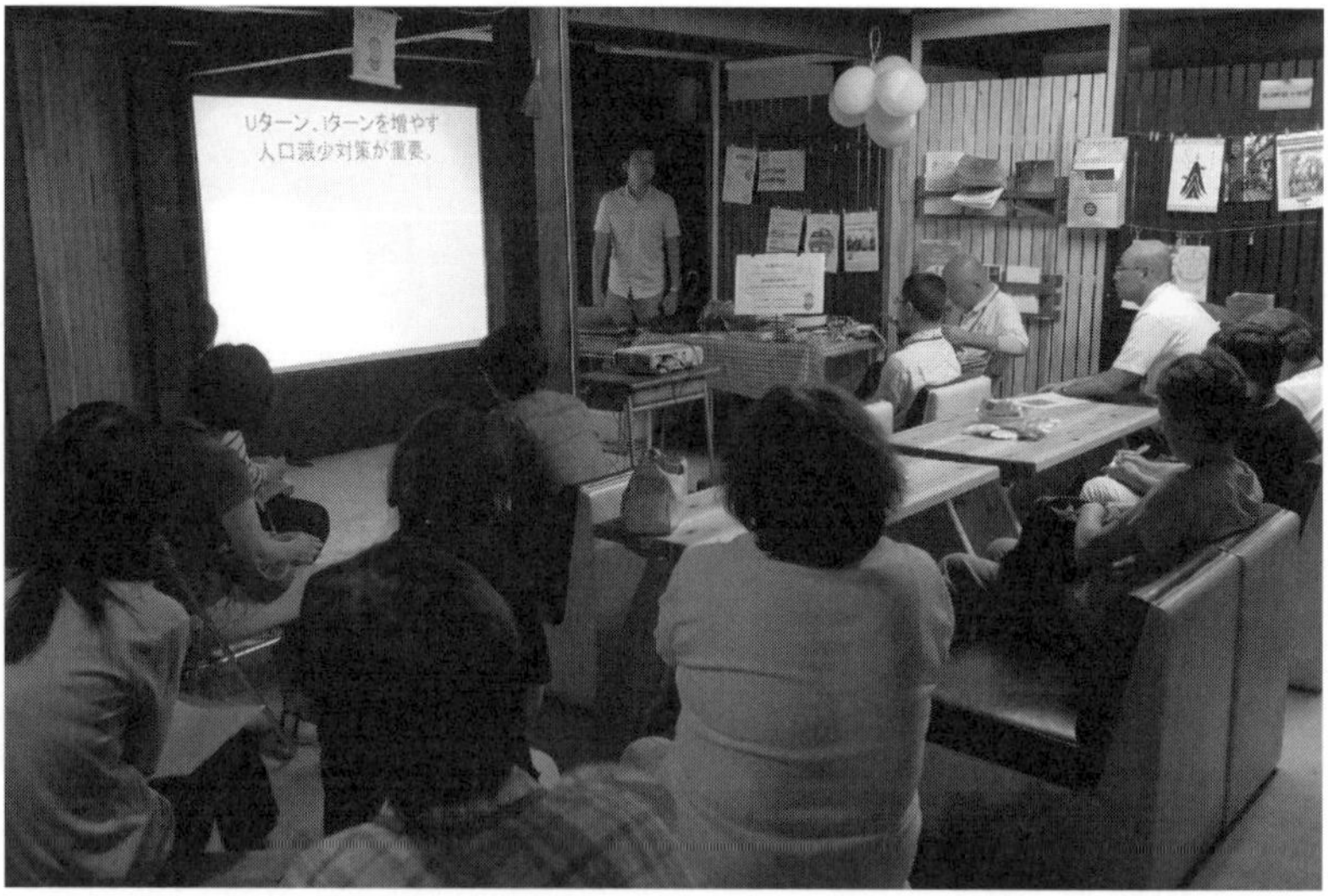
Uターン、Iターンを増やす
人口減少対策が重要。

七章 まち・地域づくり編

皆さんの懸命の努力のおかげで、地域医療が改善したとしましょう。それは素晴らしいことに変わりはないのですが、ふと地域全体を俯瞰しますと、今や地域の抱える課題は医療・健康分野にとどまらず、存続可能性についても危ぶまれる時代になっています。本章では、地域医療従事者の立場で「まち・地域」にどのように向き合うべきかをお伝えし、皆さんの地域が本質的に元気になることを目指します。

医はすべて地域抜きにはあり得ない

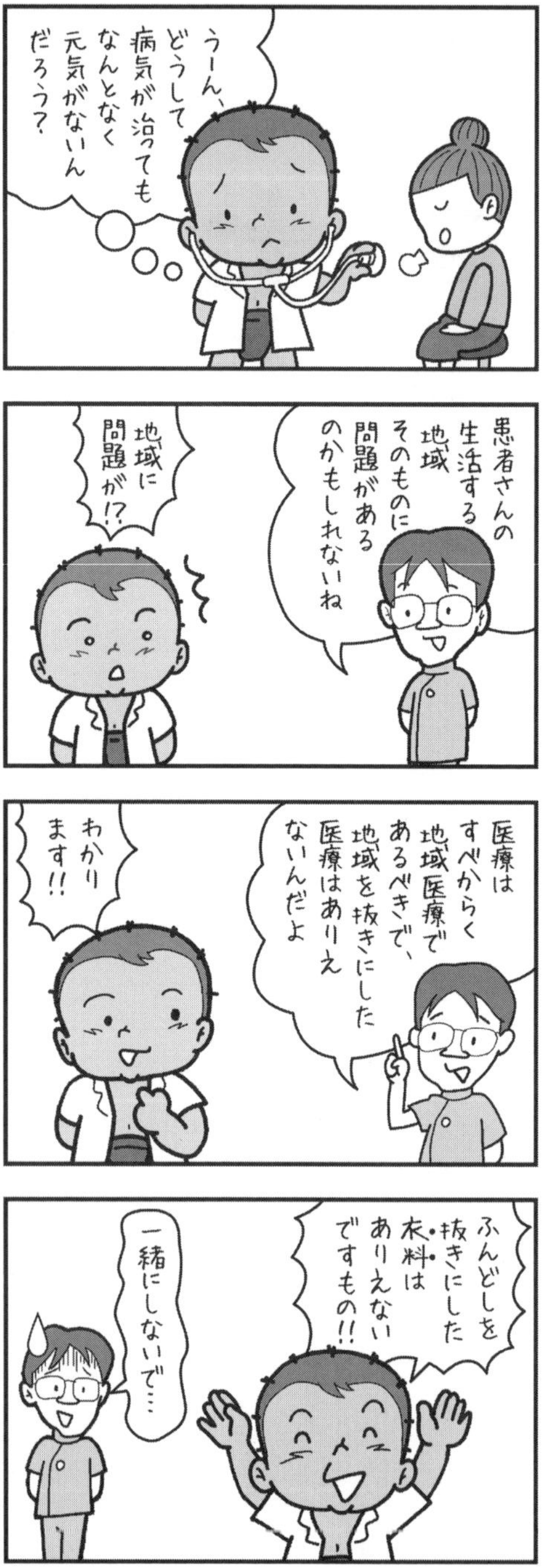
うーん、どうして病気が治ってもなんとなく元気がないんだろう？
患者さんの生活する地域そのものに問題があるのかもしれないね
地域に問題が!?
医療はすべからく地域医療であるべきで、地域を抜きにした医療はありえないんだよ
わかります!!
ふんどしを抜きにした衣料はありえないですもの!!
一緒にしないで…

医療はすべからく地域医療であるべきで、地域を抜きにした医療はあり得ない。

本章では、様々な視点でまち・地域に思いを馳せます。医療従事者でありながら医療現場の外に目線を向けること、皆さんはどのようにお感じですか？　中には、「それは医療従事者の仕事ではない」と考える方もいらっしゃるかもしれませんね。

長野県・佐久総合病院を育て、農村医療を確立した、故・若月俊一先生は、「医療はすべからく地域医療であるべきで、**地域を抜きにした医療はあり得ない**。あえて〝地域医療〟ということ自体が、地域がいかにないがしろにされているかの裏返しである」とおっしゃっています。いかに**医療が地域における人の生業・生活の一部である**かが窺える言葉です。大学病院などの高度先進医療を提供し、それを求めて患者さんが受診する病院では、医療従事者も患者さんも疾患の治癒を目指して医療を提供・享受すればよいのですが、地域医療が生活の一部である以上、我々はまち・地域の事情に配慮しないわけにはいきません。また、まち・地域そのものの変化や改善、まちづくりを意識すべきです。

本章では、若月先生の言葉以外にも、複数の考え方でまち・地域を考えていきたいと思います。皆さんのまち・地域の見方が少しでも変わることを期待します。

地域ごと「何をやるべき」異ならん

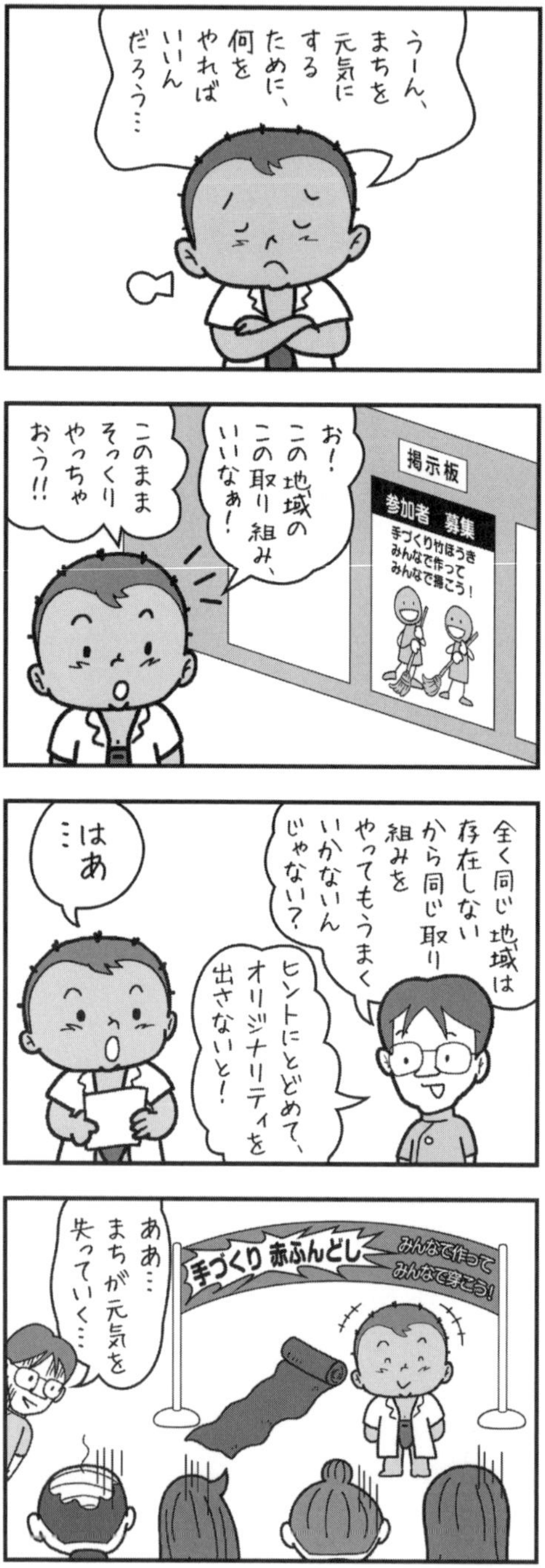
うーん、まちを元気にするために、何をやればいいんだろう…
掲示板
参加者　募集
手づくり竹ほうき
みんなで作って
みんなで掃こう！
お！この地域のこの取り組み、いいなぁ！
このまま そっくり やっちゃおう!!
全く同じ地域は存在しないから同じ取り組みをやってもうまくいかないんじゃない？
ヒントにとどめて、オリジナリティを出さないと！
はあ…
手づくり 赤ふんどし
みんなで作って
みんなで穿こう！
ああ…まちが元気を失っていく…

地域は唯一無二で、マニュアル化できない。地域ごとに本質的な取り組みを一から考える。

まち・地域そのものにアプローチする取り組みは、健康分野のみならず、幅広く全国に事例が存在します。何をやろうか悩んだときには、全国の先進事例は大きなヒントになりますよね。

しかし、別の地域で成功したことを、そっくりそのまま自分の地域でやろうとすることは、危険です。なぜなら、**日本全国、全く相違点のない同一地域は存在しない**からです。一見同じような田舎のまちであっても、人も違う、資源も違う、産業や文化、風習風潮、どれをとっても全く同じというまちはないはず。地域の事情に合わせた取り組みを地域ごとに組み立てて実施しないと、まずうまくいきません。六章で触れたような地域主体の方法を参考に、**地域総出でオリジナルの取り組みを展開する必要がある**のです。

この考え方でいくと、地域の取り組みをマニュアル化・ガイドライン化することは困難なことです。エッセンスに共通のものがあるにせよ、地域の問題と先進地の取り組みの具体を結びつけることは本質ではないでしょう。

地域は唯一無二で、地域はマニュアル化できない。これを、大変と捉えるか、だからこそおもしろいと捉えるか……。あなた次第です！

支えよう 住み続けられる まちづくり

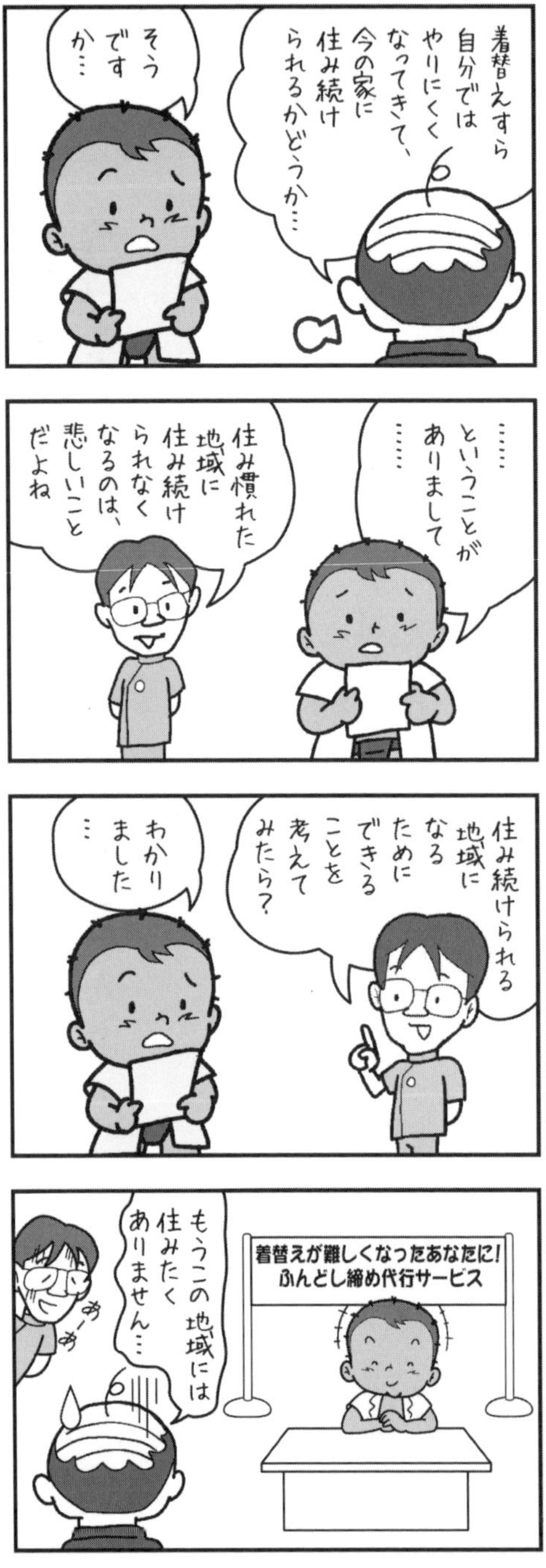
着替えすら自分ではやりにくくなってきて、今の家に住み続けられるかどうか…
そうですか…
……ということがありまして……
住み慣れた地域に住み続けられなくなるのは、悲しいことだよね
住み続けられる地域になるためにできることを考えてみたら？
わかりました…
着替えが難しくなったあなたに！
ふんどし締め代行サービス
もうこの地域には住みたくありません…
あーあ

地域包括ケアシステムの構築は、住み続けられるまちづくり。地域主体による理想の地域づくりを支援しよう。

おおよそ誰しも、慣れ親しんだまちで人生の最期まで過ごしたいと思います。超高齢社会においてもそれが実現できるように、「地域包括ケアシステム」の構築が望まれます。

「**地域包括ケア**」とは、「住み慣れた地域で自分らしい暮らしを人生の最期まで続けるための住まい・生活支援・医療・介護・予防」と定義されています[33]。地域医療に携わっていらっしゃる方なら何度も耳にする言葉になりましたが、定義を読んでも、言葉が染みこんでいかないというか、体全体で理解するのが意外に難しい概念ですよね。そのせいか、実際に地域の現場でも様々な意味合いで用いられているように感じています。最も狭義には、いわゆる「病診連携」の意味合いで、入退院のスムーズさに言及している場合がありますね。ここまで狭義でなくとも、いわゆる「多職種連携」や「医療・介護連携」、「在宅ケアにおける連携」の意味合いで用いられている場合も少なくありません。

もちろんこれらの概念も含有した言葉であることは確かかと考えますが、私としては、地域包括ケアは、**地域住民やその代表（議会など）および団体が、行政関係者、ヘルスケア従事者と共に、「自分らしい暮らしを人生の最期まで続けることができる地域とは、各自ではどういうことで、地域全体ではどうあるべきか」を考え、足りないものや改善すべきものを主体的に補い改善させていく仕組み**であると考えています。医療や介護のサービスが適切に提供されることはもちろん、生活を続けられなくなる要因（よくあるのは、認知症になる、歩けなくなるなど）があるならそれを地域の課題と捉えて改善する必要があります。これはもうまちづくりそのものであり、いわば「**地域主体による健康のまちづくり**」

であるといえるでしょう。我々地域医療従事者は、行政関係者と共に、地域の主役である住民がどのような地域に住み続けたいかを具現化するためのサポートをすることが求められます。五章に記した住民の支援と、本章に記す健康のまちづくりのエッセンスを、地域の課題やニーズに応じてうまく化学反応させることで、皆さんの地域が最期まで住み続けられるまちになるよう願っています。

七章　まち・地域づくり編　4

健康は社会によって決められる

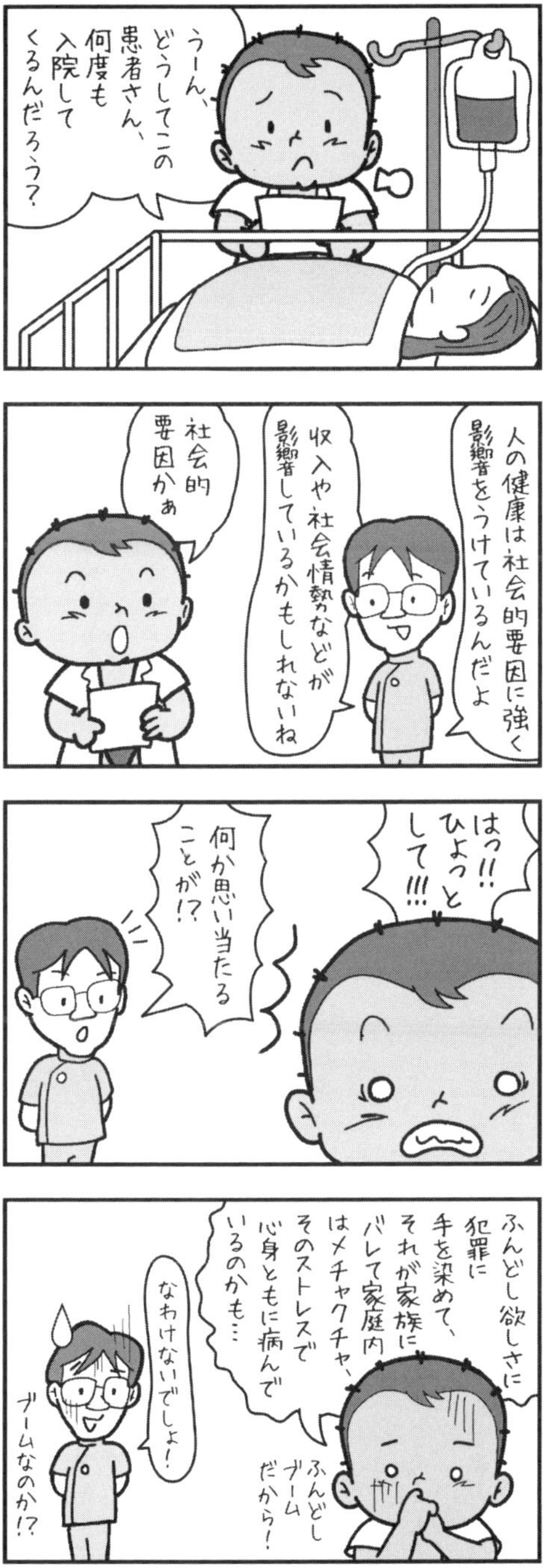

うーん、どうしてこの患者さん、何度も入院してくるんだろう?
人の健康は社会的要因に強く影響をうけているんだよ
収入や社会情勢などが影響しているかもしれないね
社会的要因かぁ
はっ!! ひょっとして!!!
何か思い当たることが!?
ふんどし欲しさに犯罪に手を染めて、それが家族にバレて家庭内はメチャクチャ、そのストレスで心身ともに病んでいるのかも…
なわけないでしょ!
ふんどしブームだから!
ブームなのか!?

人の健康は、思った以上に社会的要因に左右されている。まちづくり・地域づくりは、健康づくりに直結する。

「人の健康はどのような要因で決まっている?」と尋ねると、よく返ってくる答えとしては、「不摂生があると健康に悪そう」、「運動習慣があるかどうか」、「健診をきちんと受診しているか」、「遺伝で決まる病気もあると聞くからそういう理由」といったものが多いです。これらはすべて正解で、人の健康に直接作用するものばかり。

しかし、そもそもなぜ健康に悪いとわかっていながら、人はタバコを吸い始めたり健診を受けなかったりするのでしょうか？　ひょっとするとテレビで喫煙がかっこよい行為というイメージを知らず知らずのうちに植えつけられていたからかもしれませんし、本当は健診を受けたいけれど金銭的な余裕がなく受けられなかったのかもしれません。そもそも社会全体で喫煙が禁止されていれば、吸うこともなかったかもしれません。あなたの目の前にいる患者さんや利用者さんが不健康なのは、実は本人の選択ではなく、社会に原因があるのかもしれないのです。

このように、**健康の要因の背景にあって人の健康に影響を出す社会的な要因がある**ことをご存知でしょうか。これには、婚姻関係、職業、所得、教育、環境、政策などが含まれ、個人的な社会因子から社会全体の環境因子まで幅広く含まれます。この、人々の健康を規定する社会的な状況を、**「健康の社会的決定要因」(Social Determinants of Health：SDH)**といい[34]、世界保健機構（WHO）もその重要性について述べる[35]など、近年注目が集まっている概念です。

このSDH、どれほどパワフルに健康に影響を及ぼしているかというと、健康を規定する要因のうち、五〇%もが社会的なものであるという説[36]もあるぐらいです。こんなにパワフルな要因を無視するわけにはいきませんし、その改善はすなわち地域社会の改善でもあり、医療・介護の現場だけで太刀打ちできるものではありません。**地域全体で、ＳＤＨの確固たる認識を持ち、みんなで改善していかなければならない**ものになります。

次項以降に、より具体的な「つながり」の話を書いていきます。各地域で弱い部分や修正すべき部分を見つけ、地域社会をよくしていきましょう！

人とまち"絆の力"で健康に

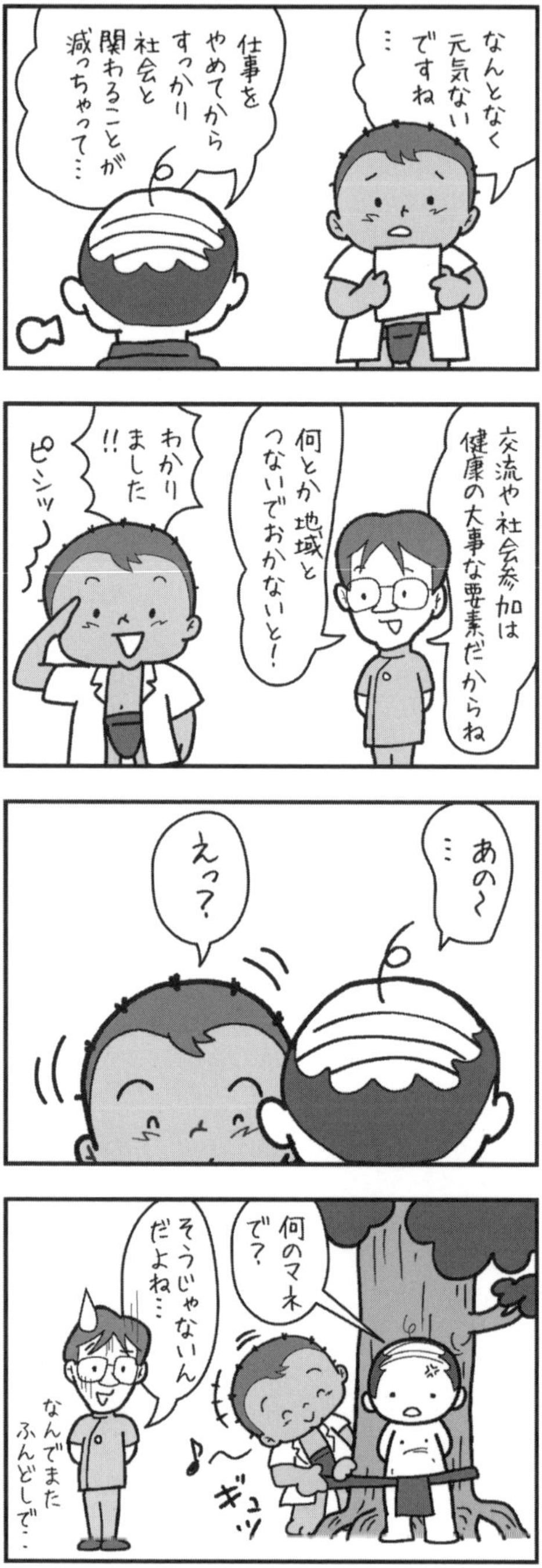
なんとなく元気ないですね…
仕事をやめてからすっかり社会と関わることが減っちゃって…
交流や社会参加は健康の大事な要素だからね
何とか地域とつないでおかないと!
わかりました!!
ピシッ
あの〜…
えっ?
何のマネで?
そうじゃないんだよね…
♪〜
ギュッ
なんでまたふんどしで…

タバコより、肥満より、つながりや絆はパワフルに健康に影響する。〝絆の力〟で、人もまちも健康に。

健康の社会的決定要因（Social Determinants of Health：SDH）には、婚姻関係、職業、所得、教育、環境、政策など、様々な要因が含まれています。その中でも私が特に注目しているのが、**ソーシャル・キャピタル（Social Capital）**：「社会関係資本」。端的には「ネットワークやグループの一員である結果として個人がアクセスできる資源」と定義されています[34]が、要は、地域社会におけるよい関係性によって得られる効果のことです。「つながり・絆」、「社会参加」、「付き合い・交流」、「信頼関係」などの概念が含有されており、一言で表すなら〝絆の力〟ともいえるでしょうか。

この〝絆の力〟、実際に健康のどこにどの程度影響しているのでしょうか。一般的に健康に悪いとされるものとして、喫煙習慣や肥満、運動習慣の欠如、多量飲酒が挙げられます。しかし実は社会との関わりを絶つことは、これら以上に健康に悪影響を及ぼすとされており、その影響の強さは、タバコを一日に十五本吸うのと同様だというのです[37]。まさに「人の健康は、まちの健康から」の根源、ここにあり、ですね。他にも、住人同士が互いに信頼できる地域に住んでいる人のほうが、互いに信頼できない地域に住んでいる人よりも長生きできる[38]、週一回未満しか友人・知人との交流がない高齢者は、認知症や死亡のリスクが高い[39]など、数多報告されているのです。

ということで、**よりよいまち・地域を考えるうえで、〝絆の力〟を意識しない手はない**ですよね。皆さんの地域でも、どのようなつながりがあって、どのようなつながりがないのか、ぜひ考えてみてください。そこに切り込んでいくヒントを、次項以降にも記していきたいと思います。

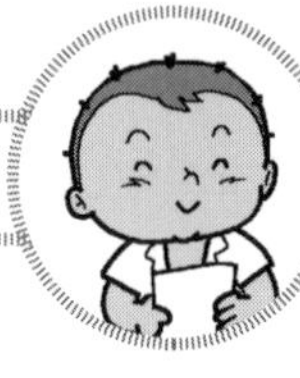

町民体操

六章で紹介した「健高カフェ」の取り組みから生まれた、世代を超えてまちをつなぐ取り組みを紹介します。それが、公認町民体操「赤ふん坊や体操」の取り組みです（http://kenko-machizukuri.net/akafunex/index.html）。

もともとは自治体オリジナルの介護予防体操を作ろうというアイデアでしたが、それでは対象もプロバイダーも限られてしまい、まちのソーシャル・キャピタルを醸成するものとはなりにくいということで、せっかくなら老若男女、誰でもできて当たり前の町民体操にしてしまおうという話に発展。町長の公認のもと、二〇一八年に誕生しました。まちのよさを唄う名曲「赤ふん坊やの唄」にのせて動くこの体操に関わることで、高齢者の方は介護予防効果、お子さんは心身の発育効果を得られるだけでなく、地域間や世代間の交流を創出し、郷土愛を育む効果も期待されています。

町内の二名の理学療法士さんがメインインストラクターを務め、積極的に各団体や集会に出向いて拡散してくださっているおかげで、小学校・保育所、高齢者クラブ、高齢者サロンを中心に取り組んでいただき、少なく見積もって二千名の町民が取り組むまでになりました。実際に、町内のイベントで準備体操として活用され始めており、世代間の交流が生まれています。聞くところによると、一部の地域では、子どもたちと一緒にこの体操をしたいからと、高齢者の皆さんが必死で体操に取り組んでいるとか。子どもが取り組めば親も関わりますし、世代間交流のカギはやはり子どもにあり、ですね。

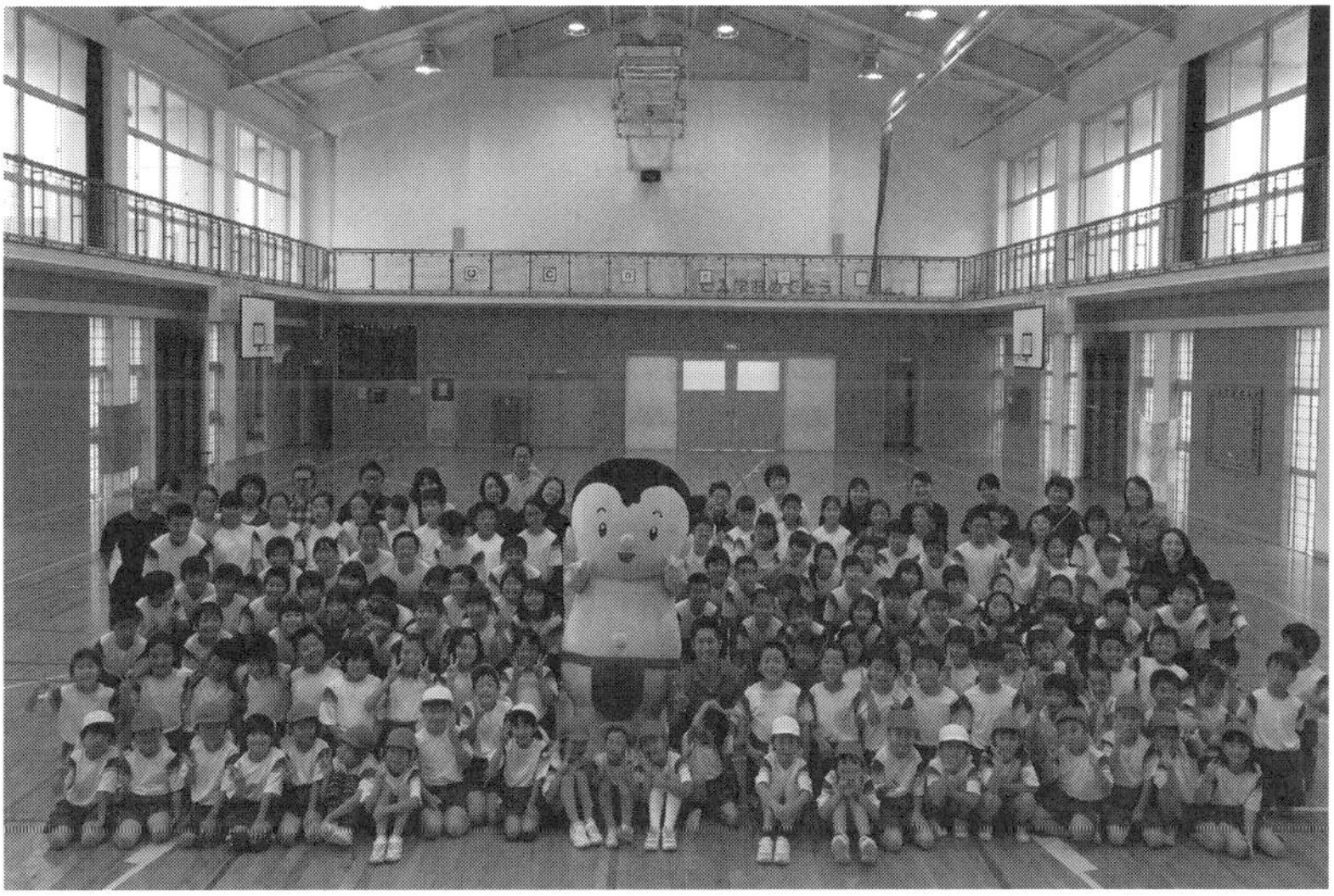

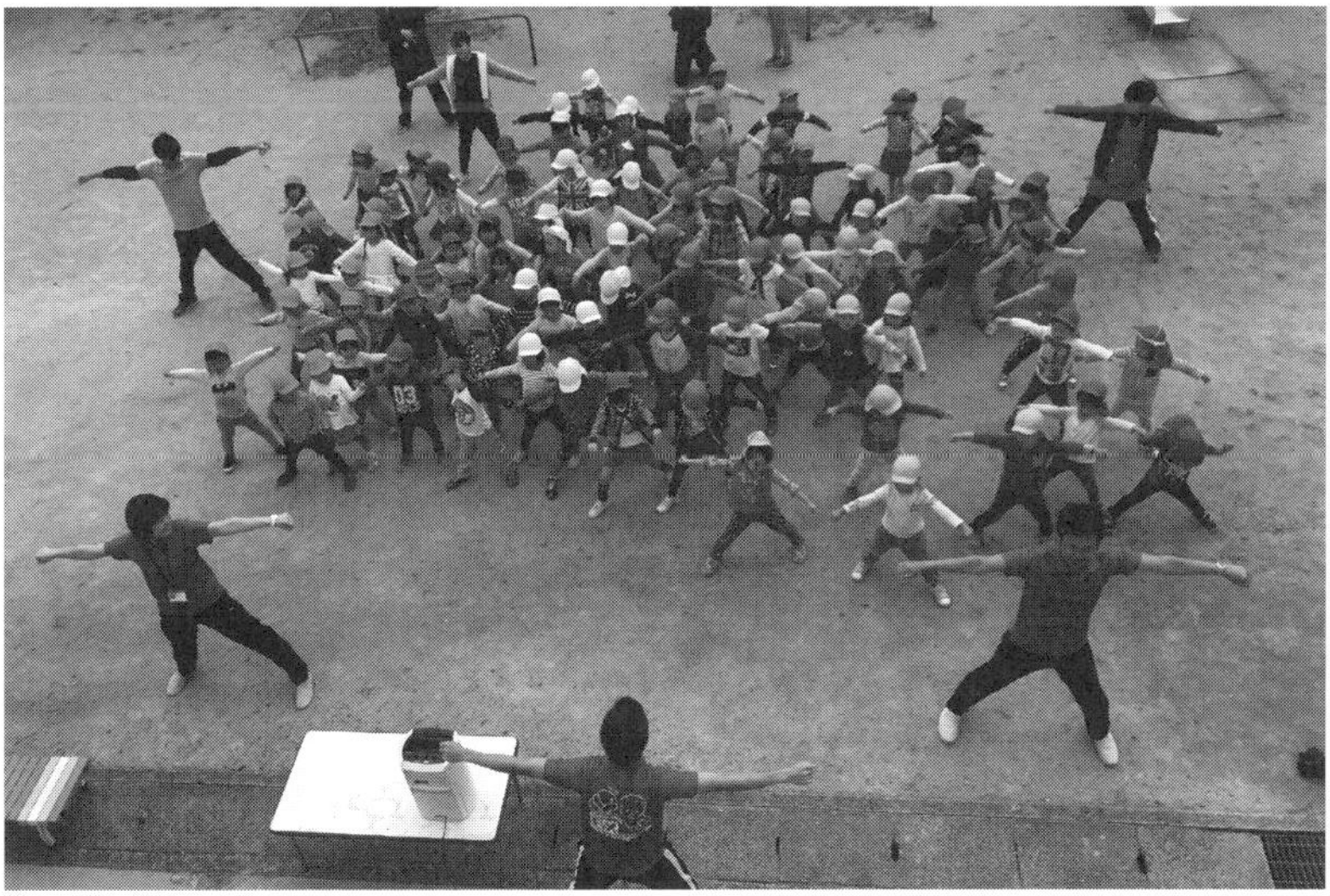

男にはつなげる人が不可欠だ

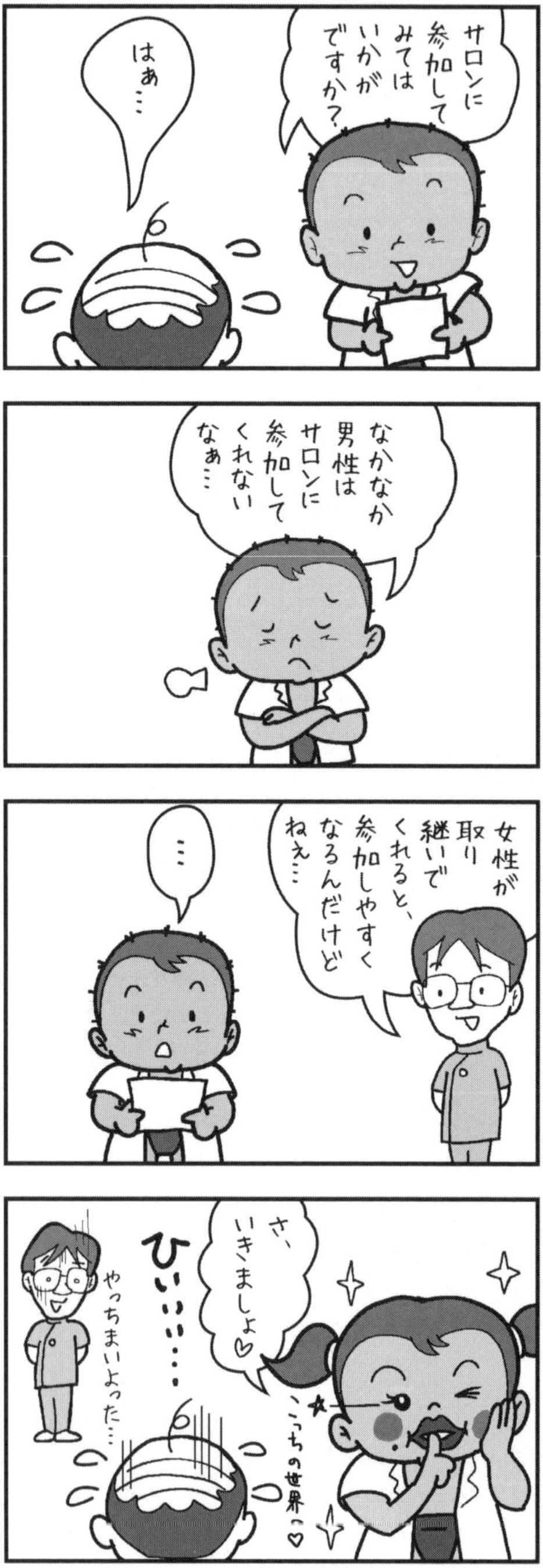
サロンに参加してみてはいかがですか？
はぁ…
なかなか男性はサロンに参加してくれないなぁ…
女性が取り継いでくれると、参加しやすくなるんだけどねえ…
…
さ、いきましょ♡
ひぃぃぃ…
こっちの世界に♡
やっちまいよった…

自らつながりにいける女性と、後押しがないとつながれない男性。女性には能動的なつながりを、男性には受動的なつながりを。

よく耳にする話として、「男の人はサロンに出てこない」、「趣味のない男の人は仕事を辞めたら家に閉じこもりっきり」というものがあります。女性ではあまりこのような話は聞きませんよね。地域のつながりを考える際、この**男女の違いを意識して取り組む**と、より効果的な取り組みにつながることがあります。

私の実施している調査で、毎日野菜を食べるという行動がどのような社会的要因に影響を受けているかを調べたことがあります。それによると、女性は「買い物ができるＩＡＤＬ（手段的日常生活動作）が保たれている」、「小売店が近くにある」、「よく外出する」という要因が毎日の野菜摂取と関連していたのに対し、男性では、「買い物ができるＩＡＤＬが保たれている」かどうかは関係なし、「小売店が近くにある」かどうかも関係なし、「一人暮らしではない」ことや「生活を助けてくれる人がいる」ことが毎日の野菜摂取と有意に関連していたのです（女性では「一人暮らし」かどうかや「助けてくれる人がいる」かどうかは関連なし）[40]。男性は婚姻状況により野菜摂取量が決まるという報告[41]がありますが、これらの報告に表れているように、**男性は誰かが健康を導かないとなかなか健康になれない**特徴があるのかもしれません。

地域とつなぐことを考える際、つなぎ甲斐があるのは、自らつながれる女性よりも、手ほどきしないとつながりにくい男性なのかもしれません。男女を意識した効果的なつながり方、ぜひ一度考えてみてください。

つながりは人の行動変えていく

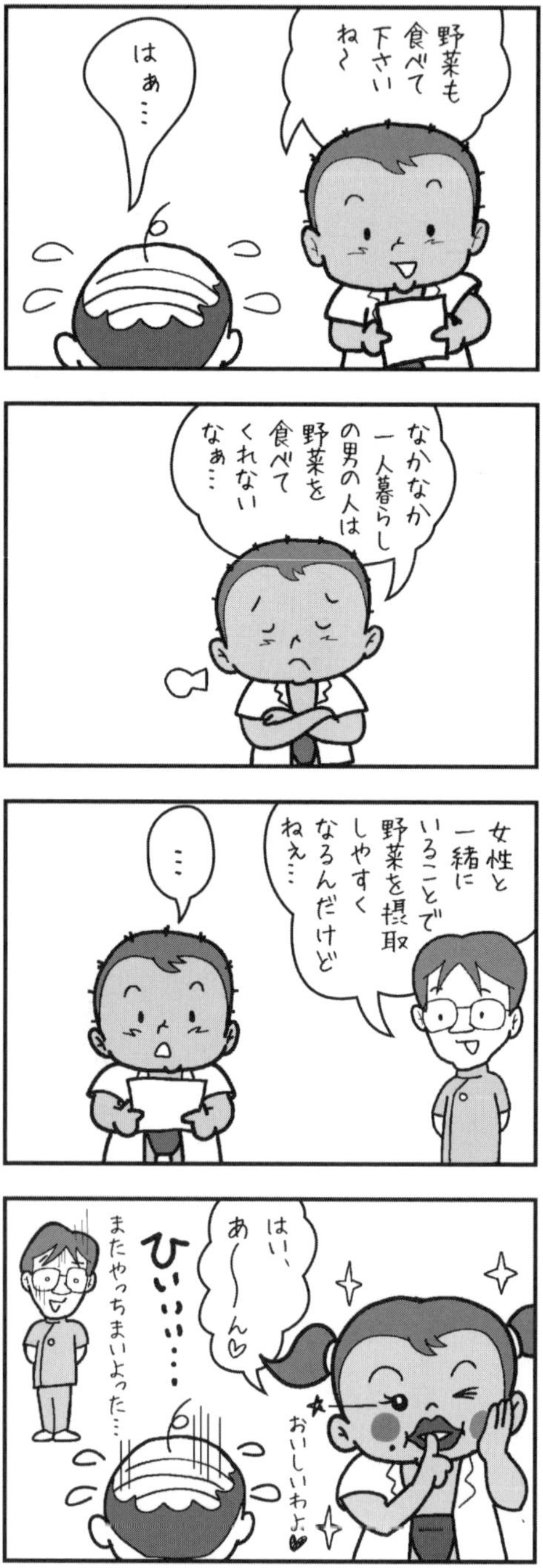
野菜も食べて下さいね～
はぁ…
なかなか一人暮らしの男の人は野菜を食べてくれないなぁ…
女性と一緒にいることで野菜を摂取しやすくなるんだけどねぇ…
…
はい、あ～～ん♡
おいしいわよ♡
ひぃぃぃ…
またやっちまいよった…

「人とのつながりがその人の行動を決める」。〝絆の力〟をうまく利用し、地域全体を健康に。

それにしても、なぜソーシャル・キャピタル、いわゆる〝絆の力〟は、健康によい影響を出せるのでしょうか。つながった、信頼した、会っただけで健康になれるなんて、不思議ですよね。

これにはいくつかの仕組みがあるとされています。本項で説明するのはその一つ目の仕組み、「**人とのつながりがその人の行動を決める**」です。実は前項で少し触れた「婚姻状況と野菜摂取量」[41]もその根拠の一つです。どういうことかというと、男性は女性と婚姻関係にあれば野菜摂取量が多く、婚姻関係がなければ野菜摂取量が少ないという報告になります。なんだ、それだけのことか、当たり前だと思われたかもしれません。ただ、世の男性に問いますが、「自分は野菜が食べたくないから妻と離婚した」、「そろそろ野菜が食べたいと思って再婚した」という方、いらっしゃいますか？　おそらくいらっしゃらないと思います。つまり、婚姻関係を結ぶ／解く際に、野菜を食べるかどうかはまず意識されるものではありません。しかし、実際には野菜のことなど意識していなくとも野菜摂取量は影響を受けているのです。これは言い換えると、婚姻関係にあること、妻と一緒にいることで、夫の「野菜を摂取する／しない」という**行動が意識しないままに決められてしまっている**ということになります。まさに、「人とのつながりがその人の行動を決める」ですよね。

他にも関連する報告があります。ある肥満の方がいたとして、その人と友人関係にある人は、肥満の方と友人関係にあるがために、三十二年間で四十五％も肥満になるリスクを上げられてしまうというものです。これはまだ、本人が肥満の友人と共に不摂生をしないように気をつければ制御可能かもしれません。しかし報告には続きがあり、友人の友人が肥満であった際でも三十二年間で二十%、そのまた友人であっても十%、リスクが上げられているというのです[42]。こうなるともう自分が肥満の方とつながっているのかどうかさえわからないので、制御しきれません。世の中には様々な志向・考えの方がいらっしゃいますが、**互いに健康的な行動やそうでない行動の影響を与え合っている**といえるでしょう。

この話はぜひ前向きに捉えていただきたく、つまり、地域で一人でも健康的な考え・行動の人が増えると、それは地域全体にとってよいことであり、そのような人が増えれば増えるほど地域全体が健康になっていくということでもあります。〝絆の力〟をうまく利用して、地域全体を健康にしていきましょう！

七章　まち・地域づくり編 8

ただ単に交わるだけで健康に

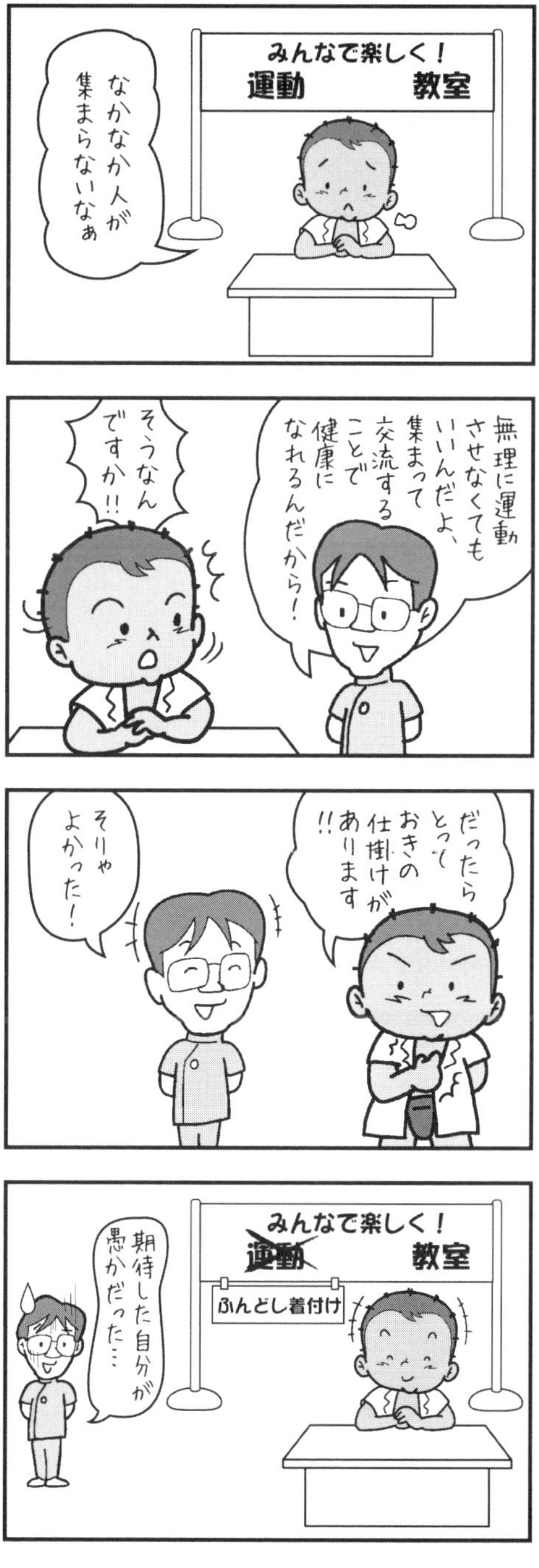
みんなで楽しく！
運動　教室
なかなか人が集まらないなぁ
無理に運動させなくてもいいんだよ、集まって交流することで健康になれるんだから！
そうなんですか!!
だったらとっておきの仕掛けがあります!!
そりゃよかった！
みんなで楽しく！
運動　教室
ふんどし着付け
期待した自分が愚かだった…

「人と交わるだけで健康になる」。健康や運動も大事だが、とにかく交流するきっかけを。

〃絆の力〃が健康に影響を及ぼす二つ目の仕組みは、「**人と交わるだけで健康になる**」です。

これも具体的な事例で説明します。高齢者が運動（※トライアスロンのようなハードなものではなく、高齢者が一般的に行う、ゲートボールやグラウンドゴルフなどを想定してください）をする際、①みんなで一緒になって運動する、②みんなで一緒にならないし運動もしない、③みんなで一緒にはならないが一人で運動する、④みんなで一緒になるが運動はしない（よくいらっしゃいますよね？　競技には参加しないけれどおしゃべりしに来るおばさん）、のどれが一番健康的かを調べた報告[43]があります。一番健康そうな①（みんなで運動）を基準にした場合、②の何もしなかった人は、一・六五倍要介護状態になるリスクが高かったそうです。③の一人で運動した人はというと、同じ程度の運動にもかかわらず、①みんなで運動するよりも一・二九倍要介護状態のリスクが高かったというのです。そしてさらに、競技には参加していない④のおしゃべりするおばさんはというと、なんと①と同程度だったというから驚きです。つまり、この研究の中では、軽度の運動は運動そのものよりも**人と会って交流することにこそ健康になれる要因があった**ということになります。

もちろん運動には健康に良い効果があることが証明されていますが、この報告の中では、それよりも交流の力のほうが強く働いていたということでしょう（運動は健康によいことですので誤解のないように！）。**運動を意識していない交流でも、健康になれる**ということになります。どんどん交流の機会を地域に増やしていきたいものです。

七章　まち・地域づくり編 9

地域から支えられると健康に

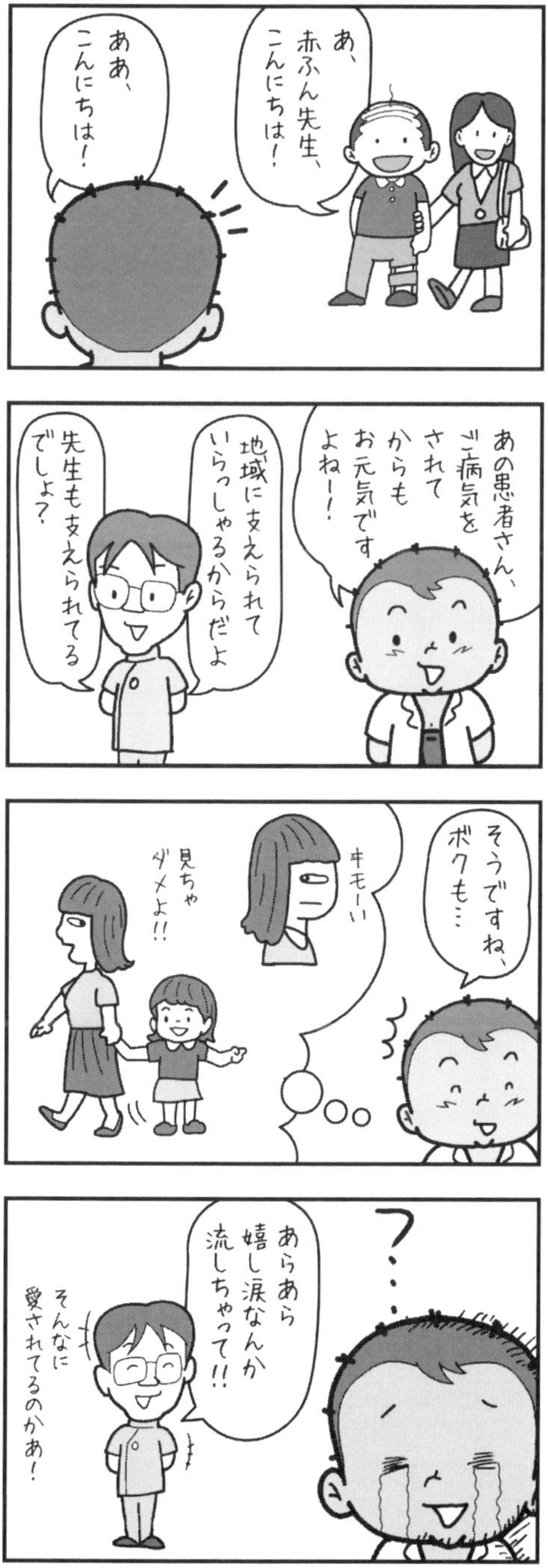
あ、赤ふん先生、こんにちは！
ああ、こんにちは！
あの患者さん、ご病気をされてからもお元気ですよね！！
地域に支えられていらっしゃるからだよ
先生も支えられてるでしょ？
そうですね、ボクも…
キモ〜い
見ちゃダメよ!!
?…
あらあら嬉し涙なんか流しちゃって!!
そんなに愛されてるのかあ！

「つながりから生まれる支援の力がある」。人は支えられることで健康になれる、支え合える関係づくりを。

ソーシャル・キャピタル、〝絆の力〟が健康に影響を及ぼす仕組みの最後は、「**つながりから生まれる支援の力がある**」ことです。

あなたがもし心筋梗塞になったとしたら、救急搬送されるなどして入院で治療を受けるのが一般的です。そこで考えていただきたいのが、入院したあなたのために、お見舞いが許されている状況として、何人お見舞いに来てくれると思いますか?

どうしてこんなことを聞いたかというと、実は、心筋梗塞で入院中にお見舞いがあったかなかったかで、退院後半年後の死亡率が約三倍も違うという報告[44]があるからです。なぜ、このような差が生まれると思いますか? お見舞いに来た人から励まされるからでしょうか。心筋梗塞は心筋が物理的にダメージを受ける疾患のため、励まされて気力だけで乗り切れる病気でもなさそうです。

この謎を解き明かすヒントは、「なぜ患者さんによってお見舞いの差が生まれるのか」というところにあります。おそらくですが、先ほど何人お見舞いに来てくれるかを尋ねた際、たくさんの人の顔が浮かんだ方は、病気をする前の元気なときから、多方面によい関係性を築かれているのではないでしょうか。だからこそいざ病気になったときには、多くの方がお見舞いに訪れるのです。そのような方は、退院後も多くの方に支えられながら生きることになります。その逆も然りです。この、「**周囲から支えられるかどうか**」が、**その後の健康に影響を与えている**と考えられており、これを社会から受ける支援ということで**ソーシャル・サポート**と呼んでいます。この報告以外にも、ソーシャル・サポートが健康に寄与するという報告が見受けられます。

以上より、個人には日頃からよいつながりを持つように指導できるでしょうし、地域全体のつながりをよいものにすることで、多くの方の健康を守ることができるともいえるでしょう。

三項目にわたってソーシャル・キャピタルが健康に作用する仕組みについて述べてきましたが、〝絆の力〟、使わない手はありませんね。つながりで、人もまちも健康にしていきましょう！

地域には縦より横のつながりを

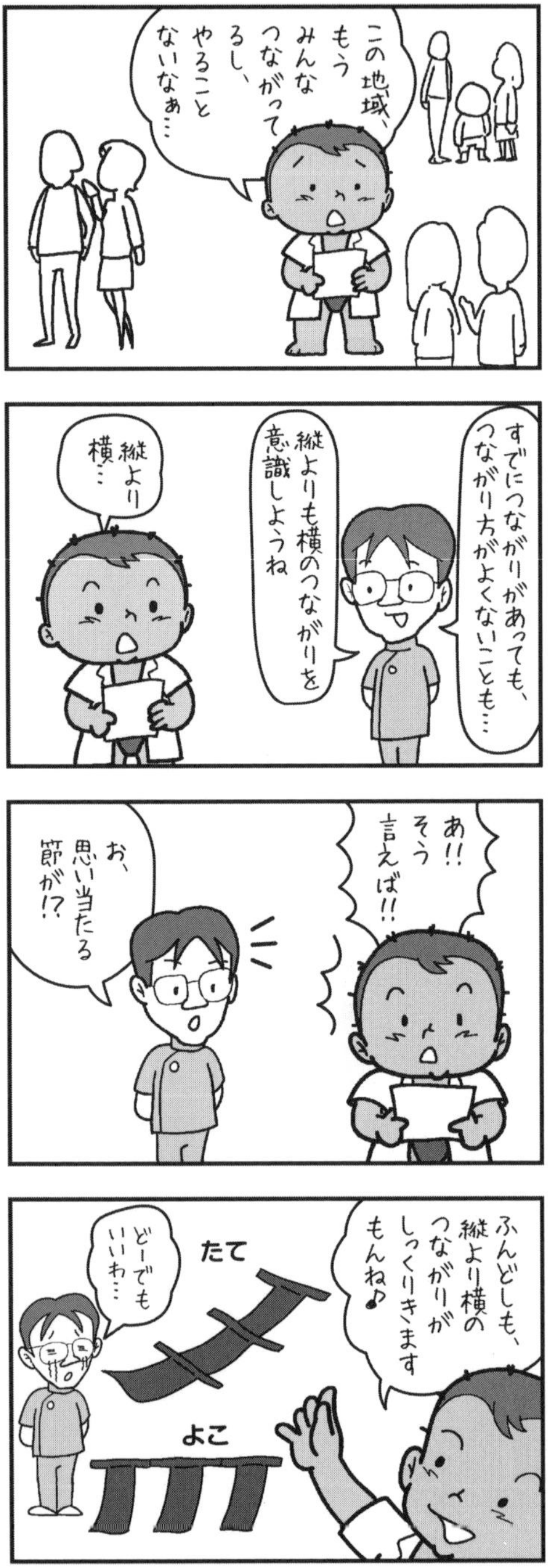
この地域、もうみんなつながってるし、やることないなぁ…
すでにつながりがあっても、つながり方がよくないことも…
縦よりも横のつながりを意識しようね
縦より横…
あ!! そう言えば!!
お、思い当たる節が!?
ふんどしも、縦より横のつながりがしっくりきますもんね♪
どーでもいいわ…
たて
よこ

つながりが逆に健康を害することもある。自由で対等なつながりで、地域全体を健康に。

様々な地域で、ソーシャル・キャピタル、〝絆の力〟についての話をさせていただくのですが、特に地方でこの話をすると、「田舎じゃあみんな知り合いで、今さらつながれといわれてももうつながっています」とよくいわれます。確かに昔ながらのコミュニティでは、もうこれ以上つながるところがない！　という状況もあり得るでしょう。しかし、本当にもうやるべきことはないのでしょうか？

健康によいとお伝えしているソーシャル・キャピタルですが、実は、つながったがゆえに逆に健康に悪い効果が出てしまう、そんなつながり方もあるといわれています[45]。どのようなつながり方が健康によくないかというと、強制力が働く、上下関係が厳しく命令系統が際立っている、経済的な負担が非常に重い、などの特徴を持つつながり方になります。一方、健康に好影響をもたらすつながり方の特徴としては、自由で対等なつながり方、例えば趣味やスポーツなどを介したものが挙げられます。まとめると、**「縦のつながりより、横のつながりを」**といえるかもしれません。「もうみんなつながっている！」と思う方は、現在のつながり方が理想的なつながり方になっているかどうか、確認してみてはいかがでしょうか。しばしば地方の昔ながらの強固なつながりは、前者の特徴を持つことを見聞きしているので、好ましくないつながり方である場合は、**地域みんなでつながりに関して同じ認識を持ち、つながりを創出するのではなく改善する必要がある**かもしれません。

つながりといっても様々なつながりが存在します。皆さんがきっかけとなり、地域をよいつながりでつないでいきましょう。

友人は量より質がものをいう

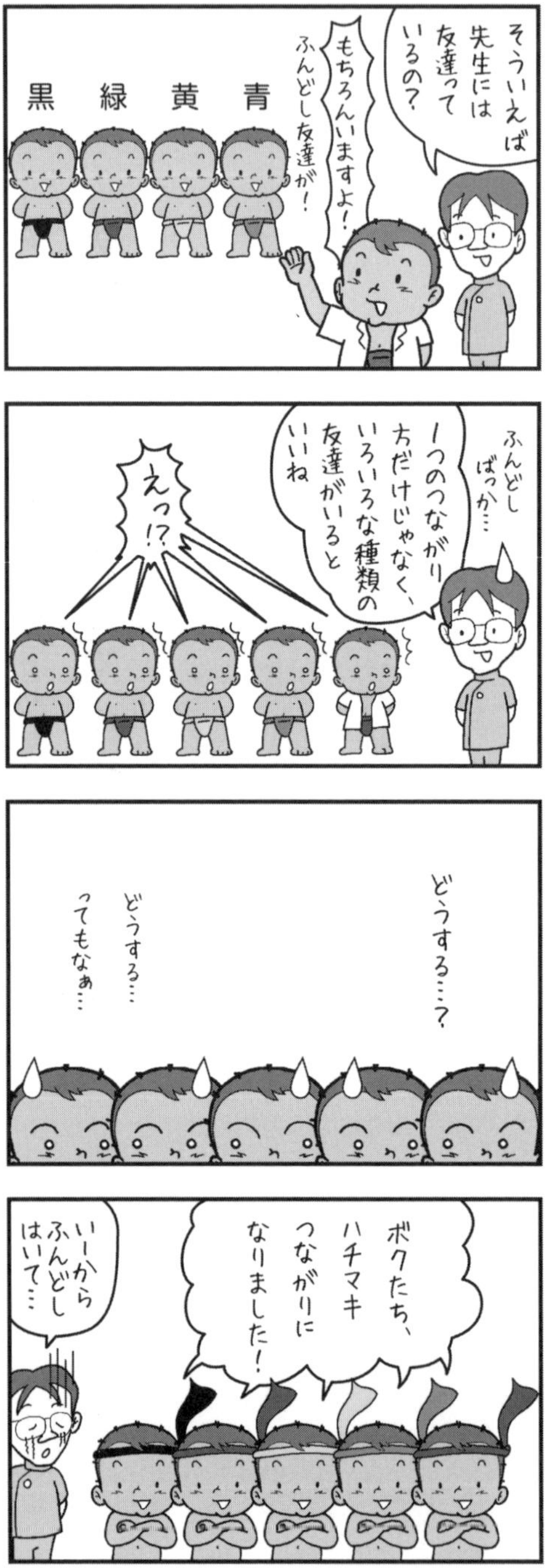
そういえば先生には友達っているの?
もちろんいますよ!
ふんどし友達が!
青
黄
緑
黒
ふんどしばっか…
1つのつながりだけじゃなく、いろいろな種類の友達がいるといいね
えっ!?
どうする…?
どうする…ってもなぁ…
ボクたち、ハチマキつながりになりました!
いーからふんどしはいて…

つながりは、量より質。つながった人の数よりも、つながり方の種類が大事。

つながりの重要性を説いていると、「自分は友だちもいるし大丈夫」と、つながりに満足している人によく出会います。そのような方やその所属地域には、特にやることもないのでしょうか。

実は、**友だちがいるからといってつながりに満足するのは、もったいない**側面を持っています。というのも、**友だちの種類が多いほど健康的**という報告[46]があるからです。この章では、つながりがあるほど人や地域は健康的ということをお伝えしましたが、この報告によると、友だちは数よりも種類が多い、つまり、同じグループで大人数の友人よりも、婦人会、趣味の会、同窓会など、別々のグループに友人を持つほうが健康の指標が優れ、しかもグループの種類が二種、三種と増えていくほど、健康の指標も優れていたということです。まさに量より質、**つながった人の数よりもつながり方の種類が重要**ということになります。

既に友人のつながりはあるとおっしゃる方には、ぜひそれで満足せずに、また新たなつながり方で友人を持っていただくようにお勧めしたいところです。つながりは相手のある話ですので、つながり方を増やしていくことで地域全体が健康的になることが期待されます。折り重なるつながりで、地域を健康なまちにしていきましょう。

役割と社会参加は抱き合わせ

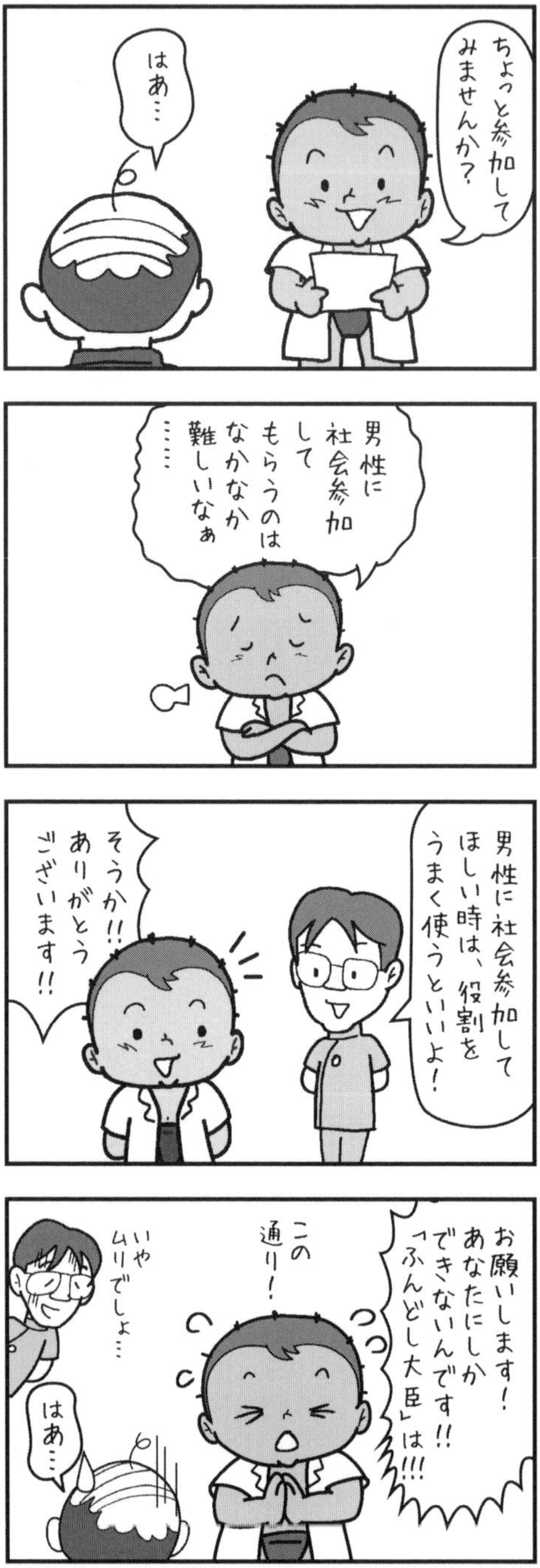
ちょっと参加してみませんか?
はあ…
男性に社会参加してもらうのはなかなか難しいなぁ……
男性に社会参加してほしい時は、役割をうまく使うといいよ!
そうか!! ありがとうございます!!
お願いします! あなたにしかできないんです!! 「ふんどし大臣」は!!!
この通り!
いや ムリでしょ…
はあ…

社会参加のきっかけづくりは、役割の創出とセットで考える。男性にこそ役割をうまく活用した社会参加の機会を。

ソーシャル・キャピタルの指標の一つに、社会参加があります。町内会や高齢者クラブ、趣味の会など、地域社会に積極的に関わることは、認知症のリスクを二十二％下げる[47]など、健康によい効果をもたらすことがわかっています。

しかし、ちょっと待ってください。ただ単に参加するだけだともったいない。実は、会長や世話人、会計などの役割を持って会に参加する高齢者は、役割を持たない場合よりもさらに十九％認知症のリスクが低くなる[47]、死亡リスクも十二％低くなる[48]と報告されているのです。**社会参加のきっかけを用意する場合は、ぜひ役割もセットで検討したい**ところです。

一般的に、女性よりも男性のほうが社会参加が不得手といわれます。役割は男性にこそ効果的で、**役割があって社会参加しやすくなるのは女性よりも男性**であるとされます。それを象徴するかのように、健康への効果も、女性では役割によりうつを半数も減らすことはできませんでしたが、男性では役割によりうつを七分の一まで減らすことができたとする報告[49]があるほどです。

男性にも女性にも社会参加と役割は重要ですが、男性にこそ適した役割が回ってくるよう、地域全体で活躍の場を用意していきましょう。

格差とは社会をむしばむ火種なり

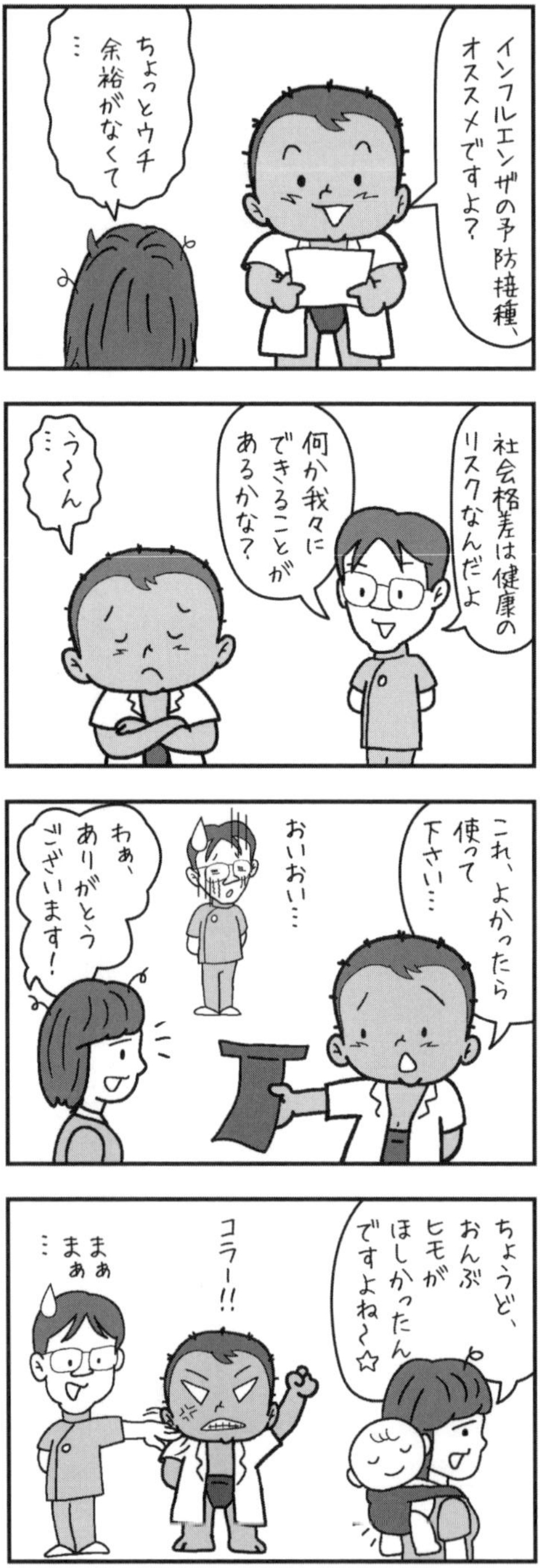
インフルエンザの予防接種、オススメですよ？
ちょっとウチ余裕がなくて…
社会格差は健康のリスクなんだよ
何か我々にできることがあるかな？
う〜ん…
これ、よかったら使って下さい…
おいおい…
わぁ、ありがとうございます！
ちょうど、おんぶヒモがほしかったんですよね〜☆
コラー!!
まぁまぁ…

社会格差は地域をむしばむ。社会格差・低収入＝健康リスクという認識を持つところから始めよう。

健康の社会的決定要因（ＳＤＨ）の一つに収入がありますが、様々な報告で、死亡リスクや喫煙率、各種疾患の罹患率などの**健康指標が低収入によって悪影響を受ける**とされています[34]。かつての日本は所得格差の少ない国でしたが、近年にわかに格差が拡大しています。特に一人親世帯の状況が深刻で、子どもの六人に一人が平均的所得の半分未満で暮らしている、いわゆる「貧困状態」にあるとすらいわれるようになりました。

この「社会格差」、収入のしっかりある方には「他人事」のように感じるかもしれませんが、実は社会格差は地域全体の大きな問題です。というのも、同じ平均所得で格差がある集団と格差がない集団を比較した際、収入の高額化によって得られる健康効果には限界があるため、**格差集団では集団全体の平均健康指標が悪くなってしまいます**[50]。全体の健康指標が悪くなると、それを社会保障で対応しようとする場合に社会負担が多くなり、様々な分野で悪影響が出る可能性があるというわけです。

我々地域医療従事者が社会格差の問題に直接手出しできることは少ないかもしれませんが、低所得世帯を健康面でのハイリスク層と捉えて、日頃から全人的ケアを提供することは可能でしょうし、地域が本質的に稼ぐ地域に変わろうとするまちづくりや地域創生の機会に出会えば、それに賛同し協力することも可能でしょう。難しい問題ですが、まずは課題意識を持つところから始めてみませんか？

〝笑い〟には健康パワー隠れてる

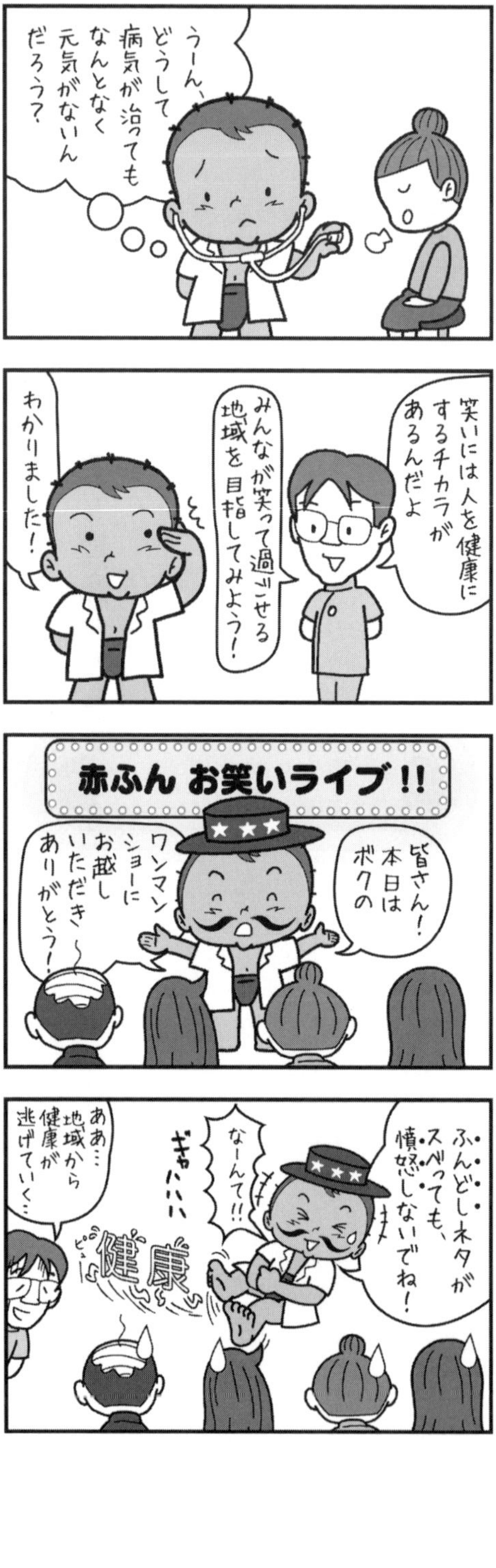
うーん、どうして病気が治ってもなんとなく元気がないんだろう？
笑いには人を健康にするチカラがあるんだよ
みんなが笑って過ごせる地域を目指してみよう！
わかりました！
赤ふん お笑いライブ!!
皆さん！本日はボクの
ワンマンショーにお越しいただきありがとう！～
ふん・・・どし・・・ネタがスベっても、憤怒しないでね！
なーんて!!!
ギャハハハ
健康
ああ…地域から健康が逃げていく…

健康だから笑う、笑うから健康。みんなが笑って過ごせる社会を、笑いを伝染させることで目指そう。

最近明るい話題が少ないですが、皆さん笑っていますか？　みんなが笑顔で過ごせる地域が実現すれば、素敵なことですよね。

みんなが笑顔のまちは、笑顔が素敵なだけではありません。実は、**笑いは健康にも大きく影響する**といわれています。全国の高齢者を対象にした調査では、笑う頻度が最も少ない人は、毎日笑う高齢者に比べて約一・六倍脳卒中のリスクが高いこと[51]や、約一・四倍要介護のリスクが高いこと[52]が報告されています。他にも、アメリカメジャーリーグの選手の顔写真を調べ、口だけ笑顔の作り笑いの選手で二年、目元も笑っている笑顔の選手で七年、無表情の選手に比べて長生きしているという興味深い報告もあります[53]。

作り笑いにも健康効果が確認されているように、**「健康だから笑う」はもちろん是ですが、「笑うから健康になる」もまた是である**とされています。最近では、「笑いヨガ」という笑いとヨガの呼吸を組み合わせたエクササイズも広がってきており、その効果を体感することができます。

健康増進を！　運動習慣を！　食事の改善を！　と取り組むことも重要ですが、みんなが笑顔で過ごせるまちづくりを進めることもまた、地域医療従事者として意識すべきところなのかもしれません。笑顔は伝染し、感動を呼び、人を動かします。まずは自分が笑顔でいることから始めたいものです。

“楽しさ”で無関心でも関われる

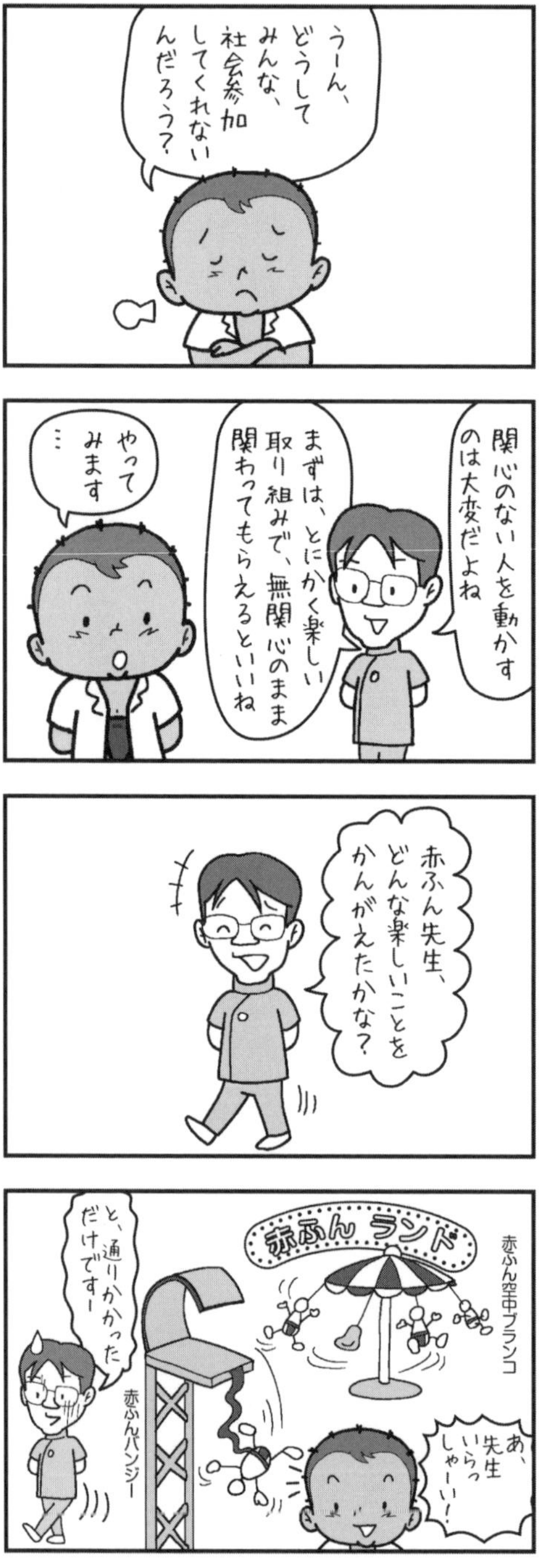
うーん、どうしてみんな、社会参加してくれないんだろう？
関心のない人を動かすのは大変だよね
まずは、とにかく楽しい取り組みで、無関心のまま関わってもらえるといいね
やってみます…
赤ふん先生、どんな楽しいことをかんがえたかな？
赤ふんランド
赤ふん空中ブランコ
あ、先生いらっしゃーい！
赤ふんバンジー
と、通りかかっただけですー

人は皆、直感や感性で動く。とにかく「楽しい」取り組みで、無関心のままでも社会参加や交流を創出しよう。

健康もさることながら、まちづくりも同様に、関心のある人と関心のない人の差が激しいですよね。関心の差があるときの注意点として、正々堂々と情報発信や参加勧奨をしていると、関心層にだけ届いて、届けたいはずの無関心層には一向に届かない「格差の拡大」を引き起こしてしまうことがあります。届けたい層、参加してほしい層に関わってもらうためには、どうすればよいのでしょうか。

そこで紹介したいのが、行動経済学という分野です。ノーベル経済学者のリチャード・セイラーらが発展させてきたこの学問は、「伝統的な経済学で考えられている合理性から系統的にずれるバイアスの存在を前提にした経済学」と定義されています[54]。通常の経済学が、人が合理的で画一的な行動をとるという原則に基づいているのに対し、行動経済学は、直感や目前の利益により一見非合理的な行動をとっていることを科学した分野です。**「楽しさ」、「おいしさ」、「美しさ」などにより、関心の有無にかかわらず、人は動き、参加する**のだそうです。特に私は、万人に共通の「楽しさ」を重視しています。やれ健康だ、ほれまちづくりだなどといわなくても、とにかく楽しいことを考えて行動するだけで、まちが健康に・元気になっていく。こんな素敵なことはありません。

住んでいるだけで楽しくワクワクするまち、これがある意味最も理想的なまちといえるかもしれません。その実現のため、これからも「楽しさ」の可能性を追求していきます。

「健康」という言葉はダメ

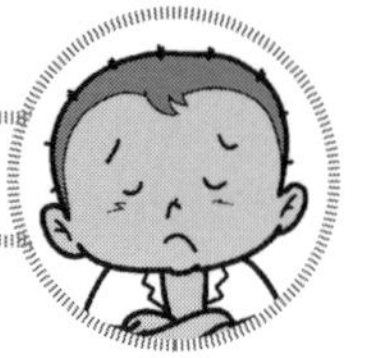

「健康という言葉はダメ！　健康といわないで、とにかく楽しくて参加したくなる交流創出って、できないかなあ!?」

その昔、奈良の都に郷土料理のちらし寿司を運んでいたとされる木簡が出土している福井県高浜町で、行動経済学的にとにかく直感で楽しいと思える交流創出の取り組みをみんなで考えた結果、世界最大のちらし寿司をみんなで作ってみんなで食べる、世界記録に挑戦することになりました。

求められる厳しい条件を前に、挑戦は困難を極めました。資金をクラウドファンディングで何とかぎりぎり調達。ISBN付きレシピ本通りの調理法縛り、徹底した衛生管理とそれを証明する証人の手配。三か月ぐらいは一切、他の仕事に手をつけられなかったように記憶しています。

本当に多くの方に支えられ、当日はそのおかげで三五〇名もの方にご参加いただき、二日間にわたる壮大な挑戦は無事実を結び、三七五・一kgの世界最大のちらし寿司として認定されました。記録達成の瞬間は、喜びというより安堵が圧倒的に競り勝ってしまいました（だってそうですよね、クラファンまでして資金を調達して、町民の三・五％もの協力者を得ながら、何かの不備で失敗なんてことになったら、進退を問われますもの……）。

しかし、実に十余年高浜町で取り組んでいて一度もご一緒いただけなかった方にも多く参加いただき、医師生命をかけて（?）取り組んだ対価は大きかったと、後から実感することができました。多くの方が、一度は世界記録達成に関わってみたい！　と思うのでしょうね。

ということで、皆さんにも「世界記録にぜひ挑戦してみて」……といいたいところですが、そこは絶対に慎重になってくださいね!!　決して悪乗りで準備せずに挑戦するものではありません。かなり大変ですので、覚悟のうえでどうぞ……！

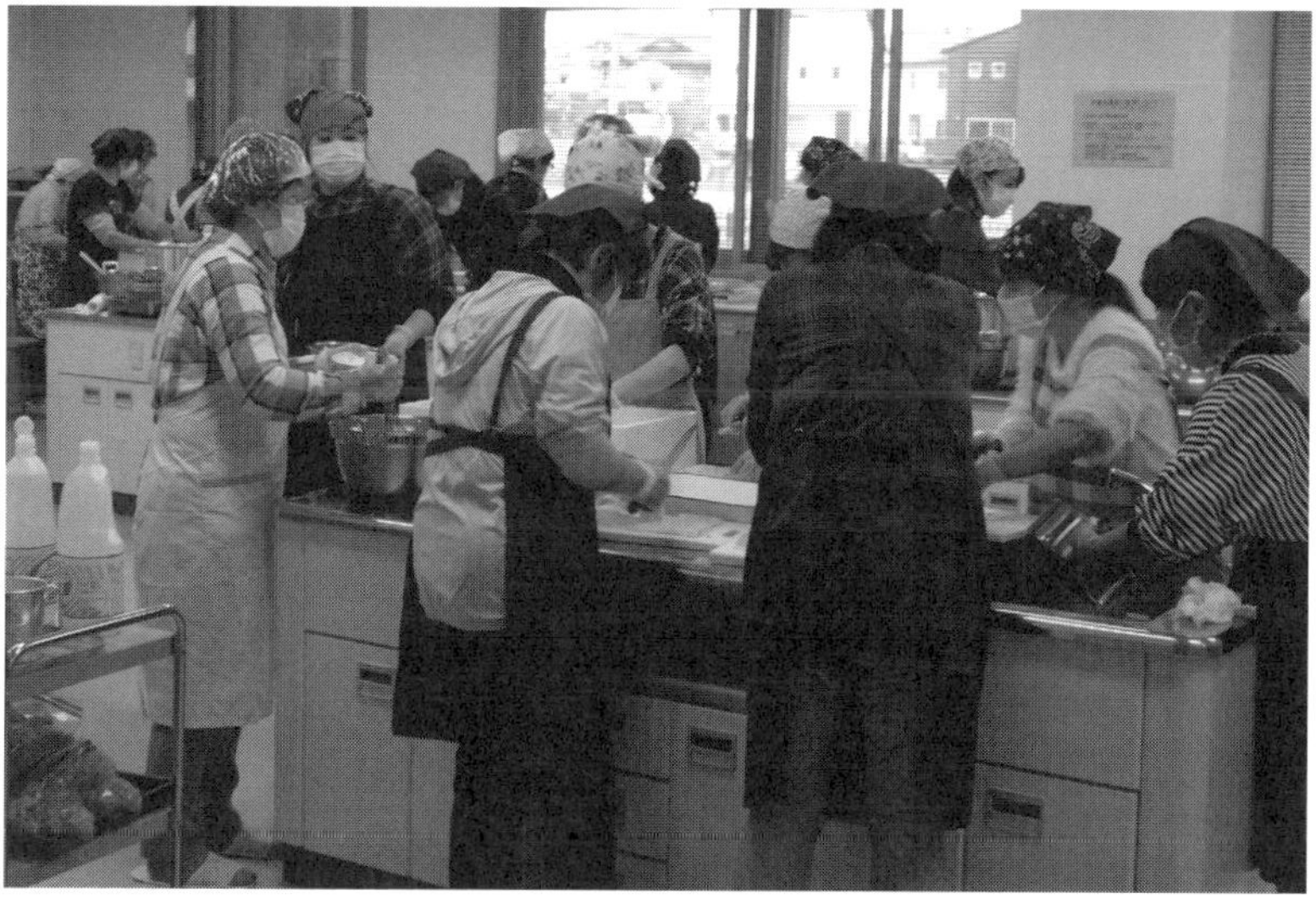

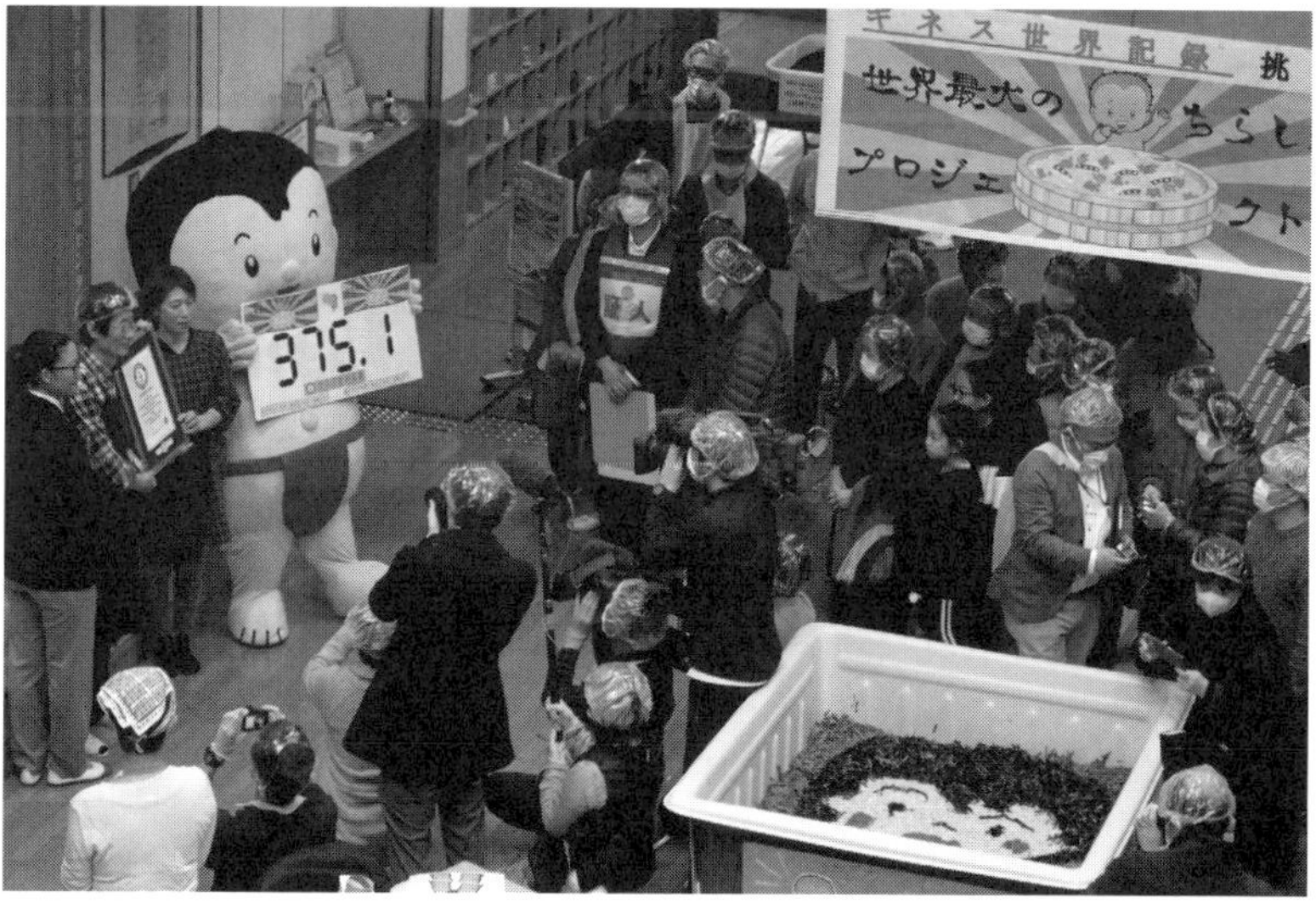
ギネス世界記録　挑
世界最大の　ちらし
プロジェ　クト
375.1

"つい"を生むナッジの効いたまちづくり

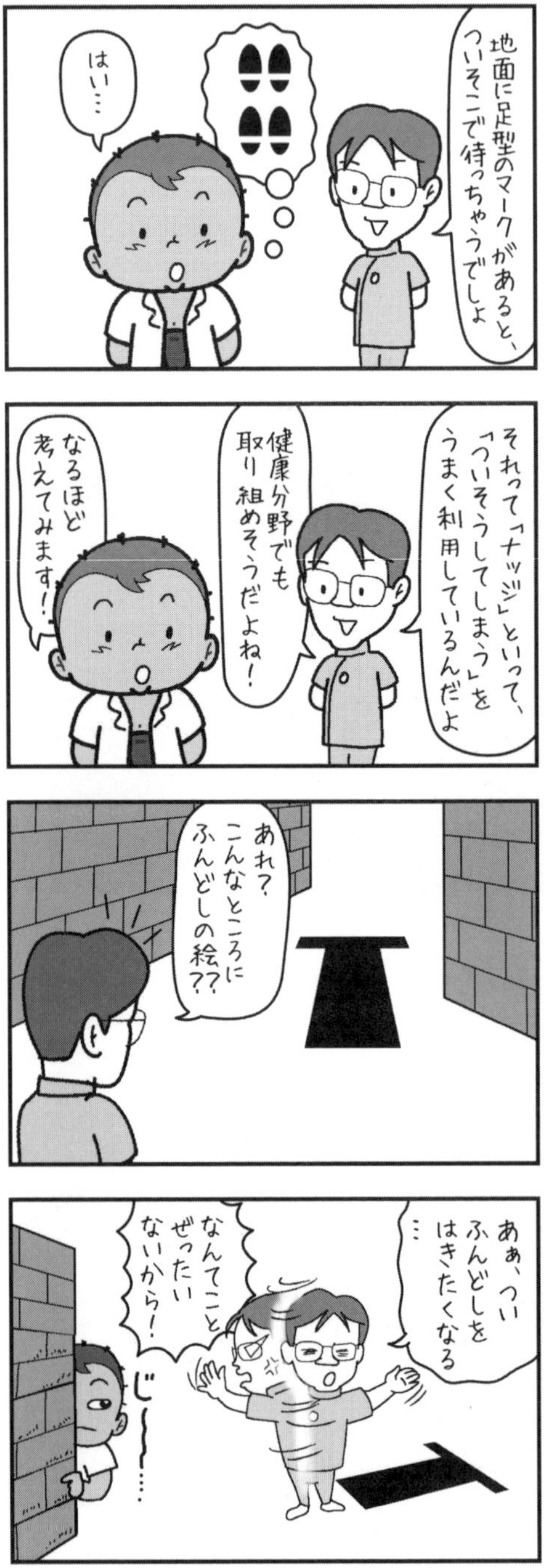
地面に足型のマークがあると、ついそこで待っちゃうでしょ
はい…
それって「ナッジ」といって、「ついそうしてしまう」をうまく利用しているんだよ
健康分野でも取り組めそうだよね！
なるほど考えてみます！
あれ？こんなところにふんどしの絵？？
ああ、ついふんどしをはきたくなる…
なんてことぜったいないから！
じ〜〜……

ついついやってしまう「ナッジ」の効いた仕掛けで、健康と交流を盛り上げよう。

無関心層を動かす「行動経済学」の話をお伝えしました。しっかりと取り組んで楽しさを演出することもよいですが、もっと小さなことでも、行動経済学が活かされていることがあります。紹介するのは、ナッジ理論です。「**ナッジ**」とは、直訳すると「肘で小突く」、「行動を後押しする」という意味があるそうですが、ここでは「**強制や金銭的動機づけ（インセンティブ）に頼らず、選択の自由を残しながらも、望ましい方向に誘導する、ちょっとした工夫**」[55]をいいます。

例えば、歩行者用赤信号を踊るシルエットにすると、信号を守る人が八〇％以上増えた、男性用小便器に的のイラストを付けると、トイレの汚れが減った、などなど、様々な分野で導入されています。健康分野でも導入が進んでおり、階段にドレミの音が鳴る仕組みを導入すると、エスカレーターではなく階段を使用する人が増えた、がん検診の申し込み案内を、「今年申し込み→来年も案内可能」ではなく「今年申し込みなし→来年案内できず」に変えることで受診率が向上した、などの実例が報告されています。

「ついついやってしまう」、「くすっとおもしろい」、「自然とそうしていた」をまちにあふれさせ、知らず知らずのうちに健康と交流を盛り上げられるよう、ナッジの効いた取り組みを考えてみませんか？

一員と感じられれば人動く

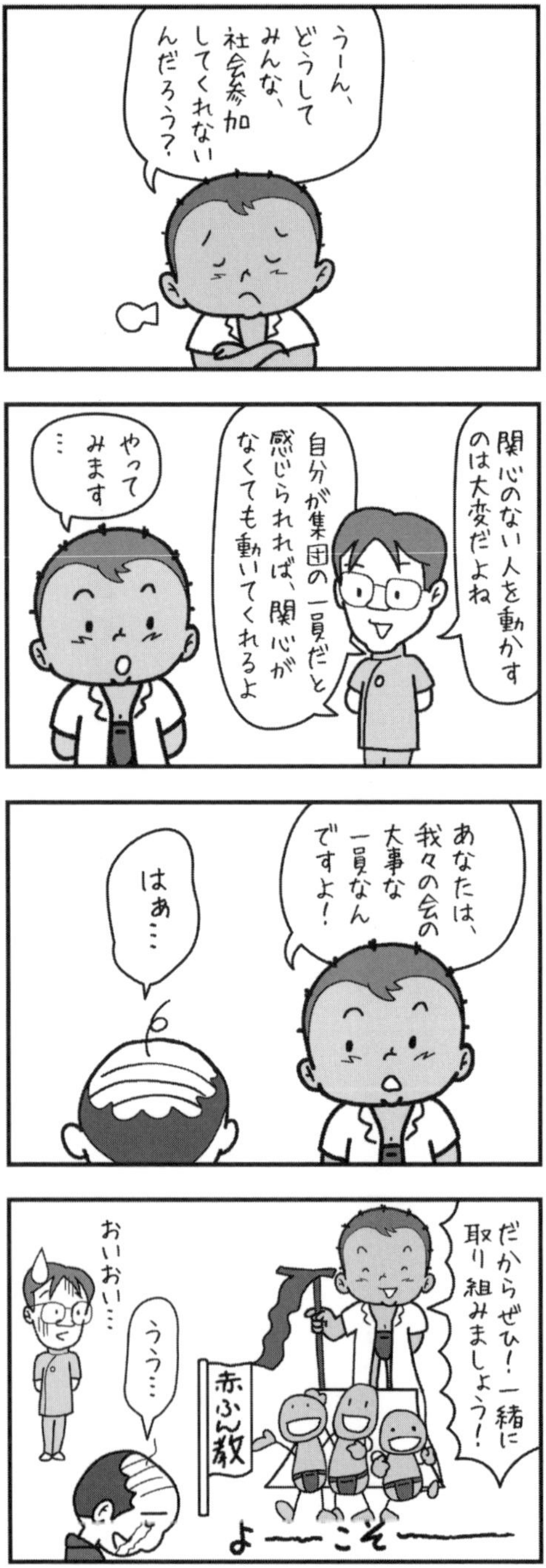
うーん、どうしてみんな、社会参加してくれないんだろう？
関心のない人を動かすのは大変だよね
自分が集団の一員だと感じられれば、関心がなくても動いてくれるよ
やってみます…
あなたは、我々の会の大事な一員なんですよ！
はあ…
だからぜひ！一緒に取り組みましょう！
赤ふん教
うう…
おいおい…
よーこそー

帰属意識と地域の目指す方向性で、無関心でも関わる動機が生まれる。同一化理論で地域の一体感を。

人を動かそうとするとき、その人が関心を持つか持たないかは非常に重要です。健康に関心のない人が、なかなか運動しようとしてくれないように。ただ、この〝関心〟、行動変容の理論的にも、無関心期→関心期が一番難しいとされるように、「関心を持ちましょう！」といって持てるものではないですよね。関心を持たずしても、どうにか人を動かすことはできないのでしょうか。

そこでお伝えしたいのが、**同一化理論**です。米国の行動科学者・リッカート56）によれば、仕事への意欲は、集団への同一化と集団の持つ目標の高さとに比例するというのです。この「集団への同一化」とは、自分を対象と一体化しようとする感情のことで、例えば地域の一員としての誇りや会社の一員としてのプライドなど、集団への帰属意識が相当します。この同一化理論をまちづくりを例に挙げて説明すると、**その地域や組織がまちづくりに精力的に取り組んでいて、その人がその地域や組織に帰属している意識をしっかりと感じられる場合、まちづくりには全く関心がない人でも、まちづくりへの動機づけを得られる**ということになります。

ここで重要になってくるのは、帰属意識と集団の目標です。帰属意識は先に紹介したソーシャル・キャピタルを磨くことで醸成されそうです。集団の目標は、リーダーシップ論などの活用が望ましいと考えますが、六章で紹介した地域主体にヘルスプロモーションを推進する方法も役立ちそうです。簡単ではないかもしれませんが、無関心層も動く地域をつくるため、ぜひ挑戦していただきたいです。

継続はとかく楽しむところから

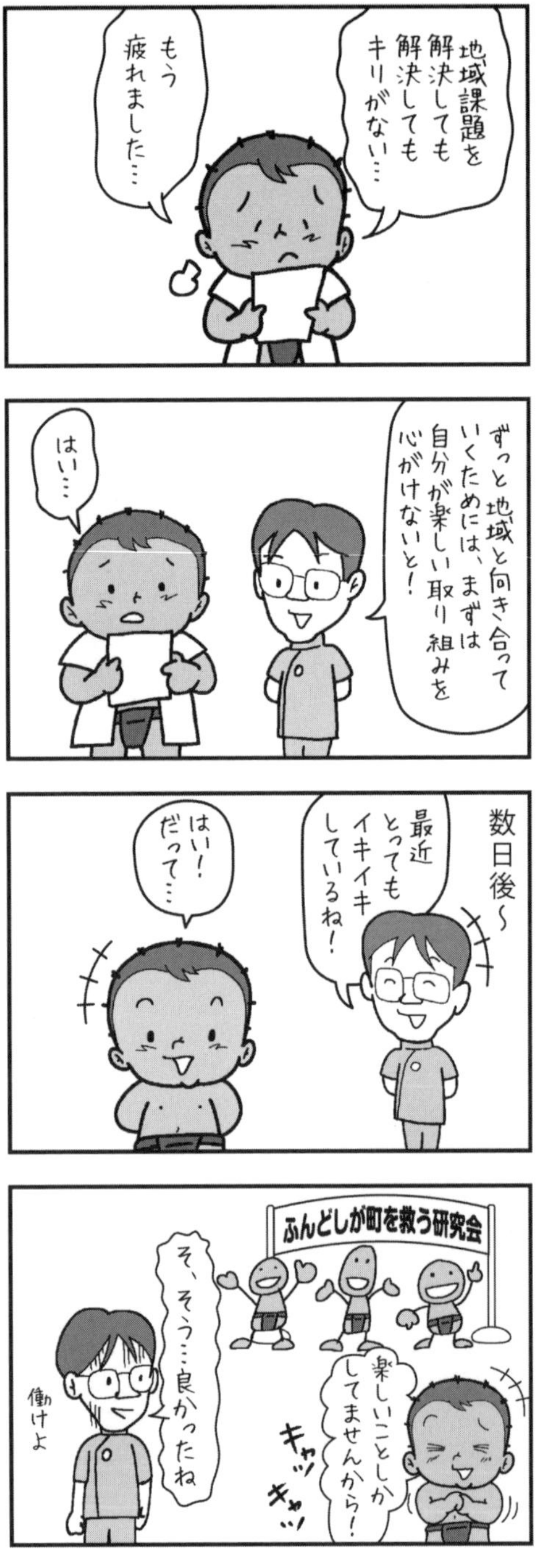
地域課題を解決しても解決してもキリがない…
もう疲れました…
ずっと地域と向き合っていくためには、まずは自分が楽しい取り組みを心がけないと！
はい…
数日後～
最近とってもイキイキしているね！
はい！だって…
ふんどしが町を救う研究会
楽しいことしかしてませんから！
キャッ
キャッ！
そ、そう…良かったね
働けよ

地域課題解決に終わりはない。継続性のために、まずは自分が楽しく、みんなも楽しく。

日本全国様々な地域があり、それぞれの地域で多種多様な課題が噴出しています。本書を手に取っていらっしゃる皆さんは、地域課題解決にリーダーやコーディネーターとして関わっている、あるいは関わろうとしている方が多いと考えています。皆さんの活躍により、ある問題が地域から解決されることでしょう。

しかし、安心はしていられません。地域は生き物。人も変わればものも変わり、文化や環境も変わります。目前の課題が解決されたと思ったら、次の瞬間にはまた別の課題があなたの前に立ちはだかることでしょう。つまり、解決しても解決しても終わりはなく、**永遠に地域と向き合い続ける必要があるということになります。**あなたはその事実に圧倒されるかもしれません。

この、「継続的に関わらなくてはならない運命」に立ち向かうのに最適なもの、それは、「**とにかくまず自分が楽しく、そしてみんなも楽しく**」のモットーです。まず自分が楽しく笑顔で活動していれば、それを見た周りの人も一緒に楽しみたいと思います。みんなが楽しく笑顔になれることであれば活動が苦になることはなく、ずっとでも続けられます。悲痛な思いで取り組んでいる人と一緒に活動したい人はいません。いうのは簡単で実行するのは難しいことですが、できる範囲で楽しい取り組みを取捨選択する、どうせやるなら楽しめる工夫を考える、楽しさを最優先に計画を立てるなど、楽しさを担保するためにできることは必ずあると信じています。笑顔と楽しさの伝染、一緒に味わってみませんか？

結局は顔と心の見える仲

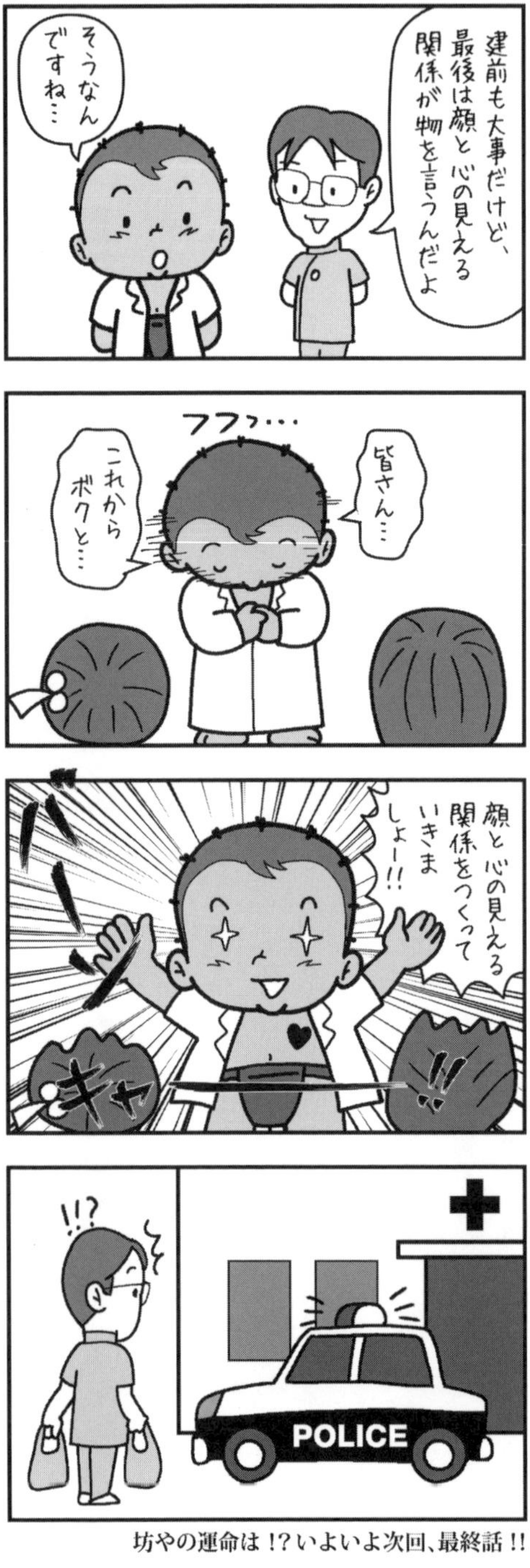
建前も大事だけど、最後は顔と心の見える関係が物を言うんだよ
そうなんですね…
フフッ…
皆さん…
これからボクと…
顔と心の見える関係をつくっていきましょー!!
キャ
!!
!!?
POLICE

坊やの運命は!?いよいよ次回、最終話!!

建前は大事。だが、最後は人と人との関係性がものをいう。顔と心の見える関係づくりを。

立場や地域、分野をまたいで連携するとき、その所属や肩書きが気になるところですよね。今自分はどの組織のどの立場で、どの組織のどの立場の相手とやりとりをしようとしているのか、それによってどのような関係性が生まれるのか、これは非常に重要な視点といえます。この視点なしに交渉・連携しようとすると、真っ当な内容であってもうまくいかないでしょうし、逆に所属や立場を複数適切に使い分けられると、物事がスムーズに進みやすくなることも痛感しています。

このように、「建前」が重要なのはその通りなのですが、それだけでもうまくいかない場合も存在します。経験上、同じことを考え、同じ目的に向かって共に取り組むために、最終的に重要になるのは、人間関係とコミュニケーションでしょう。つまり、三章でも書きましたが、○○市□□課と△△市××課との関係ではなく、○○市□□課の☆☆さんと△△市××課の＊＊さんとの関係、言い換えると**「顔と心の見える関係」が、最終的にはものをいう**のです。

顔と心の見える関係づくりのためには、**まずは自分を深く理解し、次に相手を理解し、そして互いの理解へ発展させていく**[57]ことが重要です。個人的に非常に重要と思っているので再度書きます。よく「相手がわかってくれない」、「これだけいっているのに動いてくれない」と不平不満をおっしゃる方がいますが、その前にあなたは相手のことを本当に理解できているでしょうか。私だったら、「これだけいっても動いてくれないのには、何かまだ自分には理解できていない相手の事情があるのではないか」と思います。そしてそれは往々にしてその通りだったりします。トレーニングを積んで、コミユニケーション能力を高め続けたいものですね。

患者さん、家族、多職種、住民、行政、どのような相手とも重視すべき「人と人との関係性」、地域中によい関係があふれるよう、まずは自分から変わってみませんか?

七章　まち・地域づくり編 20

目指すのは「調和なくして地域なし」

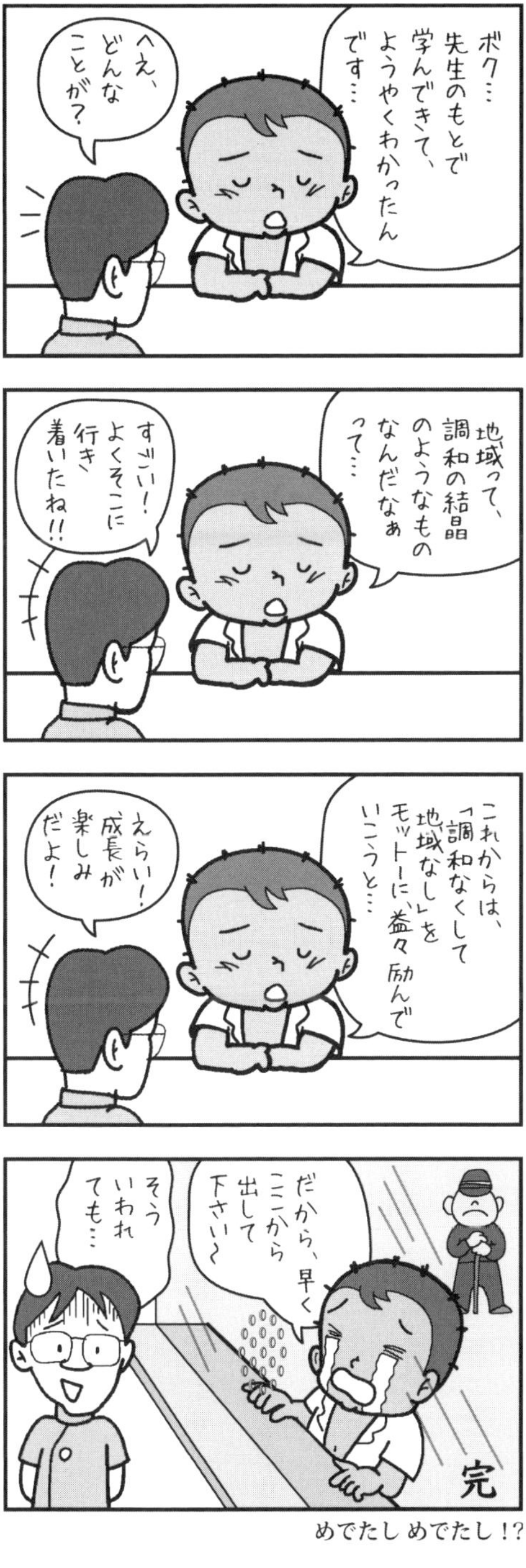
ボク…先生のもとで学んできて、ようやくわかったんです…
へえ、どんなことが？
地域って、調和の結晶のようなものなんだなぁって…
すごい！よくそこに行き着いたね!!
これからは、「調和なくして地域なし」をモットーに、益々励んでいこうと…
えらい！成長が楽しみだよ！
だから、早くここから出して下さい〜
そういわれても…
完

めでたし めでたし！?

地域は調和の結晶。調和なくして地域なし、全員WINの「究極の調和」を共に目指そう。

辞書で「まちづくり」を調べると、「住みやすいようにまちを整えること」とあります。今さらですが、まちづくり・地域づくりというのはどういうことで、どこまでのことを指すのか、何を目指せばよいのか、〝住みやすい〟、〝整える〟とは何か、誰が〝整える〟のか、〝まち〟とは何でどこまでか、捉えにくい概念であると感じています。もっというと、一章から述べてきた、患者さん、家族、多職種の仲間、行政関係者、住民の皆さん、そして地域に対するケアが織りなす、地域全体の最終的な理想の姿はいかなるものなのでしょう。

今私は地域創生の勉強中ですが、地域創生では「全体最適」を目指すことが非常に重要と学んでいます[58]。私がこれまでの経験や研究活動[2, 59]、そして地域創生の学びから得ている、現時点での地域（医療）の理想型・目指すべき姿は、**関わる人全員がWINの、すべてにおいてバランスのとれた「究極の調和（ハーモニー）」**です。**地域は調和の結晶**のようなもの。包み込み、安心にあふれ、争いなく、課題に常に前向きで、互いに関わり合える・わかり合える、そんな理想を、本書を執筆してみて改めて今感じています。「究極の調和」といわれてもふんわりしていて、皆さんに伝わりにくいことも自覚していますが、同時にこれがよいものであることに自信を感じてもいます。

その実現のためのエッセンスを、本書の随所にちりばめたつもりです。まずは赤ふん坊やのように笑顔で、人・地域と向き合ってみましょう。きっとそこからすべてが始まり、最後には「調和なくして地域なし」といえるようになると信じています。

●参考文献

1 Institute of Medicine (US) Committee on the Future of Primary Care. Primary Care: America's Health in a New Era: National Academies Press; 1996.

2 Ikai T, et al. What sort of medical care is ideal? Differences in thoughts on medical care among residents of urban and rural/remote Japanese communities. Health Soc Care Community. 2017; 25: 1552-1562.

3 Saultz JW. Textbook of Family Medicine: Defining and Examining the Discipline: McGraw-Hill; 1999.

4 Aoki T, et al. Development and validation of the Japanese version of Primary Care Assessment Tool. Fam Pract. 2016; 33: 112-117.

5 Jee SH, et al. Indices for continuity of care: a systematic review of the literature. Med Care Res Rev. 2006; 63: 158-188.

6 Starfield B. Primary Care: Balancing Health Needs, Services, and Technology: Oxford University Press; 1998.

7 藤沼康樹. 最後の「テガミ」. JIM. 2009; 19: 249.

8 Borrell-Carrió F, et al. The biopsychosocial model 25 years later: principles, practice, and scientific inquiry. Ann Fam Med. 2004; 2: 576-582.

9 Stewart M (著), 山本和利 (監訳). 患者中心の医療: 診断と治療社; 2002.

10 堀田聰子. 社会的処方. 治療 2018; 100: 44-48.

11 藤沼康樹 (監). 新・総合診療医学 診療所 総合診療医学編, 第3版: カイ書林; 2019.

12 Frankel RM, et al. Getting the most out of the clinical encounter: the four habits model. J Med Pract Manage. 2001; 16: 184-191.

13 Berlin EA, et al. A teaching framework for cross- cultural health care. Application in family practice. West J. Med. 1983; 139: 934-938.

14 厚生労働省 健康局. 標準的な健診・保健指導プログラム【平成30年度版】. 2018. https://www.mhlw.go.jp/content/10900000/000496784.pdf(最終アクセス日:2022年4月28日)

15 Keller VF, et al. Choices and changes: a new model for influencing patient health behavior. J Clin Outcomes Manag. 1997; 4: 33-36.

16 McDaniel SHら (著), 松下 明 (監訳). 家族志向のプライマリ・ケア: 丸善出版; 2012.

17 Olson DH, et al. Circumplex model of marital and family systems: VI. Theoretical update. Fam Process. 1983; 22: 69-83.

18 広瀬寛子. 悲嘆とグリーフケア: 医学書院; 2011.

19 McDonald KM, et al. Care Coordination Measures Atlas Version 4. Updated June 2014. Rockville: Agency for Healthcare Research and Quality, 2014. https://www.ahrq.gov/sites/default/files/publications/files/ccm_atlas.pdf

（最終アクセス日：2022年4月28日）
20 広島県地域包括ケア・高齢者支援課．令和２年度 退院調整等状況調査結果の概要．2020. https://www.pref.hiroshima.lg.jp/uploaded/life/706545_7012398_misc.pdf（最終アクセス日：2022年4月28日）
21 堂垂伸治．医師と介護保険事業者との連携を進めるには．2005. https://www.doutare.com/2005/01/17/inchou/（最終アクセス日：2022年4月28日）
22 Birmingham J. The science of collaboration. Case Manager. 2002; 13: 67-71.
23 樋口敦子．チーム医療の実践～チームが機能するために…医師への期待～「あなたは，チームの危機を救う患者やスタッフの『声』に耳を傾け，応えていますか？」．日内会誌 2014; 103: 1712-1723.
24 自治医科大学（監）．地域医療テキスト：医学書院；2009.
25 井階友貴．医療者主体の医療づくりから地域主体の健康まちづくりへ～福井県高浜町の軌跡から～．地域医療 2017; 55: 32-35.
26 井階友貴ら．医療，行政，大学の連携による福井県高浜町の地域医療改革～地域を支える医師と住民を育てよう～第3報．第51回全国国保地域医療学会優秀発表論文集 2012: 16-21.
27 日本公衆衛生協会．平成22年度 地域保健総合推進事業「地域診断から始まる 見える保健活動実践推進事業」報告書．2011. http://www.jpha.or.jp/sub/pdf/menu04_2_10_all.pdf（最終アクセス日：2022年4月28日）
28 Iliffe S, et al. Integrating primary care and public health: learning from the community-oriented primary care model. Int J Health Serv. 2003; 33: 85-98.
29 日本看護協会．わかる，できる保健師のためのポピュレーションアプローチ必携．2018. https://www.nurse.or.jp/home/publication/pdf/hokenshido/2018/wakaru_dekiru_population_approach.pdf（最終アクセス日：2022年4月28日）
30 Anderson ET, et al. Community as Partner: Theory and Practice in Nursing, 8th ed: LWW; 2018.
31 Green LWら（著），神馬征峰（訳）．実践 ヘルスプロモーション―PRECEDE-PROCEEDモデルによる企画と評価：医学書院；2005.
32 大木秀一ら．Community-Based Participatory Research (CBPR) その発展および社会疫学との関連．石川看誌 2011; 8: 9-20.
33 平成27年度 老人保健事業推進費等補助金 老人保健健康増進等事業．地域包括ケアシステム構築に向けた制度及びサービスのあり方に関する研究事業報告書．＜地域包括ケア研究会＞地域包括ケアシステムと地域マネジメント．2016. https://www.murc.jp/uploads/2016/05/koukai_160509_c1.pdf（最終アクセス日：2022年4月28日）
34 Berkman LFら（編），高尾総司ら（監訳）．社会疫学：大修館書店；2017.
35 Wilkinson R, et al (eds). Social Determinants of Health: The Solid Facts, 2nd ed: World Health Organization. Regional Office for Europe; 2003. https://www.euro.who.int/__data/assets/pdf_file/0005/98438/e81384.pdf（最終ア

クセス日:2022年4月28日)
36 Renfrew County and District Health Unit. What makes Canadians sick? https://www.rcdhu.com/for-professionals/health-care/image-what-makes-us-sick/(最終アクセス日:2022年4月28日)
37 Holt-Lunstad J, et al. Social relationships and mortality risk: a meta-analytic review. PLoS Med. 2010; 7: e1000316.
38 Kawachi I, et al. Social capital, income inequality, and mortality. Am J Public Health. 1997; 87: 1491-1498.
39 斉藤雅茂ら. 健康指標との関連からみた高齢者の社会的孤立基準の検討—10年間のAGESコホートより. 日公衛誌 2015; 62: 95-105.
40 井階友貴. Social Capital—予防としての地域づくり: 岡田唯男(専門編集). スーパー総合医 予防医療のすべて: 中山書店; 2018. 344-347.
41 Eng PM, et al. Effects of marital transitions on changes in dietary and other health behaviours in US male health professionals. J Epidemiol Community Health. 2005; 59: 56-62.
42 Christakis NA, et al. The spread of obesity in a large social network over 32 years. N Engl J Med. 2007; 357: 370-379.
43 Kanamori S, et al. Participation in sports organizations and the prevention of functional disability in older Japanese: the AGES Cohort Study. PLoS One. 2012; 7: e51061.
44 Berkman LF, et al. Emotional support and survival after myocardial infarction. A prospective, population-based study of the elderly. Ann Intern Med. 1992; 117: 1003-1009.
45 近藤克則. 公衆衛生における地域の力(ソーシャル・キャピタル)の醸成支援. 保健師ジャーナル 2013; 69: 252-259.
46 Aida J, et al. Is Social Network Diversity Associated with Tooth Loss among Older Japanese Adults? PLoS One. 2016; 11: e0159970.
47 Nemoto Y, et al. An additive effect of leading role in the organization between social participation and dementia onset among Japanese older adults: the AGES cohort study. BMC Geriatr. 2017; 17: 297.
48 Ishikawa Y, et al. Social participation and mortality: does social position in civic groups matter? BMC Public Health. 2016; 16: 394.
49 Takagi D, et al. Social participation and mental health: moderating effects of gender, social role and rurality. BMC Public Health. 2013; 13: 701.
50 イチロー・カワチ. 命の格差は止められるか—ハーバード日本人教授の, 世界が注目する授業: 小学館; 2013.
51 Hayashi K, et al. Laughter is the Best Medicine? A Cross-Sectional Study of Cardiocascular Disease Among Older Japanese Adults. J Epidemiol. 2016; 26: 546-552.

52 Tamada Y, et al. Does laughter predict onset of functional disability and mortality among older Japanese adults? the JAGES prospective cohort study. J Epidemiol. 2021; 31: 301-307.
53 石川善樹. 友だちの数で寿命は決まる　人との「つながり」が最高の健康法: マガジンハウス; 2014.
54 大竹文雄. 行動経済学の使い方: 岩波書店; 2019.
55 Sunstein CR ら (著), 大竹文雄 (監), 遠藤真美 (訳). データで見る行動経済学 全世界大規模調査で見えてきた「ナッジの真実」: 日経BP; 2020.
56 Likert R. New Patterns of Management: McGraw-Hill; 1961.
57 山内雅惠 (監), 船木幸弘 (編著), 木村俊昭ら (著). 人間関係づくりとコミュニケーション　自己分析から他者理解と相互理解へ: 金子書房; 2019.
58 木村俊昭. 決定版！　地域創生の本質ーイノベーションの軌跡ー: ぱるす出版; 2020.
59 Ikai T, et al. Medical care ideals among urban and rural residents in Thailand: a qualitative study. Int J Equity Health. 2016; 15: 2.

あとがき

構想四年……、ようやく本書が日の目を見ることになりました。

金芳堂さんとのやりとりを見返すと、当初の原稿締め切りは二〇一八年十月でした（笑）。企画書の段階で百個のエッセンスを執筆すると謳ったものの、果たして百個もエッセンスがあるだろうか？　と不安だったのですが、書き始めると思っていたよりいろいろと書きたいことが出現し、最終的に百二十近いエッセンスをキリのよい百十一にまとめあげました。人手不足やコロナウイルス感染症の流行など、想定外のことと含めいろいろ起こったことと、何よりマンガに想定の数倍の労力が必要であり（ネーム、配置、セリフなど、すべて用意して清書だけ櫻井さんに依頼。マンガ家の産みの苦しみを味わいました。本文よりも圧倒的にマンガに時間がかかっています、笑。それでもマンガにこだわったのは、誰でも楽しく地域医療に関わってほしいから）。締め切りを延長に延長してもらい、もうこれ以上は……というところでようやく完成した書となっています。時間をかけさせていただいただけあって、もしも四年前にささっと書いてしまっていたら取り扱えなかったであろうエッセンスも多く、自分としては時間をかけてよかったと感じています（金芳堂さん本当にごめんなさい、汗）。

本書を通じて私が一番伝えたいこと、それは、私が地域医療をこの上なく、存分に楽しんでいるということです。日々楽しくて楽しくて仕方がないのです。同じく地域医療従事者で、目の前に山積する課題に悲嘆的になっている人を少なからず目にするのですが、私にとって地域課題は楽しみの一つでしかありません。何もかも理想的な地域は全然おもしろくありません。課題を解決した先に待っているものを想像すると、ワクワクが止まらないのです。患者さんへの理想的なケアや、地域課題解決のために、みんなで取り組んだ過去は、今ではよい思い出になっています。地域に関われることは、本当に幸せなことなのです。

本書がその幸せを少しでも伝えられたなら本望です。

最後になりますが、本書の執筆にあたって大変お世話になりました皆さま、本当にありがとうございました。いつも支援くださる赤ふん坊やの生みの親・櫻井泰雄さん、何度も細かい注文をお聞き届けいただき、本当にありがとうございました、赤ふん坊やを生んだセンスに敬意を表します。金芳堂の藤森さんをはじめとした編集部の皆さん、スケジュールや文章力の面で多大なるご迷惑をおかけいたしました、そして本書のようなふざけた(!?)企画を通していただき深謝いたします。井階家の妻と子どもたち、いい歳をして本気で赤ふん坊やと向き合う主をあたたかく(?)見守ってくれてありがとう。そして最後に、日頃から仕事や活動を支えてくださっている地域医療・介護従事者、行政関係者、住民の皆さん、本書は皆さんなしには存在し得ませんでした。心から御礼申し上げます。

最後まで読んでいただきありがとうございました。楽しい地域医療、みんなで実現していきましょう！

●著者プロフィール

井階友貴（いかい・ともき）

まちづくり系医師・医学博士
福井大学医学部地域プライマリケア講座（高浜町国民健康保険和田診療所/JCHO若狭高浜病院）教授

1980年兵庫県丹波篠山市生まれ。

2005年滋賀医科大学医学部卒、済生会滋賀県病院臨床研修医。

2007年、「県立柏原病院の小児科を守る会」の活動で有名な兵庫県立柏原（かいばら）病院に勤務、地域医療崩壊の現状を知る。

2008年より高浜町国民健康保険和田診療所医師、2009年からは高浜町の寄附講座である福井大学医学部地域プライマリケア講座助教 兼 同診療所長、2012年より同講師、2018年より同教授。2014～2015年ハーバード公衆衛生大学院社会行動科学学部客員研究員、2015年より高浜町健康のまちづくりプロデューサーを兼務。2021年より兵庫大学大学院現代ビジネス研究科にて社会人大学院生として地域創生の学びを深めている。

住民、行政、医療者が三位一体となった理想の地域医療や、地域主体の健康のまちづくりを目指して、高浜町マスコットキャラクター「赤ふん坊や」と一緒に地域と楽しく向き合い続ける、自他共に認める「まちづくり系医師」。

「たかはま地域☆医療サポーターの会」オブザーバー、「けっこう健康！ 高浜☆わいわいカフェ」主宰者、「健康のまちづくり友好都市連盟」事務局を務める。

日本プライマリ・ケア連合学会認定家庭医療専門医・指導医、日本在宅医学会認定在宅医療専門医・指導医、日本内科学会認定内科医、日本医学教育学会認定医学教育専門家。

モットーは「まず自分が楽しく、みんなも楽しく」。座右の銘は「調和なくして地域なし」。

趣味は、赤ふん坊やとの旅と、赤ふん坊や絵付け（https://www.facebook.com/akafun.craft）。

※赤ふん坊や（あかふんぼうや）
福井県高浜町マスコットキャラクター
昭和63年生まれの元祖ご当地キャラにして、永遠の6歳。住民―行政―医療の協働の象徴として地域医療たかはまモデルを支える立役者。

赤ふん坊やと学ぶ！
地域医療がもっと楽しくなるエッセンス111

2022年9月10日　第1版 第1刷 ©

著　者　井階友貴　IKAI, Tomoki
発行者　宇山閑文
発行所　株式会社金芳堂
〒606-8425 京都市左京区鹿ケ谷西寺ノ前町34番地
振替　01030-1-15605
電話　075-751-1111（代）
https://www.kinpodo-pub.co.jp/
マンガ・イラスト　櫻井泰雄
組版・装丁　HON DESIGN
印刷・製本　モリモト印刷株式会社

落丁・乱丁本は直接小社へお送りください．お取替え致します．

Printed in Japan
ISBN978-4-7653-1918-8